云南省多囊卵巢综合征的
诊治流程

袁 涛 吴晓梅 张鹤鸣 赵 婷 主编

云南出版集团

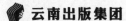
YNK 云南科技出版社

·昆 明·

图书在版编目（CIP）数据

云南省多囊卵巢综合征的诊治流程 / 袁涛等主编
. -- 昆明： 云南科技出版社，2021.11
ISBN 978-7-5587-3889-0

Ⅰ.①云… Ⅱ.①袁… Ⅲ.①卵巢疾病—综合征—诊
疗 Ⅳ.① R711.75

中国版本图书馆 CIP 数据核字（2021）第 234288 号

云南省多囊卵巢综合征的诊治流程

YUNNAN SHENG DUONANGLUANCHAO ZONGHEZHENG DE ZHENZHI LIUCHENG

袁 涛 吴晓梅 张鹤鸣 赵 婷 主编

出 版 人：温 翔
责任编辑：蒋朋美
责任校对：张舒园
责任印制：蒋丽芬

书　　号：ISBN 978-7-5587-3889-0
印　　刷：云南金伦云印实业股份有限公司
开　　本：787mm×1092mm　1/16
印　　张：11
字　　数：226 千字
版　　次：2021 年 11 月第 1 版
印　　次：2021 年 11 月第 1 次印刷
定　　价：68.00 元

出版发行：云南出版集团　云南科技出版社
地　　址：昆明市环城西路 609 号
电　　话：0871-64134521

《云南省多囊卵巢综合征的诊治流程》
编委名单

主　编：袁　涛　吴晓梅　张鹤鸣　赵　婷

副主编：李　晓　李凌川　肖　肖　张义凤　郑　佳　李顶华

编　委：余　韬　戈　静　杨崎崎　张　瑾　李　敏　潘　溯

　　　　郭瑞金　吴　颖　林　娜　李圆月　赵静雪　赵重怡

　　　　段小艳　王成敏　李雯琦　阴梦姣　高美秀　和文丽

　　　　陶兴花　张　琼　叶珂帆　周争立　刘燕青　陈　红

　　　　王　清　王东杰　许　嬿　祁丽亚　朱灵芝　杜梅娟

序

　　多囊卵巢综合征是育龄期女性最常见的内分泌疾病，是以生殖障碍、内分泌异常、代谢紊乱和精神问题为特征的一组临床综合征。多囊卵巢综合征不仅影响患者的生育力，还对其孕期、远期及子代的健康造成影响。

　　云南省位于我国西南边陲，由于地理位置、经济发展、医疗卫生条件限制和文化习俗的影响，多囊卵巢综合征的发病率均高于全国和西部平均水平。多囊卵巢综合征具有临床表现高度异质性和病因复杂性的特点，是遗传因素、环境营养因素和不良生活方式等因素共同作用导致的内分泌代谢异常综合征。根据病因及病理机制分析，其发病与基因遗传、环境因素、生活方式等密切相关，其发病机制与胰岛素信号通路异常、慢性炎症及氧化应激增加相互关联。多囊卵巢综合征患者颗粒细胞数量减少或功能降低，使得雄激素升高而雌激素水平降低，从而影响卵泡的发育、优势卵泡的形成及排卵异常导致不孕，对患者身心健康带来极大影响。因此，本书从妇科诊治、内分泌、心理健康、营养、遗传及最新前沿生物技术理论对多囊卵巢综合征的规范化诊治流程进行综合性介绍。我们希望，本书的出版能够对推动云南省多囊卵巢综合征患者的临床诊治具有参考性、指导性。

目 录

多囊卵巢综合征概述

多囊卵巢综合征（polycystic ovary syndrome，后文简称 PCOS）是生育年龄妇女常见的一种复杂的、多因性的内分泌紊乱和代谢异常疾病，临床表现可有月经紊乱、高雄性激素血症或高雄性激素体征和卵巢多囊样改变。该病不仅存在生育问题，还存在发生远期并发症的风险，如糖尿病、心血管疾病、子宫内膜增生、子宫内膜癌等。该病的诊断标准不尽相同。根据鹿特丹诊断标准，育龄妇女的发病率可高达 15%~20%。临床上 PCOS 是引起育龄期女性不孕的重要疾病，女性的发病率约为 7%，不孕症患者的发病率为 25%~30%，主要是以雄性激素血症和胰岛素抵抗为特征的代谢紊乱，可导致不孕。

PCOS 是一个涉及生殖、内分泌、代谢多系统的复杂性疾病，具有临床表现高度异质性和病因复杂性的特点，是遗传因素、环境营养因素和不良生活方式等因素共同作用导致的内分泌代谢异常综合征。其病因及病理机制不清，其发病与基因、环境因素、生活方式改变等密切相关，其发病机制与胰岛素信号通路异常、慢性炎症及氧化应激增加相关。在正常人体中，黄体生成素（luteinizing hormone，LH）与其受体结合后，使卵泡膜细胞内的胆固醇转化为睾酮和雄烯二酮，进而在颗粒细胞芳香化酶的作用下转化为雌二醇和雌酮，但 PCOS 患者颗粒细胞数量减少或功能降低，导致睾酮和雄烯二酮转化为雌二醇和雌酮的功能出现障碍，使得雄性激素升高而雌性激素水平降低，从而影响卵泡的发育、优势卵泡的形成及排卵。高雄性激素抑制卵巢中的雌性激素受体，增加卵泡的启动募集并促进卵泡颗粒细胞提前黄素化和凋亡，使卵泡生长发育停滞，导致卵巢中窦卵泡和窦前卵泡的数量异常增多。PCOS 的病理生理表现为下丘脑—垂体—卵巢轴出现调节功能紊乱，下丘脑对垂体分泌的性腺激素的反馈作用保持稳定不变，导致促进卵泡激素的水平降低，卵泡期黄体生成素在正反馈的作用下处于高水平分泌状态，无法形成卵泡期黄体生成素高峰，影响卵巢正常发育，卵泡无法达到成熟状态，形成囊状闭锁。高卵泡期黄体生成素对卵泡膜细胞的雄性激素合成限速酶的活性有增强作用，进而增加了雄性激素的产量，产生过多的加速基质，加速基质增生后卵泡闭锁，从而使排卵更加困难，还会导致脂肪的大量堆积，以腹部及内脏尤为明显。过度肥胖后，肝脏合成型球蛋白会逐渐减低，血清游离睾酮水平上升，放大了雄性激素的作用。另外，脂肪对芳香化酶的活性有激活作用，将脂肪组织中的雄烯二酮经芳香作用转化为雌酮，使机体处在无周期高雌性激素状态，导致月经不调、不排卵及不孕。相关研究表明，高雄性激素血症与高胰岛素血症两者间是一种恶性循环，高雄性激素血症会加重卵巢基质增生，使卵泡闭锁加速，引发机体葡萄糖代谢紊乱，产生胰岛素抵抗，睾酮水平的升高会降低葡萄糖载体蛋白的功能及数量，引发胰岛素抵抗。高胰岛素血症对肝脏性激素与球蛋白的合成有抑制作用，使游离睾酮水平升高。另外，由于胰岛素受体直接作用在卵泡膜细胞上，会增加雄性激素的产生，还会使垂体促性腺激素分泌功能紊乱。

PCOS 是妇科内分泌临床中十分常见的疾病，在我国有着庞大的患者群。其临床表现异质性，不但严重影响患者的生殖功能，而且雌性激素依赖性肿瘤如子宫内膜癌发病率增加，相关的代谢失调包括高雄性激素血症、胰岛素抵抗、糖代谢异常、脂代谢异常、心血管疾病危险增加等。

由于 PCOS 的临床表现呈现高度的异质性，使其诊断标准难以统一，目前国际上常用的诊断标准包括美国国立卫生研究院（National Institutes of Health，NIH）标准、欧洲人类生殖及胚胎学会（European Society of HumanReproduction& Embryology，ESHRE）和美国生殖医学会（American Society for Reproductive Medicine，ASRM）制定的鹿特丹（Rotterdam）标准、高雄性激素学会（Androgen ExcessSociety，AES）标准、中国 PCOS 诊疗专家共识及美国临床内分泌医师协会（American Association of Clinical Endocrinologists，AACE）的诊治指南。

指南中提出，激素类避孕药应作为 PCOS 相关月经异常或多毛症或痤疮的首选治疗。克罗米芬是不孕症的首选药物；二甲双胍对代谢性或血糖性异常存在获益，并有助于改善月经不调，但是对多毛症、痤疮或不孕症并无疗效。激素类避孕药和二甲双胍可作为青春期 PCOS 患者的药物选择。对于患者本身，减重的作用仍未明确，但生活方式干预对超重或肥胖患者存在其他方面的健康获益。噻唑烷二酮类的总体风险与获益比并无优势，他汀类的作用仍需进一步研究证实。

达英 -35 是一种口服避孕药，含有炔雌醇和醋酸环丙孕酮，前者不仅能有效提升性激素结合球蛋白的水平，从而降低游离睾酮水平，还能控制促性腺激素的分泌，降低黄体生长素水平；而后者是当前临床上抗雄性激素作用最强的孕激素，能对雄性激素的合成产生抑制作用，并阻断雄性激素外周作用。所以，临床应用达英 -35 能有效实现降低雄性激素的效果，对患者的内分泌紊乱及子宫内膜状态进行改善，帮助患者建立规律的月经周期，提升受孕率，对改善高雄性激素血症有显著效果。达英 -35 通过降低机体雄性激素水平，达到增加卵巢对促排卵药物敏感性的目的，但临床上存在使用达英 -35 治疗 PCOS 后患者是否能自主排卵，无法有一个客观指标来指导停用达英 -35 是否需要促排卵治疗。指南中提出，促排卵药物克罗米芬是不孕症的首选药物。促排卵药物在圆了妈妈梦的同时，促排卵药的副作用也不可轻视，其主要表现在促排卵治疗的并发症，例如，①卵巢过度刺激综合征：是发生在促排卵药物应用后的严重并发症，主要表现为卵巢囊性增大，毛细血管通透性增强，血液浓缩，电解质紊乱，肝肾功能损害及血栓形成。OHSS是一种医源性疾病，可发生于排卵障碍妇女的促排卵中；②多胎妊娠：促排卵治疗后，多胎妊娠的发生率达16%。发生多胎妊娠后，妊娠期及围产儿并发症增加，多胞胎会引起妊娠并发症，孕妇妊娠高血压综合征、早产、流产的概率会大大增加，孕妇的心、肝、肾也会超负荷运转。在生产时，大多会出现大出血、DIC（弥漫性血管内凝血）、心功能衰竭甚至休克；③雌性激素水平过高：由于促排卵药阻断了雌性激素对下丘脑的反馈，导致身体停留在一个高雌性激素水平上，有可能造成卵巢过度刺激综合征，导致内分泌紊乱、水电解质失衡、盆腹腔积液甚至是血栓。高水平的雌性激素还会加速乳腺肿瘤、卵巢囊肿的生长；④更年期提前：卵泡的数量有限，长期促使卵泡加速发育成熟，势必导致青春期时储备的4万多个卵泡迅速消耗。当所有卵泡都耗尽之后，由于雌性激素不再分泌，更年期就会到来。因此，如果有一种方法在月经的初期就能预测排卵的可能性，避免进行不必要的促排卵治疗，在临床上将具有至关重要的作用。

云南省位于我国西南边陲，与多国接壤，少数民族众多，由于经济、医疗卫生条件限制和文化习俗的影响，PCOS的发病率均高于全国和西部平均水平。PCOS是一个涉及生殖、内分泌、代谢多系统的复杂性疾病，具有临床表现高度异质性和病因复杂性的特点，是遗传因素、环境营养因素和不良生活方式等因素共同作用导致的内分泌代谢异常综合征。其病因及病理机制不清，其发病与基因、环境因素、生活方式改变等密切相关，其发病机制与胰岛素信号通路异常、慢性炎症及氧化应激增加相关。PCOS患者颗粒细胞数量减少或功能降低，使得雄性激素升高而雌性激素水平降低，从而影响卵泡的发育、优势卵泡的形成及排卵进而导致不孕，对患者的身心健康带来极大影响。因此，本书从妇科诊治、内分泌、心理健康、营养、遗传及最新前沿生物技术理论等方面对PCOS的规范化诊治流程进行综合介绍。

参考文献：

[1] March WA， Moore VM， Willson KJ. The prevalence of poly-cystic ovary syndrome in a community sample assessed undercontrasting diagnostic criteria[J].Hum Reprod，2010，25（2）：544-551.

[2] Mehrabian F， Khani B， Kelishadi R. The prevalence of polycystic ovary syndrome in Iranian women based on different diagnostic criteria[J]. Endokrynol Pol， 2011， 62（3）：238-242.

[3] Tehrani FR， Simbar M， Tohidi M. The prevalence of poly-cystic ovary syndrome in a community sample of Iranian population：Iranian PCOS prevalence study[J]. Reprod Biol Endocrinol， 2011， 9：39-42.

[4] Yildiz BO， Bozdag G， Yapici Z. Prevalence， phenotype andcardiometabolic risk of polycystic ovary syndrome under different diagnostic criteria[J]. Hum Reprod， 2012， 27（10）：

3067-3073.

[5] 崔玉倩, 陈子江. 多囊卵巢综合征基因学研究进展 [J]. 中国实用妇科与产科杂志, 2013, 29（11）: 902-906.

[6] Diamanti-Kandarakis E, Kandarakis H, Legro RS. The role of genes and environment in the etiology of PCOS [J]. Endocr, 2006, 30（1）: 19-26.

[7] 乔杰, 尹太郎. 多囊卵巢综合征认知与对策 [J]. 中国实用妇科与产科杂志, 2013, 29（11）: 841-844.

[8] Kelly CCJ, Lyall H, Petrie JR. Low grade chronic inflammation in women with polycystic ovarian syndrome [J]. J Clin Endo-crinol Metab, 2001, 86（6）: 2453-2455.

[9] Karadeniz M, Erdogan M, Tamsel S. Oxidative stress markers in young patients with polycystic ovary syndrome: the relationship between insulin resistances [J]. Exp Clin Endocrin Diab, 2008, 116（4）: 231-235.

第一章 多囊卵巢综合征诊断

多囊卵巢综合征（PCOS）是育龄期女性最常见的内分泌疾病，临床表现高度异质，是以生殖障碍、内分泌异常、代谢紊乱和精神问题为特征的一组临床综合征。尽管目前 PCOS 的诊疗在很多方面存在争议，但随着对疾病的认识，专家普遍认为：PCOS 不仅影响患者的生育能力，还对其孕期、远期及子代的健康造成影响。因此，近年来围绕着 PCOS 的诊断、健康风险评估、临床长期管理和助孕策略，发表了一系列 PCOS 专家共识、建议和指南，其中 2018 年中华医学会妇产科学分会妇科内分泌学组组织国内相关专家，参考近年来国内外共识及指南，结合中国患者临床特点及诊疗经验，制定出中国《多囊卵巢综合征诊疗指南》，为规范化临床诊治和管理 PCOS 患者给出了指导意见。

第一节 PCOS 诊断标准的演变

1.NIH 标准

1990 年，美国国立卫生研究院第一次对 PCOS 的诊断做出定义，对 PCOS 的诊断需满足以下条件：①高雄性激素的临床表现和（或）高雄性激素血症；②稀发排卵或无排卵；③排除其他引起排卵障碍或高雄性激素的疾病，如高泌乳素血症、甲状腺疾病、库欣综合征、先天性肾上腺皮质增生等。在 NIH 标准中，高雄性激素临床或生化表现和排卵障碍是必需的诊断要求，而不涉及卵巢的多囊样改变；此外，该诊断标准没有对每一项做出明确的解释。虽然存在争议，但在鹿特丹标准出现以前，NIH 标准作为第一个 PCOS 公开的诊断标准，在当时是被广泛应用的。

2. 鹿特丹标准

2003 年，ESHRE/ASMR 发起的鹿特丹 PCOS 专题会议对 PCOS 诊断标准重新定义，并制定了 PCOS 鹿特丹标准：①高雄性激素的临床表现和（或）高雄性激素血症；②稀发排卵或无排卵；③卵巢多囊样改变（单侧或双侧卵巢 2~9mm，卵泡数 ≥ 12 个）或卵巢体积 ≥ 10mL（卵巢体积 =0.5 × 长 × 宽 × 厚）。3 个条件中满足 2 个，并排除其他引起排卵障碍或高雄性激素生化和临床表现的疾病。鹿特丹标准是建立在 NIH 标准提出后对 PCOS 患者的临床特征总结之上。鹿特丹标准将多囊卵巢（PCO）这一指标纳入诊断标准，是对 NIH 标准的补充。同时，鹿特丹标准也对高雄性激素临床表现和卵巢形态学表现进行了比较详细的解释。也有学者认为，该诊断标准可能将一部分表型温和的女性纳入诊断，增加了 PCOS 的发病率，并使其治疗复杂化。鹿特丹标准仍是排除性诊断，任何导致排卵障碍或高雄性激素生化和临床表现的其他疾病均应被排除。然而鹿特丹标准并未对青春期、围绝经期和绝经后的诊断达成共识。2014 年第 3 版 PCOS 远期结局 Green-top 指南中指出，PCOS 应根据鹿特丹标准来诊断，其证据等级是 D。

2011 年，阿姆斯特丹 ESHRE/ASMR 赞助的第三届 PCOS 共识研讨会小组将 PCOS 分为不同的表型：高雄性激素和无排卵、高雄性激素和卵巢多囊样改变但是有排卵、无排卵卵巢多囊样改变不伴高雄性激素和高雄性激素无排卵伴卵巢多囊样改变，将以雄性激素过多症和无排卵为特征的最典型表型与卵巢功能障碍和多囊性形态特征分开。同时该共识提到，青春期 PCOS 的诊断应同时符合鹿特丹标准三项指标方可诊断。2015 年，欧洲内分泌学会的 PCOS 声明提到支持鹿特丹诊断标准作为最具包容性和最合适的标准，但是也有专家认为这个综合征取一个不以卵巢为中心的名字更合适。最终，2018 年，ESHRE/ASMR 发布了评估和管理 PCOS 的国际循证指南的建议，该建议仍使用鹿特丹标准作为 PCOS 的诊断标准，使用 GRADE 分级对诊断依据和临床管理进行了证据等级的阐述。在对诊断依据的评估中，对月经周期不规律进行了详细的定义，对月经不规律的青少年诊断 PCOS 需慎重，这是临床共识强烈推荐的建议。高雄性激素血症主要是对游离睾酮的高质量检测，如果游离睾酮或总睾酮不升高，可以考虑测定雄烯二酮和脱氢表雄酮硫酸盐。这是基于证据的强烈推荐的建议。高雄性激素临床表现包括痤疮、脱发和多毛，而多毛或脱发可能产生负面心理社会影响，所以需要重视这些症状。另外，卵巢超声评估不应用于 < 8 岁患者的 PCOS 诊断，应根据超声技术和年龄来定义卵巢多囊样形态的阈值。经阴道超声是首选检测手段，但不适用于青春期女性。此外，AMH 的检测不作为卵巢多囊样形态的替代检测或独立的 PCOS 诊断依据。同年，ACOG 发布实践简报以探讨 PCOS 诊断和临床管理的最佳可用证据。该实践简报比较了 NIH 标准、鹿特丹标准和 AES 标准 3 种 PCOS 诊断标准的异同，强调了从身体检查、实验室检查、超声检查和其他检查来识别 PCOS 及其并发症，并鉴别诊断其他相关疾病，以指导后续治疗。

3. 美国雄性激素学会标准 AES

通过对已发表的文献进行系统回顾，根据结果得出结论，认为 PCOS 应该是一种雄性激素过多性疾病，如果没有雄性激素过多，即使有排卵障碍和卵巢形态学改变，都不能诊断为 PCOS。故 AES 诊断标准为：①多毛或高雄性激素血症；②稀发排卵或无排卵或 PCO；③排除其他相关疾病。该标准强调了高雄性激素血症或临床表现是必需的诊断标准，该诊断标准相比 NIH 更加宽松，相比鹿特丹标准则有一定限制。尽管如此，鹿特丹标准的使用仍更加广泛。2013 年，AES 制定 PCOS 诊断和治疗的实践指南建议使用鹿特丹标准诊断 PCOS。青春期女孩和围绝经期妇女的 PCOS 诊断标准仍存在疑问和争议。高雄激素血症是青春期女孩表现的核心，而围绝经期妇女则没有一致的表型。该指南建议青春期女孩的 PCOS 诊断应根据存在持续性月经稀发和高雄性激素血症（排除其他病理后）的临床或生化证据来确定。无排卵症状和 PCO 形态及痤疮症状不足以用于青春期女孩的 PCOS 诊断中，因为在青春期这是正常生理表现，故青春期 PCOS 诊断明确后必须对青春期女孩进行后续跟踪至育龄期。此外，对青春期 PCOS，青春期女孩的治疗诉求和心理顾虑应该得到重视，对她们的治疗应该是症状导向的，应减少或避免因雄性激素过高症状导致的心理疾病。围绝经期妇女目前尚无 PCOS 诊断标准，该指南建议该阶段 PCOS 的诊断可以基于有充分记录的育龄期月经稀发和雄性激素过多症的病史，超声卵巢多囊样改变可作为支持证据，但对于围绝经期妇女不太现实。

4. 中国 PCOS 诊断标准

中华医学会妇产科学分会内分泌学组最早在 2006 年 11 月于重庆召开了妇科内分泌学专家扩大会议，初步制定了中国的 PCOS 诊疗专家共识，会议一致同意在当前阶段采用 2003 年鹿特丹标准。此后经过 1 年多的全国巡讲和意见汇总，于 2007 年 11 月产生了适合中国情况的 PCOS 诊断和治疗共识，而诊断标准仍推荐使用 2003 年鹿特丹标准。此后，在卫计委的支持下，通过对国内 PCOS 人群进行流行病学调查，结合中国女性的特点和临床医师的经验，于 2011 年制定了 PCOS 诊治的中国诊断标准。中国标准对 PCOS 的危险因素、临床表现、辅助检查和实验室检查都有明确的定义或解释，PCOS 的诊断需结合病史、身体检查、辅助检查才能最终确定。同时，该标准提出了"疑似诊断"的概念。疑似 PCOS：月经稀发或闭经或不规则子宫出血是诊断的必要条件。另外，再符合以下两项中的一项：①高雄性激素临床表现或高雄性激素血症；②超声表现为 PCO。确诊 PCOS：具备上述疑似 PCOS 诊断条件后，还必须逐一排除其他可能引起高雄性激素的疾病和排卵异常的疾病后才能确定诊断，包括：库欣综合征、非典型先天性肾上腺皮质增生、卵巢或肾上腺分泌雄性激素的肿瘤、功能性下丘脑性闭经、甲状腺疾病、高泌乳素血症和早发性卵巢功能不全等。而青春期 PCOS 的诊断，仍缺乏统一的诊断标准，原因在于青春期 PCOS 的表现与青春期的某些生理表现有类似或重叠，有时候难以明确。

在中国诊断标准中，月经稀发或闭经或不规则子宫出血是必要条件，这一点有别于其他国家的诊断标准。判断的标准为：初潮 2~3 年不能建立规律月经；闭经；月经稀发，即月经周期 ≥ 35d 及每年 ≥ 3 个月不排卵。月经规律并不能作为判断有排卵的证据，基础体温、超声监测排卵和后半周期孕酮测定等方法有助于判断是否有排卵。

为了使国内各级妇产科医师更好地诊治青春期 PCOS 患者，与国际接轨，全国卫生产业企业管理协会妇幼健康产业分会生殖内分泌学组于 2016 年发布了青春期 PCOS 诊治共识。经专家组推荐：对于青春期 PCOS 的诊断必须同时符合 2003 年鹿特丹标准的 3 个指标，包括：高雄性激素表现或高雄性激素血症，初潮后月经稀发持续至少 2 年或闭经，超声下卵巢体积增大，同时排除相关疾病。这与育龄期女性的 PCOS 诊断标准是不一样的，临床医师应避免对青少年过度诊断，同时也要结合青少年的临床表现给予指导建议。在对青春期女性询问病史时要注意家族史、青春期前肥胖、胎儿时期情况、代谢情况等。

2018 年，中华医学会妇产科学分会内分泌学组及指南专家组在结合我国患者情况、临床研究和诊疗经验后，制定了 PCOS 中国诊疗指南，适用于青春期、育龄期和围绝经期 PCOS 患者的诊疗和管理。该指南对育龄期女性和围绝经期女性的诊断仍沿用 2011 年诊断标准，对青春期女性的诊断沿用 2016 年的标准。

第二节　PCOS 临床表现

1. 月经异常及无排卵诊断的方法

PCOS 月经异常的临床表现和特点：

PCOS 长期以来被公认为是异质性综合征。月经异常表现多样、各异，可以表现为月经周期异常，也可以表现为月经量异常，甚至表现为原来闭经。PCOS 不规律月经的出血量不多，但在内膜增生的患者中可以大量出血；月经稀发是 PCOS 典型的最为常见的月经异常表现；PCOS 的闭经绝大多数表现为继发性闭经，闭经前常有月经稀发或过少，偶见闭经与月经过多出现，原发闭经者较少见；还有一些出血是不可预测的。值得注意的是，PCOS 患者偶尔也可以有规律月经，规律月经的病史并不能排除 PCOS 的诊断，规律月经也可能是无排卵的，因此识别有无排卵很重要，无排卵或稀发排卵是月经异常的原因，5%~10% 的 PCOS 患者可以有规律的排卵功能，虽然已婚 PCOS 患者多表现有不孕，但是也偶有排卵和流产的患者。PCOS 是女性从青春期过渡到生育年龄发生高雄性激素无排卵的最常见原因，有报道 PCOS 约占月经稀发患者的 90%；占闭经患者的 20%~50%；占不规则出血妇女的 30%。女性不育患者中排卵功能障碍占 20%，而 PCOS 患者占排卵功能障碍的 90%。

PCOS 的闭经绝大多数表现为孕激素撤退试验阳性，极个别由于无排卵和高雄性激素血症，子宫内膜可出现蜕膜化反应，闭经时间长，内膜受到抑制，可能首次孕激素试验阴性，可重复试验。孕激素试验应采用肌肉注射黄体酮 20mg/d，3~5 天，口服微粒化黄体酮和醋酸甲羟孕酮可作为维持月经、定期撤退出血之用，但作为孕激素试验不够准确和可靠，因口服药物吸收不稳定。孕激素停用后一般在 3~5 天内有撤退性出血，为孕激素试验阳性，但有些患者刚好在注射黄体酮时发生排卵，因此可最多等待 14 天，如未出现撤退性子宫出血，为孕激素试验阴性。如果重复孕激素试验依然无撤退性出血，通常不是 PCOS，要考虑其他因素引起的闭经。孕激素阳性说明，下生殖道通道、子宫对性激素反应性良好、存在内源性雌性激素分泌，闭经的原因是无排卵性引起。孕激素试验目的是检测内源性雌性激素水平和生殖道的功能状态。口服避孕药或人工周期，由于不能产生单纯性孕激素作用，因此不能用于孕激素试验。

PCOS 患者的无排卵性子宫出血可以是雌性激素突破性出血，由于长期雌性激素刺激，过度增殖和结构脆弱的子宫内膜局灶性脱落，患者的出血表现不规则并且难以预期；PCOS 患者的无排卵性子宫出血也可以是雌性激素撤退性出血，雌性激素刺激其强度和子宫内膜增殖程度随新生卵泡生长或闭锁以及雌性激素水平的上升和下降而变化，始终处于不稳定状态，最终由于卵泡闭锁和雌性激素的突然降低而引起大量子宫出血。无排卵性子宫出血的临床表现呈现多样性，青春期少女无排卵性出血可持续数周，以致引起严重的贫血、面色苍白和心理恐惧。

2. 对月经及异常月经的几点释义

月经（menstruation）指有规律、周期性的子宫出血。月经类型，包括月经周期、经期持续时间及月经量特点的任何偏移，均可能导致异常子宫出血，而非正常月经。

（1）月经的定义：月经指有规律、周期性的子宫出血。这种出血是卵巢内卵泡成熟、排卵和黄体形成，卵巢分泌雌、孕激素的周期性变化，子宫内膜从增殖到分泌期变化，所引起的周期性子宫出血。规律月经的建立是生殖功能成熟的主要标志。

（2）月经初潮：月经第一次来潮称为月经来潮。据统计城市中的妇女月经初潮的年龄 77% 在 13~17 岁，农村则 80% 在 14~18 岁。体质强壮及营养好者，月经初潮可提早。

（3）月经周期：正常月经具有周期性，出血的第 1 日为月经周期的开始，两次月经第 1 日的间隔时间称为一个月经周期（menstrual cycle），一般间隔为 21~35 日，也有的统计为 24~35 日。周期长短因人而异，每个妇女的月经周期有自己的规律性。

（4）月经持续时间及出血量：正常月经持续时间为 2~7 日。经量为一次月经的总失血量，月经开始的最初 12 小时月经量一般较少，第 2~3 天出血量最多，第 3 天后经量迅速减少。正常月经量为 30~50mL。月经量的多少很难统计，临床上常通过每日换多少次月经垫粗略估计量的多少，一般认为每月失血量多于 80mL 即为病理状态。月经过多的诊断很大程度上依赖患者对自己月经的主观评价。

（5）月经稀发：月经周期大于 35 天为月经稀发。

（6）月经频发：月经周期小于 21 天（或 24 天）为月经频发。

（7）月经过多：月经周期正常，但月经量增多（每次出血量大于 80mL），经期不延长。

（8）经期延长：月经出血时间超过 7 天，周期规律。

（9）子宫不规则出血：月经周期不规则，经量增多或经期延长。

（10）闭经：女性 18 岁尚无月经来潮，称为原发闭经，曾有月经而停经 6 个月或停经超过 3 个月以上者，称为继发性闭经。也有观点认为，停经 3 个以上月经周期者尚不能称为闭经，因为这些患者可能与月经稀发者相混淆（如原来月经周期为 25 天，3 个月经周期为 75 天），同时也有大于 6 个月的月经稀发者。

3. 正常月经周期的发生机制

月经是一个十分复杂与精密调节的周期过程，人类女性生殖期典型的月经周期特征为规律的 28 天，28 天的周期每天都在变化与复杂的调节过程中。正常的排卵性月经是在下丘脑－垂体－卵巢内分泌系统促进优势卵泡发育、序贯性雌、孕激素刺激和撤退，并引起生殖道的靶组织周期改变，最终出现子宫出血。卵巢周期性排卵和支持生殖的激素呈周期性变化导致月经周期是规律的、稳定的和可预见的。月经周期的长短取决于卵泡生长发育的速率和质量，而每个妇女正常周期的长短也不尽相同，一般为 21~35 天；通常情况下，月经周期的延长是卵泡期延长的反应。体重指数过高或过低均可引起月经周期的变化，超重和肥胖妇女平均周期时间延长。

4. PCOS 月经异常的发生机制

正常排卵性月经功能依赖于下丘脑－垂体－性腺轴各层面生殖激素间的动态平衡，因此排卵功能异常是以上系统功能异常的表现。PCO 根本的病理生理缺陷还不清楚，其发生机制包括下丘脑－垂体－卵巢－肾上腺轴异常，以及代谢等一系列问题的变化，这些机制不但影响临床表现和远期健康，还可作为治疗干预的目标。胰岛素抵抗（IR）和随之产生的高胰岛素血症在 PCOS 的发病中起着重要作用，这一点目前已公认。高胰岛素血症可刺激卵巢中的胰岛素和胰岛素样生长因子－I（IGF-I）的受体，使卵巢过多地分泌雄性激素；也可作用于垂体胰岛受体，使血清黄体生成素（LH）水平增加，间接促进卵巢的生物合成；同时，高胰岛素血症抑制肝脏中性激素结合球蛋白（SHBG），使血清游离雄性激素增多，生物活性增强，引起发育中卵泡闭锁而不能形成优势卵泡，从而造成月经不调甚至闭经、不育。过多的雄性激素抑制胰岛素与靶组织结合，影响靶组织对胰岛素的敏感性，又加强了 IR，从而导致恶性循环，成为 PCOS 患者持续无排卵和促排卵药物不敏感的根本原因。总之，PCOS 患者的病理机制还没有确切结论，与神经－内分泌－代谢失调有关，遗传、环境、情绪以及生活方式等均影响疾病的发生发展。

5. 青春期无排卵型功能失调性子宫出血与 PCOS

初潮是女性成熟的开始，说明下丘脑－垂体－卵巢轴已成功地建立了功能关系，但这并不意味着已建立稳定的下丘脑－垂体－卵巢轴功能，仍需一段时间建立牢固的排卵周期的互相关系。青春期内分泌成熟的最终标志是雌性激素对垂体和下丘脑形成正反馈，促进月经中期 LH 高峰形成，从而引起排卵。在发育成熟过程中，下丘脑－垂体－卵巢轴是不稳定的，容易发生功能失调。因此，初潮后多为无排卵月经，月经不规律，有时月经量较多，很容易出现无排卵的功能失调性子宫出血，随着青春期进展，排卵性月经频率增加。月经初潮后无排卵月经持续时间各家报道不一，有作者报道为 12~18 个月；Taylor 等报道大部分女孩约需 5 年时间建立成熟的排卵月经，初潮后 5 年时间是女性生殖功能逐渐成熟的过渡期，需要注意保护，也有报道说初潮后月经稀发的 60% 女孩需要正常月经，只有 35% 女孩在 2 年后月经正常。下丘脑－垂体轴对雌性激素正反馈作用的反应性建立较晚，这也是月经初潮后相当一段时间内表现为无排卵性月经的原因。

PCOS可能最早在青春期表现出来，但可能在更早就发生了。PCOS典型的出血模式是初潮后即不规律、从未建立规律的月经周期，是初潮不规则月经的继续，多数为长期无排卵，有时可有偶发排卵或流产史。

6. PCOS月经异常的转归

最近的报道显示，在生育晚期PCOS女性原因不明地开始出现规律的排卵。年纪大的有规律月经周期的PCOS女性与年龄匹配的无排卵PCOS女性相比，血FSH水平高、FSH诱导抑制素的释放减少，血雄性激素水平也明显较低。

Mariet等对于曾经患过PCOS合并月经稀发或闭经、LH水平升高的346位30岁及30岁以上的妇女进行调查，在排除了141位口服避孕药的患者后，对余下的205位PCOS患者调查研究结果显示：随着年龄增加的患者月经周期长度呈线性缩短，月经规律的患者比例增加（将持续月经周期少于6周的称为规律月经，月经周期大于6周的称为不规律月经）。其中30~35岁患者中40.6%月经规律，51~55岁的患者中100%患者月经规律。研究显示：月经周期的长度和患者的年龄成反比，这是由于随着年龄增长，卵巢的卵泡丢失，使PCOS达到新的平衡。事实上卵巢的衰退是在女孩出生前就已经发生的卵泡丢失过程，研究发现女性出生后卵泡数逐渐减少，37岁后剩余的卵泡衰减速度加快。Welt等纵向研究发现抑制素β的下降先于抑制素α，是最早的预示卵泡群减少的标记物。Logistic回归分析发现：年龄增加对于月经周期的调节作用，不受体重指数（BMI）、体重下降、多毛、氯米芬（CC）治疗史、促性腺激素释放激素（GnRH）治疗史、妊娠史、种族及吸烟的影响。

7. PCOS月经异常的危害

PCOS是妇科内分泌临床中最常见的疾病，持续无排卵可导致功能失调性子宫出血、不孕、子宫内膜不典型增生或子宫内膜癌、乳腺癌。

（1）功能失调性子宫出血：不规律月经的出血量经常不多，但在内膜增生的患者中可能大量出血，而导致一过性的体位性低血压，出现严重贫血、头晕和乏力等，另外持续大量的出血也提示内膜增生甚至内膜癌的可能。

（2）无排卵性不孕：PCOS是月经失调和无排卵不育的最常见原因，其发生率在生育年龄妇女中为5%~10%，是无排卵不育的主要原因。典型的PCOS妇女表现为无排卵和月经失调，孕激素试验可有撤退性出血。长期无排卵妇女应进行子宫内膜活检，以明确诊断并及时治疗。

（3）子宫内膜不典型增生或子宫内膜癌：慢性无排卵与子宫内膜异常变化密切相关，子宫内膜呈增殖期或增生，无分泌期变化，而发生子宫内膜癌。需要强调的是，子宫内膜癌并不是仅局限于老年妇女，长期无排卵的年轻妇女也可能患子宫内膜癌。子宫内膜活检不应受患者年龄的限制，而长期单一雌性激素刺激更重要，以及子宫内膜暴露于雌性激素刺激的时间也最重要。有作者建议年龄在 39 岁以上的无排卵 PCOS 患者应常规进行诊断学刮宫，以早期发现子宫内膜不典型增生或子宫内膜癌。所有无排卵妇女均需要治疗，由于正常子宫内膜组织可在短时间内发展为不典型增生或子宫内膜癌，在通过系统诊断后，应立即开始治疗。

（4）乳腺癌：Coulam 报道年轻时无排卵妇女，绝经后的乳腺癌发生率增加，这说明，长期非对抗雌性激素作用、不孕和生育期未曾妊娠均为乳腺癌高危因素。

（5）精神沮丧：Susanne Hahn 等对 120 名 PCOS 妇女与 50 名健康妇女进行代谢、激素、临床表现和社会心理的比较，以研究肥胖、痤疮、多毛、月经失调以及不育对患者生活质量评分的影响。结果显示，由于月经是女性角色的主要组成部分，月经规律性丧失或不育导致 PCOS 患者精神沮丧，月经稀发或闭经患者生活质量评分无明显差异。和预测相反的是，参加研究的患者并没有生育的渴望及对于没有孩子的担心。Trent 研究发现对于不育问题的担心更多见于青少年，不论他们现在是否有生育要求，青春期 PCOS 女孩对于不育问题的关心导致她们生活质量的下降。

8. 无排卵的诊断

无论患者的月经怎样，稀发排卵或无排卵才是 PCOS 诊断的一条标准，我们还需要进行排卵监测，评价患者有无排卵。

（1）判断标准：初潮两年不能建立规律月经；闭经（停经时间超过 3 个以上月经周期或月经周期 ≥ 6 个月）；月经稀发 ≥ 35 天及每年 ≥ 3 个月不排卵者（WHO Ⅱ 型无排卵）即为符合此条。

（2）月经规律并不能作为判断有排卵的证据。

（3）基础体温（BBT）、B超监测排卵以及月经后半期孕酮测定等方法明确是否有排卵。规律月经或稀发月经的患者应于每天早晨醒来后立即测试口中舌下体温 5 分钟，至少一个月经周期，并记录在坐标纸上。测试前禁止起床、说话、大小便、进食，如有感冒、迟睡、失眠、服药和治疗等情况应于备注项内注明。

（4）卵泡刺激素（FSH）和雌二醇（E2）水平正常，目的在于排除低促性腺激素性性腺功能减退和卵巢早衰。

世界卫生组织将无排卵分为三大类，WHO Ⅱ 型包括无排卵或稀发排卵、各种月经失调、促性腺激素水平相对正常或升高、有明显内源性雌性激素产生证据的无排卵。

9. 不孕

凡同居、有正常性生活，未避孕，1 年未孕的称为不孕。PCOS 引起的不孕是无排卵性不孕。不育可能是一部分患者就诊的唯一主诉。需要对患者进行输卵管通液或输卵管造影明确输卵管是否通畅，患者丈夫需要进行精液检查，排除男方因素造成的不育。多数情况下单纯无排卵因素造成的不孕，药物治疗即可达到治疗目的。

10. 高雄性激素血症及高雄性激素的临床表现

多毛、痤疮、脂溢性皮炎、毛孔增粗和雄性激素性脱发是 PCOS 高雄性激素血症常见的临床表现，并且可能是青春期女孩就诊的原因。

（1）高雄性激素痤疮：痤疮是一种慢性毛囊皮脂腺炎症，双氢睾酮刺激皮脂腺分泌过剩导致皮脂中的游离脂肪酸过高，亚油酸过低，痤疮丙酸感染。多见于面部，如前额和双颊等，胸背和肩部也可出现。最初表现为粉刺，以后可演变为丘疹、脓疱、结节、囊肿和瘢痕等。中国妇女连续 3 个月出现多处痤疮，即反映雄性激素水平增高。痤疮的诊断和分级是痤疮治疗及疗效评价的重要依据。无论是按照皮损数目进行分级的国际改良分类法，还是按照强调皮损性质的痤疮分级法对痤疮进行分级，其治疗方案的选择基本上是相同的。根据痤疮皮损性质及严重程度可将痤疮分为 3 度、4 级。

（2）高雄性激素多毛：低水平的雄性激素与腋毛、阴毛、四肢毛的生长有关，高浓度的雄性激素与面部、乳周、下腹部等处的毛生长有关。眉毛、睫毛及头发的生长与雄性激素无关。头顶部头发的生长还受雄性激素的抑制。PCOS 的多毛表现为面部或躯干表面毛多，分布于唇上、下颌、乳晕周围、脐下正中线、耻骨上以及大腿根部等处。目前认为，中国妇女在上述部位有粗长毛发即为多毛，反映了雄性激素水平。

PCOS 多毛指的是性毛增多，其程度由轻度到重度不等，雄性激素水平升高或敏感性增加的女性，其毛发多表现为粗、厚、色深而长的终毛。其不同于毳毛，它们细、柔软、不着色，生长于非雄性激素依赖的区域，也是高雄诊断更为敏感的临床指标。主要表现为中线毛发、鬓角、胡须、胸前、乳间、大腿内侧，后背近臀毛发过多。1961 年，依赖临床上一直沿用 Ferriman-Gallway（mF-G）方法进行多毛评分，即将躯体毛发分为九个区域进行标准化测量。mF-G 评分超过 7 分被认为多毛。多毛的生长存在种族差异，多毛症在大部分人群中的患病率约为 10%，但在雄性激素增多症患者中则高达 70%~80%。中国流行学研究数据显示，在 20~45 岁的中国南方妇女中，10%的女性多毛评分 mF-G ≥ 5，随年龄增长多毛的发病率逐渐下降。多毛症反映了循环雄性激素浓度、局部雄性激素浓度之间的相互作用，以及毛囊对雄性激素的敏感性。然而，多毛症的严重程度和循环雄性激素浓度之间并无正相关。一项对中国社区人群进行多毛评估的研究显示，通过对 mF-G 涉及的九个部位进行评估，得出 mF-G 评分超过 4 是比较适于中国妇女的多毛标准，如果上唇、大腿及下腹三个部位 ≥ 2 分亦可诊断为多毛。

（3）高雄性激素血症：正常妇女体内雄性激素有睾酮、双氢睾酮、雄烯二酮、去氢表雄酮及其硫酸盐 5 种，具有生物活性的是不与 SHBG 结合的游离睾酮。在皮肤和毛囊发挥雄性激素效能的是双氢睾酮，它是睾酮经过局部 5α 还原酶催化转变而来。高雄性激素血症指总睾酮、游离睾酮和游离睾酮指数高于实验室参考正常值。临床上常规检查项目仅为血清总睾酮水平，游离睾酮测定准确性低，不推荐使用。目前国内医院最易检测且应用广泛的是免疫分析法（RIAs）直接测定总睾酮水平，但该方法准确性较差，当睾酮浓度低时误差更明显。传统的纯化后免疫分析法，正常睾酮值小于60ng/dL。目前尚无 LC/MS 检测睾酮的正常参考值，但考虑 MS 技术的高度特异性，其

正常参考值应小于 <50ng/dL。除总睾酮外，推荐测定血清 SHBG（性激素结合球蛋白）水平，计算游离睾酮指数，评估生物活性雄性激素的水平，对于总睾酮测定正常但伴有高雄体征时，推荐进行检测 SHBG 以计算游离睾酮指数 （free testosterone index，FTI）= 总睾酮 /SHBG 浓度 × 100。

11. 卵巢的多囊样性改变

卵巢多囊样改变（PCO）是一种卵巢形态的描述，指卵巢增大、包膜呈光滑瓷白色、外周具有多个囊状卵泡、直径 2~9mm，中央间质增多。PCO 诊断标准是一侧或双侧卵巢直径 2~9 mm，卵泡数目 > 12 个或卵巢体积 ≥ 10mL。在该诊疗指南中，特别强调：PCOM 并非 PCOS 所特有。阴道超声较准确，有性生活的妇女建议经阴道超声检查，无性生活者可采用经直肠超声检查；在卵泡早期（月经规律者）或无优势卵泡状态下超声检查；卵巢体积计算：卵巢体积（cm^3）=0.5× 长径 × 横径 × 前后径；卵泡数目测量应包括横面与纵面扫描；卵泡直径 <10mm：横径与纵径的平均数。

超声评估卵巢形态需在没有黄体囊肿以及直径 ≥ 10mm 的优势卵泡存在的情况下进行，但仍存在超声技术人员水平差异、诊断报告缺乏标准化等问题，随着超声技术进展、分辨率逐渐提高，越来越多的无内分泌异常女性超声检查提示 PCO 表象。据报道，PCOS 患者中 PCO 的发生率达 60%~80%。但我们应注意，PCO 表现并不是 PCOS 是必要条件，因为其在健康女性中也很常见。流行病学调查显示，PCO 在人群中的发生率为 20%~30%，单纯具有 PCO 表现的女性并无生育方面的改变，其月经周期长度、血清促性腺素、雌性激素和孕激素水平与周期规律卵巢正常的女性相似。

12. 肥胖与瘦素抵抗

肥胖不是 PCOS 诊断所必需的临床表现，但肥胖是 PCOS 常见的临床表现，肥胖患者比例超过 20%~60%，而且常呈腹型肥胖（腰围 / 臀围 ≥ 0.85）。但本质上来说肥胖与 PCOS 是两类疾病，肥胖更多的是环境因素的结果。肥胖的 PCOS 患者高胰岛素血症（HI）发生率约为 75%，肥胖是公认的发生胰岛素抵抗最常见的危险因素，同时肥胖本身也是糖尿病和心血管病的重要诱因，与高血压密切相关，65%~75% 的原发高血压被认为是由肥胖所致，因此肥胖的 PCOS 患者糖尿病和心血管病的危险增高。PCOS 的存在也增加了体重的作用，30 岁肥胖的 PCOS 妇女与体重相当的非 PCOS 妇女相比总胆固醇及甘油三酯升高，而且 PCOS 妇女动脉硬度增加，舒张压下降，肥胖降低了 PCOS 患者对治疗的反应性。

瘦素作为脂肪 – 胰岛素分泌轴的一部分，参与胰岛素的分泌。肥胖妇女存在瘦素抵抗，对胰岛素分泌抑制减轻，出现高胰岛素血症。瘦素还促进脂肪合成，抑制脂肪分解，造成代谢综合征。

（1）肥胖的诊断

对于肥胖的诊断尚缺乏世界统一规范的标准，一般是采用根据身高和体重求得的指标，即体重指数（BMI）{BMI=[体重（kg）]/[身高（m）$]^2$} 来判定肥胖。BMI 简便、实用，与作为金标准的水下称重法所测得的结果有较好的相关性，故临床上最常用来评价体重和进行肥胖程度分类。BMI 的切入点是人为制定的，应用 BMI 对于超重和肥胖的诊断，依人种不同，标准不尽相同。世界卫生组织（WHO）和美国国立卫生研究院的肥胖判定标准，是将 BMI 定义为：低体重（BMI < 18.5kg/ ㎡）、正常体重（18.5kg/ ㎡ ≤ BMI < 25kg/ ㎡）、超重（25kg/ ㎡ ≤ BMI < 30kg/ ㎡）和肥胖（BMI ≥ 30kg/ ㎡）。肥胖进一步分为Ⅰ度肥胖（30kg/ ㎡ ≤ BMI < 35kg/ ㎡）、Ⅱ度肥胖（35kg/ ㎡ ≤ BMI < 40kg/ ㎡）和Ⅲ度肥胖（BMI ≥ 40kg/ ㎡）。但这种基于欧洲白人的标准并不适用于亚太地区和中国。由于亚洲人群体脂率较其他种族高，在相同的 BMI 情况下有更高的心脑血管疾病风险，WHO 将东亚、东南亚和南亚人群超重与肥胖的切入点分别调整为 23kg/ ㎡ 和 25kg/ ㎡，即 23kg/ ㎡ ≤ BMI < 25kg/ ㎡ 为超重、BMI ≥ 25kg/ ㎡ 为肥胖。2011 年《中国成人肥胖症防治专家共识》建议 BMI < 18.5kg/ ㎡ 为低体重、18.5kg/ ㎡ ≤ BMI < 24kg/ ㎡ 为正常体重、24kg/ ㎡ ≤ BMI < 28kg/ ㎡ 为超重、BMI ≥ 28kg/ ㎡ 为肥胖。

肥胖根据脂肪沉积部位分为全身性肥胖和腹型肥胖。前者的脂肪主要分布在臀部及大腿等皮下组织，而后者的脂肪主要聚集在腹部。腰围是反映腹型肥胖的重要指标。WHO 建议男性腰围 ≥ 94cm、女性腰围 ≥ 80cm 作为腹型肥胖的诊断标准，但这一标准更适宜于欧洲人群。在考虑不同国家和种族区别的基础上，美国和加拿大男性、女性腹型肥胖切入点分别调整为 102cm、88cm；而亚太地区人群，则分别调整为 90cm、80cm。我国目前对于腹型肥胖的界定标准是男性腰围 ≥ 90cm、女性腰围 ≥ 85cm。腰围可以间接反映腹型肥胖，是诊断代谢综合征（MS）的核心指标。腹型肥胖更容易导致 IR，增加糖尿病等代谢性疾病的风险。当 BMI 正常而腰围增加时，冠心病的患病率和死亡率就明显上升。

（2）PCOS 患者与肥胖关系

①胰岛素抵抗：胰岛素抵抗是胰岛素效应器官或部位对其转运和利用葡萄糖的作用不敏感的一种病理生理状态。胰岛素抵抗时低密度脂蛋白（LDL）和甘油三酯（TG）合成增加，糖异生增强，使得 30%～50% 的 PCOS 患者出现肥胖、高脂血症等严重后果，尤其患 2 型糖尿病风险为正常人的 5~10 倍。胰岛素诱导肥胖一些相关基因的表达，如瘦素，是一种主要由脂肪细胞分泌的多肽蛋白，有研究认为，瘦素与胰岛素之间具有双向调节作用，因发现肥胖者瘦素水平高，瘦素替代治疗可逆转其食欲至正常，并伴有体重下降，从而有人提出瘦素抵抗的概念。因此，瘦素与胰岛素的相互作用，可能是 PCOS 患者胰岛素抵抗发生的重要机制之一。

②高胰岛素血症：为胰岛素抵抗的代偿反应，胰岛素抵抗影响能量平衡，从而导致代谢失衡及肥胖。黑棘皮征被认为是胰岛素抵抗的体征标志，临床上其与胰岛素抵抗严重程度取决于高胰岛素血征的情况。孙红卫等人发现，伴有黑棘皮征的 PCO 患者胰岛素水平更高，血糖代谢紊乱更明显。

③长期雄性激素过多：Douchi 等报道，在女性体内雄性激素过多能促进内脏脂肪的沉积及多毛、痤疮，在胰岛素抵抗的 PCOS 患者中也发现睾酮较无胰岛素抵抗患者明显升高，可能与胰岛素抵抗也有相关作用。

④月经异常和不孕：高雄性激素血症不仅使患者肥胖，还刺激卵巢白膜胶原纤维增生，使白膜异常增厚，卵泡不易破裂，形成黄素化卵泡未破裂综合征（LUFS），增加了不孕的概率。

⑤流产率增高：肥胖妇女与正常体重妇女相比，自然周期和不孕治疗周期的受孕率均低，可能由于稀发排卵至子宫内膜增生过长，不利于胚胎着床，从而具有较高的自然流产率。

13. 其他内分泌代谢紊乱及代谢综合征

（1）LH/FSH 比值异常：部分 PCOS 患者可能表现为 LH 脉冲频率和幅度增加，使 LH/FSH 比值 > 2，甚至 3，但肥胖患者由于瘦素等因素对中枢 LH 有抑制作用，LH/FSH 比值可在正常范围内，因此 LH/FSH 比值升高多出现在体重正常或偏瘦患者身上。研究显示，PCOS 患者 GnRH/LH 脉冲分泌频率和振幅增高，导致血 LH 水平增高，LH/FSH 比值 > 2~3。这一特点可见无肥胖的 PCOS 患者。因为肥胖可抑制 GnRH/LH 脉冲分泌振幅，使肥胖 PCOS 患者 LH 水平及 LH/FSH 比值不升高。此外，近期排卵的 PCOS 患者 LH 也可不高。因此，未将这项列为 PCOS 诊断的必要条件。若 LH/FSH < 1，则提示为下丘脑性闭经。

（2）E2、FSH 及 PRL、P：血 E2 浓度往往相当于中卵泡期水平。FSH 水平正常或偏低，有助于排除卵巢早衰的可能性。约 10%PCOS 患者可出现 PRL 水平轻度升高。稀发月经或规律月经的患者偶可有 P 浓度相当于黄体期水平。

（3）代谢综合征：PCOS 患者代谢综合征的发生率增加，中心性肥胖是诊断代谢综合征的必需条件，中心性肥胖的 PCOS 妇女建议进行代谢异常和胰岛素抵抗的评估。推荐进行口服葡萄糖耐量试验的同时进行胰岛素释放试验，以了解有无糖耐量异常（IGT），但口服葡萄糖耐量试验并非为诊断代谢综合征所必需的，为指导治疗和评估代谢异常程度所需。胰岛素抵抗患者对胰岛素作用不敏感，不仅限于糖代谢范围，同时存在血脂代谢紊乱及血管病变倾向，诊断为 MS 意味着患者发生心脑血管疾病和 2 型糖尿病的风险较高。

第三节 PCOS 的诊断

一、诊断依据

（一）病史询问

现病史：患者年龄、就诊的主要原因、月经情况[如有月经异常应仔细询问异常的类型（稀发、闭经、不规则出血），月经情况有无变化，月经异常的始发年龄等]、婚姻状况、有无不孕病史和目前是否有生育要求。一般情况：体重的改变（超重或肥胖患者应详细询问体重改变情况）、饮食和生活习惯。既往史：既往就诊的情况、相关检查的结果、治疗措施及治疗效果。家族史：家族中糖尿病、肥胖、高血压、体毛过多的病史，以及女性亲属的月经异常情况、生育状况、妇科肿瘤病史。

（二）体格检查

全身体格检查：身高、体重、腰围、臀围、血压、乳房发育、有无挤压溢乳、体毛多少与分布、有无黑棘皮征、痤疮。妇科检查：阴毛分布及阴蒂大小、阴道黏膜状态、宫颈黏液量、宫体及附件有无器质疾病。

高雄性激素的主要临床表现为多毛，特别是男性型黑粗毛，但需考虑种族差异，汉族人群常见于上唇、下腹部、大腿内侧等，乳晕、脐部周围可见粗毛也可诊断为多毛。相对于青春期痤疮，PCOS 患者痤疮为炎症性皮损，主要累及面颊下部、颈部、前胸和上背部。

（三）盆腔超声检查

多囊卵巢（polycystic ovarian morphology，PCOM）是超声检查对卵巢形态的一种描述。PCOM 超声相的定义为：一侧或双侧卵巢内直径 2~9mm 的卵泡数 ≥ 12 个或卵巢体积 ≥ 10mL（卵巢体积按 0.5 × 长径 × 横径 × 前后径计算）。

超声检查前应停用性激素类药物至少 1 个月。稀发排卵患者若有卵泡直径 >10mm 或有黄体出现，应在以后的月经周期进行复查。无性生活者，可选择经直肠超声检查或腹部超声检查，其他患者应选择阴道超声检查。

PCOM 并非 PCOS 患者所特有。正常育龄期妇女中 20%~30% 可有 PCOM，也可见于口服避孕药后、闭经等情况时。

（四）实验室检查

（1）高雄性激素血症：血清总睾酮水平正常或轻度升高，通常不超过正常范围上限的 2 倍；可伴有雄烯二酮水平升高，脱氢表雄酮（DHEA）、硫酸脱氢表雄酮水平正常或轻度升高。

（2）抗苗勒管激素：PCOS 患者的血清抗苗勒管激素（AMH）水平较正常明显增高。

（3）其他生殖内分泌激素：非肥胖 PCOS 患者多伴有 LH/FSH 比值 ≥ 2。20%~35%

的 PCOS 患者可伴有血清催乳素（PRL）水平轻度增高。

（4）代谢指标的评估：口服葡萄糖耐量试验（OGTT），测定空腹血糖、服糖后 2h 血糖水平；空腹血脂指标测定；肝功能检查。

（5）其他内分泌激素：酌情选择甲状腺功能、胰岛素释放试验、皮质醇、肾上腺皮质激素释放激素（ACTH）、17- 羟孕酮测定。

二、诊断标准

（一）育龄期及围绝经期 PCOS 的诊断

根据 2011 年中国 PCOS 的诊断标准，采用以下诊断名称：

（1）疑似 PCOS：月经稀发或闭经或不规则子宫出血是诊断的必需条件。另外，再符合下列 2 项中的 1 项：①高雄性激素临床表现或高雄性激素血症；②超声下表现为 PCOM。

（2）确诊 PCOS：具备上述疑似 PCOS 诊断条件后还必须逐一排除其他可能引起高雄性激素的疾病和引起排卵异常的疾病才能确定 PCOS 的诊断。

（二）青春期 PCOS 的诊断

对于青春期 PCOS 的诊断必须同时符合以下 3 个指标，包括：①初潮后月经稀发持续至少 2 年或闭经；②高雄性激素临床表现或高雄性激素血症；③超声下卵巢 PCOM 表现。同时应排除其他疾病。

（三）排除诊断

排除其他类似的疾病是确诊 PCOS 的条件。

1. 高雄性激素血症或高雄性激素症状的鉴别诊断

（1）库欣综合征：是由多种病因引起的以高皮质醇血症为特征的临床综合征。约 80% 的患者会出现月经周期紊乱，并常出现多毛体征。根据测定血皮质醇水平的昼夜节律、24h 尿游离皮质醇、小剂量地塞米松抑制试验可确诊库欣综合征。

（2）非经典型先天性肾上腺皮质增生：占高雄性激素血症女性的 1%~10%。临床主要表现为血清雄性激素水平和（或）17- 羟孕酮、孕酮水平的升高，部分患者可出现超声下的 PCOM 及月经紊乱。根据血基础 17α 羟孕酮水平 [$\geq$ 6.06nmol/L（2ng/mL）] 和 ACTH 刺激 60min 后 17α 羟孕酮反应 [$\geq$ 30.3nmol/L（10ng/mL）] 可诊断 NCCAH。鉴于以上相关检查须具备特殊的检查条件，可转至上级医院内分泌科会诊以协助鉴别诊断。

（3）卵巢或肾上腺分泌雄性激素的肿瘤：患者快速出现男性化体征，血清睾酮或 DHEA 水平显著升高，如血清睾酮水平高于 5.21~6.94nmol/L（150~200ng/dL）或高于检测实验室上限的 2.0~2.5 倍。可通过超声、MRI 等影像学检查协助鉴别诊断。

（4）其他：药物性高雄性激素血症须有服药史。特发性多毛有阳性家族史，血睾酮水平及卵巢超声检查均正常。

2. 排卵障碍的鉴别诊断

（1）功能性下丘脑性闭经：通常血清 FSH、LH 水平低或正常、FSH 水平高于 LH 水平，雌二醇相当于或低于早卵泡期水平，无高雄性激素血症，在闭经前常有快速体质量减轻或精神心理障碍、压力大等诱因。

（2）甲状腺疾病：根据甲状腺功能测定和抗甲状腺抗体测定可诊断。建议疑似 PCOS 的患者常规检测血清促甲状腺素（TSH）水平及抗甲状腺抗体。

（3）高 PRL 血症：血清 PRL 水平升高较明显，而 LH、FSH 水平偏低，有雌性激素水平下降或缺乏的表现，垂体 MRI 检查可能显示垂体占位性病变。

（4）早发性卵巢功能不全（POI）：主要表现为 40 岁之前出现月经异常（闭经或月经稀发）、促性腺激素水平升高（FSH>25U/L）、雌性激素缺乏。

三、并发症

（一）近期并发症

1. 不孕症

不孕症是育龄期 PCOS 患者的主要症状之一，研究表明 PCOS 是排卵功能障碍的最常见原因，与不孕症风险增加有关。一项大型的流行病学调查结果显示：在 1741 名 PCOS 女性中，原发性不孕妇女占 50%，而继发性不孕者占 25%。相关研究证实 PCOS 常见的合并症是导致不孕症的关键因素：胰岛素抵抗和肥胖作为独立因素与流产率的增加和妊娠及活产率的降低有关；子宫内膜异常可影响 PCOS 患者的受精卵着床。然而，也有相关文献研究结果与之矛盾，研究表明：典型的 PCOS 会随着患者年龄的增长而呈减少趋势，月经周期也会随着 PCOS 女性年龄的增加而趋于规律。Kalra 等研究表明：PCOS 女性与非 PCOS 女性在既往的生育诊断结果中无显著差异，并且 PCOS 女性的卵巢储备功能受到了更好的保护，同时延长了生育期。Heijnen 等进行的一项 Meta 分析结果显示，常规体外受精后 PCOS 女性与对照组之间的妊娠率和活产率无显著差异。Legro 等指出 PCOS 仅为少量不孕症妇女不孕的危险因素。目前并没有关于 PCOS 女性流产风险的明确数据，因此，PCOS 不应被视为流产的危险因素。

2. 产科并发症

既往 PCOS 被定义为与排卵功能障碍相关的一组综合征。随着对疾病的深入了解，尤其新的诊断标准的引入，研究的焦点已转移至生殖功能障碍，甚至是相关的产科并发症。研究显示：PCOS 女性妊娠期合并症发生率的增加可能与疾病本身特征有关，是由肥胖、胰岛素抵抗（IR）、代谢障碍、炎症及胎盘功能异常等多种因素作用的结果。Meta 分析结果均表明：PCOS 女性与非 PCOS 女性相比，PCOS 是否为增加流产率的风险尚存在争议。在 2012 年的 PCOS 共识中指出，PCOS 女性与非 PCOS 女性之间的流产率无差异。一项大型的队列研究结果显示，PCOS 女性与非 PCOS 女性在接受 IVF 后，2 组间流产率无显著差异。PCOS 女性患妊娠高血压疾病或先兆子痫的发生风险是非 PCOS 女性的 3 倍，并且通过前瞻性研究得到证实。妊娠期糖尿病是 PCOS 女性常见的妊娠期并发症，其发病率高达 6%~15%，是非 PCOS 女性的 3 倍，两项前瞻性研究已证实 PCOS 女性 GDM 发生率分别高达 14.7% 和 22%。PCOS 是否为增加剖宫产率及对胎儿有不利影响的危险因素尚存在争议，而对阴道分娩的风险也无显著影响，但 PCOS 患者早产发生的风险高于正常者 2 倍多。研究显示：PCOS 女性生下的新生儿，进入新生儿重症监护病房的风险增加了 2 倍，而死亡率增加了 3 倍。

（二）远期并发症

1. 心血管风险

PCOS 是心血管疾病（CVD）的高危因素，经典的危险因素如高血压、血脂异常、糖尿病和肥胖等，非经典的风险因子如 C 反应性蛋白（CRP）、同型半胱氨酸和肿瘤坏死因子 –α 的增加。这些心血管疾病危险因素的增加可发生在任何年龄段的 PCOS 患者中。2004 年的一项来自 52 个国家的全球病例对照研究结果发现：导致首次心肌梗死的原因有 9 种：吸烟、高血压、血脂异常、糖尿病、内脏肥胖、社会心理因素、水果蔬菜消费量下降、经常饮酒、定期运动。其中大部分发生在 PCOS 女性身上。在巴西进行的一项关于 PCOS 女性高血压患病率的临床研究表明：PCOS 女性患高血压的风险是非 PCOS 女性的 2 倍，其风险增加的原因主要是 PCOS 患者典型的 IR 和高胰岛素血症（HI）改变了血管平滑肌细胞、引起血管壁肥大以及顺应性和干扰内皮依赖性血管舒张机制的降低；高睾酮水平也增加了高血压发生的风险。瑞典的一项研究也显示：即使没有真正的高血压状态，PCOS 女性的收缩压、平均动脉血压值和脉率也显著高于健康对照组，即使在调整体质量指数（BMI）、体脂分布和 IR 之后，仍然保持这种显著的高血压前期状态。

血脂异常的 PCOS 常见的远期并发症，在美国有 70% 的患者存在不同程度的脂代谢障碍，主要包括高三酰甘油血症、低水平的高密度脂蛋白胆固醇等，表现出类似 2 型糖尿病（T2DM）和典型的 IR 状态，而在 PCOS 患者中低密度脂蛋白胆固醇增加对于体重的依赖性较小，这可能与高雄性激素血症有一定相关性。PCOS 妇女中非高密度脂蛋白胆固醇水平升高，反映出 ApoB/A1 比率的改变，是 CVD 的一个重要危险因素；此外，ApoB / ApoA 比值的改变也反映在 PCOS 患者动脉粥样硬化脂蛋白脂质图谱的变化。PCOS 患者可能存在不同的血脂模式，但不同的 PCOS 表型其血脂异常的影响尚不明确。血脂异常可能会随着肥胖而恶化，但是 BMI 对血脂异常严重程度的影响仍存在争议。T2DM 是心血管危险因素中最重要的因素之一，而 PCOS 被认为是发生糖耐量异常（IGT）和 T2DM 的主要危险因素。研究证实 PCOS 是 T2DM 发生的独立危险因素，1/3 的患者在 2~3 年内发病，10 年内发病率高达 50% 以上。糖代谢与 PCOS 之间的负相关性因肥胖而恶化，PCOS 女性发生糖尿病的概率是非 PCOS 女性的 3~4 倍。目前越来越多的证据表明，PCOS 患者中非经典 CVD 风险因素与全身炎症状态有关。

CRP 通常被认为是预测 CVD 和 T2DM 发展的血管炎性标志物，有研究证实 PCOS

妇女具有较高水平的 CRP。同型半胱氨酸水平是 CVD 的一个独立危险因素，研究表明 PCOS 女性同型半胱氨酸水平较高，且独立 BMI。此外 PCOS 患者多表现为生化炎性标记物水平增高，如肿瘤坏死因子 α、白细胞介素 –6（IL-6）、IL-18、IL-17。回顾性研究显示：PCOS 患者更容易罹患冠状动脉疾病。血管内皮功能障碍是动脉粥样硬化的早期征象，可以通过检查动脉血流介导的扩张进行评估，一项荟萃分析结果显示 PCOS 妇女的肱动脉测量的这个参数更低。血管内皮功能障碍与高水平的雄性激素和 IR 有关。颈动脉内膜中层（CIM）是亚临床动脉粥样硬化的另一个评估参数，颈动脉内膜中层厚度（CIMT）的增加与心血管疾病风险的升高相关，一项系统评价证实 PCOS 妇女的 CIMT 更厚。

2. 代谢风险

肥胖是世界公认的一种严重的流行性疾病，尤其在儿童和青少年时期。在西方国家，如澳大利亚、美国和英国 PCOS 女性其超重和肥胖的患病率较中国 PCOS 女性高。肥胖与 PCOS 之间关系的因果关系尚未确定，其受到文化、生活方式和种族差异等因素的影响。文献研究发现，在 PCOS 患者中，与高雄性激素血症及慢性无排卵有关者为较严重的生殖表型，肥胖与超重可加剧 PCOS 患者的生殖表型。肥胖与 PCOS 也具有双向关系，PCOS 女性更倾向于体重增加，而体重过度增加又会提高 PCOS 的患病率。PCOS 女性常表现为上身脂肪分布异常，即使不伴有肥胖且 BMI 处于正常水平的情况下。PCOS 对健康最大的影响与过高的体重和腹围有关，因为内脏脂肪囤积、IR 及空腹胰岛素水平升高等被认为是 PCOS 发生代谢性疾病的关键。此外，向心性肥胖反映了血脂代谢异常恶化，三酰甘油水平升高和 HDL 水平降低等。

IR 是 PCOS 发病的一个重要因素，其主要归因于肥胖。PCOS 和肥胖对胰岛素的消极协同作用是被公认的，因为肝脏的 IR 仅存在于肥胖的 PCOS 患者中。尚有研究显示：PCOS 存在内在的 IR，且独立于肥胖，其原因主要是胰岛素受体上的丝氨酸磷酸化过度引起的胰岛素信号传导异常和受体后信号传导分子的缺陷，IR 在瘦型 PCOS 患者中的发病率约为 75%。IR 和 HI 通过增加卵巢雄性激素的分泌和减少肝脏性激素结合球蛋白（SHBG）的产生，而导致游离雄性激素过多，最终导致生殖功能障碍。研究显示：PCOS 是 T2DM 的独立危险因素，而肥胖和超重会增加 PCOS 患者发生 T2DM 的风险。关于跨 PCOS 表型的 IGT 和 T2DM 患病风险，一项系统综述指出：较轻微的生殖表型和更严重表型之间 T2DM 的患病率并无差异，另一个横断面研究对此也得以证实，NIH 和非 NIH 的 PCOS 患者 T2DM 发生风险的升高无显著差异。PCOS 妇女的心脏代谢谱似乎取决于不同的 PCOS 生殖表型，其中高雄性激素的 PCOS（经典 NIH 标准 PCOS）妇女的心血管代谢谱较差，心血管疾病风险因素的患病率高于非高雄性激素的 PCOS 患者，高雄性激素的 PCOS 患者其代谢综合征的患病率约为 25.8%，而根据鹿特丹标准诊断的 PCOS 患者则具有较轻的代谢功能障碍甚至代谢正常，但也发现类似的心脏代谢谱存在于不同的表型之间，因此提出代谢表型与生殖表型相似，但肥胖能够加剧代谢表型之间的差异。

3. 肿瘤风险

PCOS 被认为是一种终身的多系统、多表型的疾病，表明生殖和代谢功能的改变也可能与癌症发生风险增加有关，如子宫内膜癌、卵巢癌和乳腺癌等。第一篇报道 PCOS 与子宫内膜癌之间关系的论文可追溯到 20 世纪四五十年代，但迄今为止，关于 PCOS 和妇科恶性肿瘤之间关系的详尽证据尚且缺乏。研究显示：子宫内膜癌发病的潜在机制包括慢性无排卵状态，导致无孕激素拮抗的雌性激素作用，以及高雄性激素血症的状态。根据最新的荟萃分析结果显示：所有年龄段的 PCOS 女性患子宫内膜癌的风险均呈增加趋势，尤其绝经后的 PCOS 患者罹患子宫内膜癌的风险更高，而卵巢癌和乳腺癌的总体风险并没有显著增加。然而，与心血管危险性研究结果一样，PCOS 患者患癌症风险的评估同样受各种潜在的混杂因素的存在而变得复杂，如肥胖、T2DM、炎症及代谢综合征等。

肥胖是子宫内膜癌的一个公认的危险因素，一项 Meta 分析结果指出子宫内膜癌风险的增加可能与 PCOS 女性中肥胖患病率的增加有关。同样的问题也适用于 T2DM，与子宫内膜癌的高风险相关，可能继发于高胰岛素血症、高血糖和炎症。因此，子宫内膜癌发生风险的增加是否由不同的代谢危险因素或 PCOS 本身引起的具有不确定性。尽管如此，人们普遍认为闭经的 PCOS 妇女患子宫内膜增生和癌症的风险更高。关于 PCOS 妇女卵巢癌和乳腺癌风险的证据有限且相互矛盾，所以目前 ESHRE/ASRM 共识声明并不建议在 PCOS 妇女中检测卵巢癌和乳腺癌。

4. 精神心理疾病

除了心血管疾病和代谢障碍之外，与健康女性相比 PCOS 患者的心理问题及生活质量降低也备受关注。研究发现：PCOS 患者抑郁症的发生率从 14% 上升到 67%，是同龄匹配对照组女性发病率的 4 倍，心理症状和生活质量的评估可以根据不同疾病的特异性问卷或结构性访谈来评估患者的精神症状。一项系统评价结果表明：PCOS 患者广泛性焦虑症的患病率增加。关于青春期 PCOS 患者焦虑评分的研究资料有限，有限的研究结果显示青春期 PCOS 患者的焦虑程度略有增加。

参考文献：

[1] Teede H，Misso M，Costello M，et al. International evidence-based guideline for the assessment and management of polycystic ovary syndrome，2018.

[2] ACOG Practice Bulletin.No.194：Polycystic ovary syndrome [J].Obstet Gynecol，2018，131（6）.

[3] Sogc Clinical Practice Guideline.No.362-Ovulation induction in polycystic ovary syndrome [J].J Obstet Gynaecol Can，2018，40（7）：978-987.

[4] 中华医学会妇产科学分会内分泌学组及指南专家组.多囊卵巢综合征中国诊疗指南 [J].中华妇产科杂志，2018，53（1）：2-6.

[5] Zawadski JK， Dunaif A. Diagnostic criteria for polycystic ovary syndrome， towards a rational approach [A] // Dunaif A，Givens JR，HasehineF. Polycystic Ovary Syndrome [M]. Boston：Blackwell Scientic.

[6] Rotterdam ESHRE /ASRM－Sponsored PCOS Consensus Workshop Group. Revised 2003 consensus on diagnostic criteria and long－term health risks related to polycystic ovary syndrome [J].

[7] Welt C K，Carmina E. Clinical review：Lifecycle of polycystic ovary syndrome（PCOS）：from in utero to menopause [J].

[8] Brown Z A，Louwers Y V， FONG S L， et al. The phenotype of polycystic ovary syndrome ameliorates with aging [J].

[9] Royal college of Obstetricians and Gynecologists. Long — term consequence of PCOS，Green — top Guideline No.33 [EB /OL].

[10] Fauser B C， Tarlatzis B C， Rebar R W， et al. Consensus on women＇s health aspects of polycystic ovary syndrome（PCOS）：the Amsterdam ESHRE/ASRM — Sponsored 3rd PCOS Consensus Workshop Group [J].

[11] Wiksten - Almstr mer ML， Hagenfeldt K. Prospective follow-up of menstrual disorders in adolescence and prognostic factors [J].

[12] Conway G， Dewailly D， Diamanti—Kandarakis E， et al. The polycystic ovary syndrome：a position statement from the European Society of Endocrinology [J].

[13] Teede H J， Misso ML， Costello MF， et al. Recommendations from the international evidence — based guideline for the assessment and management of polycystic ovary syndrome [J].

[14] TheAmerican College of Obstetricians and Gynecologists. ACOG PRACTICE BULLETIN Polycystic Ovary Syndrome Number 194. June 2018 [J].

[15] Azziz R， Carmina E， Dewailly D， et al. Positions statement：criteria for defining polycystic ovary syndrome as a predominantly hyperandrogenic syndrome：an Androgen Excess Society guideline [J]. The Journal of Clinical Endocrinology and Metabolism， 2006， 91（11）：4237 — 4245.

[16] Legro R S， Arslanlan SA， Ehrmann DA， et al. Diagnosis and treatment of polycystic ovary syndrome：an Endocrine Society clinical practice guideline [J].The Journal of Clinical Endocrinology and Metabolism， 2013， 98（12）：4565-4592.

[17] 郁琦.多囊卵巢综合征诊治标准专家共识 [J].中国实用妇科与产科杂志，2007，23（6）：474.

[18] 中华医学会妇产科学分会内分泌学组. 多囊卵巢综合征的诊断和治疗专家共识 [J]. 中华妇产科杂志，2008，43（7）：553-555.

[19] 山东大学附属省立医院，中国医学科学院北京协和医院，南京医科大学第一附属医院，等. 多囊卵巢综合征诊断中华人民共和国卫生行业标准 [J]. 中华妇产科杂志，2012，47（1）：74-75.

[20] 全国卫生产业企业管理协会妇幼健康产业分会生殖内分泌. 青春期多囊卵巢综合征诊治共识 [J]. 生殖医学杂志，2016，25（9）：767 — 770.

[21] 中国痤疮治疗指南（讨论稿）. 中国医师协会皮肤科医师分会《中国痤疮治疗指南》专家组. 临床皮肤科杂志，2008，37（5）：339-342.

[22] Escobar-Morreale HF .Hum Reprod Update. 2012，18（2）：146-170.

[23] Azziz R .Obstet Gynecol. 2003，101（5 Pt 1）：995-1007.

[24] Xiaomiao Zhao，et al. Fertil Steril. 2011，96（3）：792-796.

[25] Yildiz BO，et al. Hum Reprod Update2010，16：（51‐64）.

[26] Li R，et al. Eur J Obstet Gyn R B 2012.

[27] ESE PCOS Special Interest Group. Eur J Endocrinol. 2014，171（4）：1-29.

[28] Carmina E，Orio F，Palomba S，et al. Ovarian size and blood flow in women with polycystic ovary syndrome and their correlations with endocrine parameters [J].

[29] Lowe P，Kovacs G，Howlett D. Incidence of polycystic ovaries and polycystic ovary syndrome amongst women in Melbourne，Australia [J].

[30] Hassan MA，Killick SR. Ultrasound diagnosis of polycystic ovaries in women who have no symptoms of polycystic ovary syndrome is not associated with subfecundity or subfertility [J].

[31] Adams J M，Taylor AE，CrowleyWFJr，et al. Polycysti covarian morphology with regular ovulatory cycles：insights into the pathophysiology of polycystic ovarian syndrome [J].

[32] Obesity：preventing and managing the global epidemic. Report of a WHO consultation [J].

[33] SHAIKH S，JONES-SMITH J，SCHULZE K，et al. Excessive adiposity at low BMI levels among women in rural Bangladesh [J].

第二章　多囊卵巢综合征
患者的阴道微生态诊治流程

第一节　阴道微生态概述

女性的阴道为开放性腔道，是人体内重要的微生态区，是以乳杆菌等优势菌为主组成的微生态动态平衡系统。阴道微生态是一个非常灵敏的系统，在受到内源性和外源性因素影响时，很容易发生改变。

1. 外阴及阴道的解剖及生理特点

女性外阴两侧大阴唇自然合拢，遮盖阴道口及尿道口；阴道口闭合，阴道前后壁紧贴；阴道壁由完整的复层鳞状上皮细胞构成，它们能随着体内雌性激素水平的上升而不断增殖、加厚，也随着性激素变化而周期性脱落。

阴道内无分泌性腺体，分泌物可来自前庭大腺、尿道旁腺、子宫颈黏液、子宫内膜和输卵管等部位。健康女性阴道分泌物是酸性的，宫颈黏液栓是碱性的。这些外阴阴道解剖和生理特点形成了自然的防御功能。

2. 阴道内的正常菌群

健康女性的阴道菌群由多种厌氧菌和需氧菌构成。目前阴道分泌物中已分离出来50多种微生物，其中最重要的是乳杆菌，它在健康女性阴道排出物标本中分离率高达50%~80%。现已确定定植于正常阴道内的微生物群主要由细菌、真菌、原虫和病毒组成，它们主要栖居于阴道黏膜皱褶中，其次是穹隆，部分在宫颈。包括革兰氏阳性需氧菌，如乳杆菌、棒状杆菌、非溶血性链球菌、肠球菌和表皮葡萄球菌；革兰氏阴性需氧菌有大肠埃希菌和加德纳菌。厌氧菌包括梭状芽孢杆菌、消化链球菌、类杆菌及梭形杆菌等。在正常状态下，阴道内厌氧菌与需氧菌的比例为10：1，两者处于动态平衡状态。

在育龄期健康女性的正常菌群中，乳杆菌占优势。乳杆菌为革兰氏阳性杆菌，无芽孢，细长弯曲或呈球杆状，单个，成双或链状，无动力，微需氧或兼性厌氧，但在厌氧环境下生长更好，最适宜生长温度为35~38℃，每克阴道分泌物含有107~108CFU乳杆菌。Seppo Salmie等报道阴道内可分离出100多种乳杆菌。阴道内正常存在的乳杆菌对维持阴道正常菌群起着关键作用。阴道鳞状上皮内的糖原经乳杆菌作用，分解成乳酸。使阴道内的局部形成弱酸性环境（pH 值 ≤ 4.5，多在 3.8~4.4），可以抑制其他寄生菌的过度生长。

3. PCOS 患者阴道微生态概述

PCOS 是育龄期妇女常见的内分泌代谢疾病，育龄期妇女发病率为 5%~10%，确切病因至今尚未清楚。PCOS 患者内分泌特征是高雄性激素血症，LH 水平增高，LH/FSH 比值增高，高胰岛素血症。雌孕激素在阴道微生态系统的变化中起着重要作用。雌性激素可作用于阴道鳞状上皮细胞，增加上皮细胞中糖原的储存及提高糖原的含量，糖原经阴道菌群，尤其是乳杆菌的代谢作用，可使乳杆菌转化为乳酸，从而维持正常的阴道酸性环境。阴道上皮内的糖原和阴道中的乳杆菌决定了阴道的酸性环境。患者由于血中黄体生成素、雄性激素等水平异常，导致无排卵，体内持续性低水平雌性激素状态，长期月经紊乱及阴道不规则流血，导致乳杆菌在阴道定植能力下降，以及糖原产生乳酸的能力下降，阴道菌群中乳酸杆菌数量减少，导致阴道微生态失调，阴道微生态环境改变。

赵琦等研究发现 PCOS 患者生殖道微生态失衡率高于健康女性。赵婷等对比了 80 名健康女性和 PCOS 患者阴道微生态发现，PCOS 组真菌检出率高于健康组，Nugent 评分、AV 评分及阴道感染情况比较，均高于健康组，PCOS 组更容易出现阴道失调情况。覃德名等也证实了 PCOS 女性生殖道微生态在需氧菌感染率、白细胞数量、酸碱度失衡和微生态失衡率高于正常女性，以及乳酸杆菌的数量低于正常人。

4. 阴道微生态评价系统

阴道微生态评价体系通过描述阴道菌群的密集度、多样性、优势菌、机体炎性反应和病原微生物菌各项指标进行形态学检测，并结合阴道 pH 值、过氧化氢、白细胞脂酶等功能指标对阴道微生态进行全面评价。阴道菌群的密集度指标本（微生物）中细菌分布、排列的密集程度，结合标本来源的微生物容积的大小，可以反映出某微生态区域中菌群总生物量的大小，可以反映出某微生态区域中菌群总生物量的大小。

（1）形态学检测指标

①阴道菌群密集度：标本中细菌分布、排列的密集程度，结合标本来源的容积大小，可以反映出某微生态区域中菌群总生物量的多少。

②阴道菌群多样性：涂片中所有细菌种类的多少。

③优势菌：菌群中生物量或种群密集度最大的细菌，在很大程度上影响着整个菌群的功能及其对宿主的生理病理意义。

④病原微生物检测。

⑤Nugent 评分：Nugent 评分是国际通用的较准确诊断细菌性阴道病（BV）。Nugent 评分 0~3 分：正常；4~6 分：诊断中间型 BV；≥ 7 分：诊断 BV。

⑥阴道分泌物白细胞计数：阴道分泌物白细胞计数在滴虫阴道炎（TV）、需氧菌性阴道炎（AV）、宫颈炎及盆腔炎时常常升高。需要强调的是：当阴道白细胞计数 高

倍视野大于 10 个时提示可能存在上述炎症。

（2）功能学指标

①pH 值：精密 pH 试纸（3.8~5.4）测试阴道分泌物 pH 值。

②生物化学指标具体包括：a. 乳酸菌功能标志物：乳杆菌代谢物包括乳酸菌素、过氧化氢、乳酸。过氧化氢浓度与产过氧化氢的乳杆菌属的数量呈正相关，根据过氧化氢浓度判定乳杆菌功能是否正常；b. 其他微生物代谢产物及酶活性：厌氧菌：大多数唾液酸苷酶阳性；需氧菌：部分 β－葡萄糖醛酸苷酶及凝固酶阳性；白假丝酵母菌：部分门冬酰胺蛋白酶及乙酰氨基葡萄糖苷酶阳性；滴虫：部分胱胺酰蛋白酶阳性；非特异性指标：部分阴道加德纳菌、不动弯杆菌以及白假丝酵母菌－脯氨酸氨基肽酶阳性。

③机体炎症反应标志物：白细胞酯酶与被破坏的白细胞数量成正比，间接反映了致病微生物增殖水平。白细胞酯酶阳性提示阴道分泌物内有大量多核白细胞被破坏后释放的酶，阴道黏膜受损，存在炎性反应。

（3）阴道微生态的取材办法

阴道微生态取材步骤：①用无菌长棉签取研究对象如典型的阴道分泌物或从阴道侧壁上 1/3 处取阴道分泌物；② 0.9% 氯化钠溶液湿片，直接光镜下查看有无滴虫和真菌菌丝；③涂片后革兰氏染色法染色，显微镜下检测阴道微生态；④阴道微生物功能检测。

5. 正常阴道微生态的判读

正常阴道微生态定义为：阴道菌群的密集度为 Ⅱ ~ Ⅲ 级、多样性为 Ⅱ ~ Ⅲ 级、优势菌为乳杆菌，阴道 pH 值为 3.8 ~ 4.5，乳杆菌功能正常（H_2O_2 分泌正常）、白细胞酯酶等阴性。当阴道菌群的密集度、多样性、优势菌、阴道分泌物白细胞计数等炎性反应指标、pH 值和乳杆菌功能任何一项出现异常，即可诊断为微生态失调状态。对于阴道微生态失调状态的处理，并不能一概而论。在一些确定的阴道感染中，除了杀灭致病微生物以外，要特别注意恢复或重建阴道的正常微生态状态，以减少复发或因菌群紊乱等而出现新的阴道感染。阴道微生态的状态也是随着年龄、激素水平、月经周期、饮食或身体状况、性交、服药等诸多情况而不断动态地变化着。因此，动态观察阴道的微生态情况是很有必要的。没有症状的阴道微生态失调，可以是一次性的，身体自身可以纠正；如长期处于异常状态，往往是阴道感染反复发作的重要原因。

第二节　PCOS 患者常见阴道感染的诊断

1. 细菌性阴道病（BV）

细菌性阴道病（BV）是阴道内乳杆菌减少或消失、兼性厌氧菌及厌氧菌增多导致的常见阴道感染性疾病之一，具有临床表现不典型、复发率高的特点。BV 与盆腔炎症性疾病、妇科手术后感染、不良妊娠结局及性传播疾病的发生风险增加相关。根据赵婷和徐冰的研究，PCOS 组和健康组妇女阴道分泌物的 Nugent 评分，清洁度均高于健康组。BV 的诊断主要依据革兰染色 Nugent 评分标准和临床 Amsel 标准。BV 的治疗主要为口服或局部应用抗厌氧菌药物。

（1）BV 具有以下临床特点

①临床表现不典型：10%~40% 的 BV 患者无临床症状。有症状者主要表现为阴道分泌物增多，有鱼腥臭味，性交后加重，可伴有轻度外阴瘙痒或烧灼感。分泌物呈灰白色，均质、稀薄，常黏附于阴道壁，容易将分泌物从阴道壁拭去；阴道黏膜无充血的炎症表现。

②复发率高：BV 的初始治愈率为 70%~90%。BV 治疗后 1 个月的复发率为 20%，治疗后 3 个月的复发率可达 40%，治疗后 12 个月的复发率可高达 60%。

（2）BV 的诊断

诊断 BV 时，应注意排除其他常见阴道炎症的混合感染。BV 的诊断目前主要根据 Amsel 临床诊断标准及革兰染色 Nugent 评分诊断标准。

① Amsel 标准：是 BV 诊断的临床"金标准"。下列 4 项临床特征中至少 3 项阳性即诊断为 BV：a. 线索细胞阳性（即线索细胞数量 > 20% 阴道上皮细胞总量）；b. 胺试验阳性；c. 阴道分泌物 pH 值 > 4.5；d. 阴道分泌物呈均质、稀薄、灰白色，其中线索细胞阳性为必备条件。Amsel 临床诊断标准的优点为操作简便、成本低，适用于实验室条件有限的医疗机构，但易受主观因素的影响，与 Nugent 评分标准相比，其诊断敏感度为 60%~72%，特异度为 90%~94%。

②革兰染色 Nugent 评分标准：是 BV 诊断的实验室"金标准"。方法为将阴道分泌物进行革兰染色，在显微镜（1000 倍油镜）下观察不同细菌的形态类型，并进行量化和综合评分，总分范围为 0~10 分；评分 0~3 分为正常，4~6 分为 BV 中间态，≥ 7分诊断为 BV。具体的评分标准见表 1。Nugent 评分标准适用于具备阴道微生态检测条件的医疗机构，要求检验医师有足够的诊断操作时间和经验进行评分，优点是诊断 BV 更客观、精准、统一，与 Amsel 标准相比，其诊断敏感度为 89%，特异度为 83%。

表 2-1　Nugent 评分标准

评分	乳杆菌	加德纳菌及类杆菌	革兰染色不定的弯曲小杆菌
0	4+	0+	0+
1	3+	1+	1+ 或 2+
2	2+	2+	3+ 或 4+
3	1+	3+	
4	0+	4+	

注：各项根据每 10 个油镜视野下观察到的每类形态细菌的平均数量进行评分；0+：未见细菌；1+：<1 个细菌；2+：1~4 个细菌；3+：5~30 个细菌；4+：>30 个细菌。

2. 外阴阴道假丝酵母菌病（VVC）

外阴阴道假丝酵母菌病（VVC）既往又称霉菌性阴道炎、外阴阴道念珠菌病等，是一种临床常见病及多发病。外阴阴道假丝酵母病（VVC）是一种由假丝酵母（主要是白假丝酵母）感染引起的女性常见的真菌感染性疾病。该病是由假丝酵母过度繁殖引起的外阴及阴道黏膜急性炎症，通常临床表现为阴部白色块状分泌物，外阴及阴道发热和瘙痒，研究报道有 70% 的女性在一生中会发生一次 VVC。

VVC 分为单纯性 VVC 和复杂性 VVC。单纯性 VVC 是指正常非孕宿主发生的、散发、由白假丝酵母菌所致的轻度 VVC 或中度 VVC。复杂性 VVC 包括：复发性 VVC、重度 VVC、妊娠期 VVC、非白假丝酵母菌所致的 VVC 或宿主为未控制的糖尿病、免疫低下者。重度 VVC 是指临床症状严重，外阴或阴道皮肤黏膜有破损，按 VVC 评分标准，评分 ≥ 7 分为重度 VVC。复发性 VVC 是指 1 年内有症状性 VVC 发作 4 次或 4 次以上。

（1）VVC 的临床表现

①症状：外阴瘙痒、灼痛，还可伴有尿痛以及性交痛等症状；白带增多；②体征：外阴潮红、水肿，可见抓痕或皲裂，小阴唇内侧及阴道黏膜附着白色膜状物，阴道内可见较多的白色豆渣样分泌物，可呈凝乳状。

（2）VVC 的实验室检查

①悬滴法：10%KOH 镜检，菌丝阳性率 70%~80%。生理盐水法阳性率低，不推荐；②涂片法：革兰染色法镜检，菌丝阳性率 70%~80%；③培养法：复杂性 VVC 或有症状，但多次显微镜检查阴性者，应采用培养法诊断，同时进行药物敏感试验。

3. 滴虫阴道炎

滴虫阴道炎（TV）是由阴道毛滴虫引起的女性阴道感染性疾病，也是最常见的非病毒性性传播疾病。

感染途径：阴道毛滴虫病的感染途径主要为性接触（异性或同性间）或垂直传播（阴道分娩）。潜伏期为 4~28d。目前已从阴道、子宫颈、尿道、尿道旁腺、巴氏腺、膀胱和输卵管分离到阴道毛滴虫。

临床表现：阴道毛滴虫病有症状者，可表现为阴道分泌物增多伴异味，分泌物黄绿色，伴有外阴瘙痒、灼热感等刺激症状，并可出现性交困难、排尿困难、尿频、下腹痛等；查体可见外阴阴道红斑、水肿、有泡沫的黄灰或绿色的阴道分泌物、pH 值增高（pH 值 > 6），约 2% 的患者出现草莓样子宫颈。阴道毛滴虫病患者也可无明显症状，在经培养证实的阴道毛滴虫病妇女中，只有 11%~17% 出现分泌物异常、瘙痒、排尿困难或阴道灼烧等。85% 的感染者无症状，1/3 的感染者在感染 6 个月内出现症状，90% 的患者存在泌尿道感染。

诊断方法：阴道毛滴虫病根据临床特征和实验室检查诊断。常用的实验室检查方法包括：①显微镜检查阴道分泌物悬液：可见活动的阴道毛滴虫，特异性高，但敏感性仅有 50%~60%。采集阴道分泌物立即进行显微镜检查可获得最佳效果；寒冷环境需要保温，否则不活动的阴道毛滴虫与白细胞很难区分；②核酸扩增试验（NAAT）：诊断敏感性和特异性均超过 95%；③阴道毛滴虫培养：诊断敏感性为 75%~96%，特异性高达 100%，但临床应用较少；④其他诊断方法：还包括阴道毛滴虫抗原检测，其敏感性为 82%~95%，特异性为 97%~100%。

阴道毛滴虫病属 STI，强调实验室检查在诊断中的作用。推荐对阴道毛滴虫病患者及其性伴侣同时检查其他 STI。

4. 需氧性阴道炎（AV）

需氧菌性阴道炎（AV）是以阴道内乳杆菌减少或缺失、需氧菌增多为主要特点的常见阴道感染性疾病。AV 患者阴道病原体复杂，包括革兰氏阳性和革兰氏阴性需氧菌，临床表现主要为黄色阴道分泌物、分泌物异味、阴道黏膜红肿等，常合并其他阴道炎症。AV 采用湿片镜检评分 ≥ 3 分，并结合临床表现进行诊断。AV 的治疗根据患者的临床特点及镜检结果进行分类管理，包括抗菌药物治疗、针对阴道黏膜炎症反应的治疗及恢复阴道微生态。针对需氧菌感染，根据镜检背景菌群为革兰氏阴性杆菌或革兰氏阳性球菌，个体化选择对应的抗菌药物。AV 患者的性伴侣无须常规筛查及治疗。

AV 的临床表现：

10%~20% 的 AV 患者无症状。有症状者主要表现为黄色阴道分泌物、分泌物异味、外阴烧灼感或刺痛、性交痛等，查体可见阴道黏膜红肿、溃疡或一定程度的阴道黏膜萎缩等表现。有症状者症状持续时间长、间歇性加重，且治疗后易复发。

AV 的诊断：

（1）诊断标准

①有临床症状和（或）体征。

② AV 评分 ≥ 3 分。

对于单纯性 AV 患者，目前国内外较广泛采用的是 Donders 提出的阴道分泌物生理盐水湿片诊断标准，通过相差显微镜评价乳杆菌分级、白细胞数量、含中毒颗粒的白细胞所占比例、背景菌落及基底旁上皮细胞比例，对这5个项目分别评分，每项0~2分，总分10分；累计评分≥3分诊断为AV，3~4分为轻度、5~6分为中度、7~10分为重度。此诊断标准的优点为可以反映AV菌群情况、炎症反应和阴道黏膜萎缩三个方面的特征；缺点是对检验人员及设备要求较高，生理盐水湿片不易保存、无法重复阅片，并且未结合患者的临床症状和体征。在做出AV诊断时，除AV评分≥3分，还应结合患者的临床症状和体征做出诊断。

表 2-2　AV 湿片法评分标准（相差显微镜，×400）

AV 评分	LBG	白细胞数量	含中毒颗粒的白细胞所占比例	背景菌落	PBC 所占比例
0	Ⅰ 或 Ⅱ a 级	≤ 10 个 /HPF	无或散在	不明显或溶胞性	无或 <1%
1	Ⅱ b 级	>10 个 /HPF 且 1 个上皮细胞周围 ≤ 10 个	≤ 50% 的白细胞	肠杆菌类的小杆菌	1%~10%
2	Ⅲ 级	1 个上皮细胞周围 >10 个	>50% 的白细胞	球菌样或呈链状	>10%

注：AV 表示需氧菌性阴道炎。LBG 表示乳杆菌分级，Ⅰ级：多量多形乳杆菌，无其他细菌；Ⅱa级：混合菌群，但以乳杆菌为主；Ⅱb级：混合菌群，但乳杆菌比例明显减少，少于其他细菌；Ⅲ级：乳杆菌严重减少或缺失，其他细菌过度增殖。HPF表示高倍视野，×400放大倍数；PBC表示基底旁上皮细胞

（2）其他诊断方法

①分子诊断：应用实时荧光定量 PCR 技术对阴道内乳杆菌属和需氧菌（包括肠杆菌属、链球菌属、葡萄球菌属）的载量进行检测，当乳杆菌载量减少、需氧菌载量增加 10 倍以上时诊断为 AV。该方法目前尚处于研究阶段。

②功能学检测：当 pH 值升高、H_2O_2 减少、白细胞酯酶阳性、β – 葡萄糖醛酸酶或凝固酶阳性可对 AV 的诊断有一定的辅助作用，尚不能作为诊断 AV 的单独标准。功能学检测须联合形态学检测。当功能学与形态学结果不一致时，以形态学检测结果为准。

③细菌培养法：AV 患者阴道微生态失调、病原菌相对复杂，可能存在传统培养法难以培养出的致病菌种，因此不推荐细菌培养用于诊断 AV，但可通过药敏试验指导治疗和随访。

（3）诊断注意事项

AV 患者易合并其他阴道炎症，诊断 AV 时应注意排除其他常见阴道炎症的混合感染。此外，AV 患者阴道分泌物多呈黄色脓性，与子宫颈炎、盆腔炎症性疾病患者的体征相似，诊断 AV 时还应注意排除子宫颈及上生殖道感染引起的分泌物异常。

第三节　PCOS 患者常见阴道感染的治疗

1. BV 的治疗

BV 治疗前应进行充分评估是否合并其他阴道炎症，并根据混合感染的具体类型选择合适的对应抗菌药物。对于单纯性 BV，处理原则如下。

（1）治疗指征

①有症状的患者。

②妇科和产科手术前无论是否伴有症状者。

（2）治疗方案

①选用抗厌氧菌药物：主要有硝基咪唑类药物（甲硝唑和替硝唑）、克林霉素。甲硝唑可抑制厌氧菌生长而对乳杆菌影响小，是较理想的治疗药物。局部用药与口服用药疗效相似，治愈率为 80% 左右。由于甲硝唑 2g 顿服对 BV 的治愈率低，不推荐用于治疗 BV。具体用药方案见表 2-3。

表 2-3　BV 用药方案

方案	全身用药	局部用药
推荐方案	甲硝唑 400mg，口服，2 次 /d，共 7d	方案①：0.75% 甲硝唑凝胶 5g，阴道用药，1 次 /d，5d
		方案②：甲硝唑阴道栓（片）200mg，1 次 /d，共 5~7d
		方案③：2% 克林霉素软膏 5g，阴道用药，每晚 1 次，共 7d
暂代方案	方案①：替硝唑 2g，口服，1 次 /d，共 5d	克林霉素阴道栓 100mg，睡前阴道用药，共 3d
	方案②：替硝唑 1g，口服，1 次 /d，共 5d	
	方案③：克林霉素 300mg，口服，2 次 /d，共 5d	

②其他治疗方法：微生态制剂，如阴道局部乳杆菌制剂、中医药对于辅助 BV 患者恢复阴道微生态平衡、巩固疗效及预防复发具有一定的作用。

③复发性 BV：指南首次提出 1 年内至少有 3 次独立 BV 发作者诊断为复发性 BV。BV 治疗后 3 个月内及 12 个月内的复发率分别为 30% 及 58%。其复发可能与阴

道冲洗、频繁性交、BV 病史、病原菌持续存在或未能重建以乳杆菌为主的阴道菌群相关。对症状再次出现者应给予检查和再次治疗，复发性 BV 推荐甲硝唑长疗程阴道用药治疗，即在急性期治疗后应给予每周 2 次的甲硝唑凝胶巩固治疗 16 周，目前尚无最佳治疗方案。

2. 外阴阴道假丝酵母菌病（VVC）的治疗

治疗原则：①积极去除 VVC 的诱因；②规范化应用抗真菌药物，首次发作或首次就诊是规范化治疗的关键时期；③性伴侣无须常规治疗。VVC 患者的性伴侣应同时检查，必要时给予治疗；④不常规进行阴道冲洗；⑤ VVC 急性期间避免性生活或性交时使用安全套；⑥同时治疗其他性传播感染；⑦强调治疗的个体化；⑧长期口服抗真菌药物要注意监测肝、肾功能及其他有关毒副反应。

抗真菌治疗单纯性 VVC 下列方案任选一种，具体方案如下。

（1）阴道用药：①咪康唑软胶囊 1200mg，单次用药；②咪康唑栓或咪康唑软胶囊 400mg，每晚 1 次，共 3d；③咪康唑栓 200mg，每晚 1 次，共 7d；④克霉唑栓或克霉唑片 500mg，单次用药；⑤克霉唑栓 100mg，每晚 1 次，共 7d；⑥制霉菌素泡腾片 10 万单位，每晚 1 次，共 14d；⑦制霉菌素片 50 万单位，每晚 1 次，共 14d。

（2）口服用药：氟康唑 150mg，顿服，共 1 次。重度 VVC 应在治疗单纯性 VVC 方案基础上，延长疗程。症状严重者，局部应用低浓度糖皮质激素软膏或唑类霜剂。氟康唑：150mg，顿服，第 1 天、第 4 天应用。其他可以选择的药物还有伊曲康唑等，但在治疗重度 VVC 时，建议 5~7d 的疗程。妊娠期 VVC 早孕期权衡利弊慎用药物。选择对胎儿无害的唑类阴道用药，而不选用口服抗真菌药物治疗。具体方案同单纯性 VVC，但长疗程方案疗效会优于短疗程方案。

复发性 VVC 治疗原则包括强化治疗和巩固治疗。根据培养和药物敏感试验选择药物。在强化治疗达到真菌学治愈后，给予巩固治疗至半年。下述方案仅供参考：强化治疗：治疗至真菌学转阴。具体方案如下。

（1）口服用药：氟康唑 150mg，顿服，第 1 天、第 4 天、第 7 天应用。

（2）阴道用药：①咪康唑栓或软胶囊 400mg，每晚 1 次，共 6d；②咪康唑栓 1200mg，第 1 天、第 4 天、第 7 天应用；③克霉唑栓或片 500mg，第 1 天、第 4 天、第 7 天应用；④克霉唑栓 100mg，每晚 1 次，7~14d。巩固治疗：目前国内、外没有较为成熟的方案，建议对每月规律性发作 1 次者，可在每次发作前预防用药 1 次，连续 6 个月。对无规律发作者，可采用每周用药 1 次，预防发作，连续 6 个月。对于长期应用抗真菌药物者，应检测肝、肾功能。

3. 滴虫性阴道炎（TV）的治疗

（1）治疗方案：治疗阴道毛滴虫病主要选用口服硝基咪唑类药物，包括甲硝唑和替硝唑。

（2）推荐方案：甲硝唑，2g，单次顿服；或替硝唑，2g，单次顿服。

（3）替代方案：甲硝唑，400mg，口服，2次/d，共7d。

硝基咪唑类药物的主要不良反应包括：恶心、头痛、头晕、皮肤瘙痒、不适、疲乏感、口渴、尿频、水样阴道分泌物、阴道流血及阴道瘙痒。患者服用甲硝唑48h内或服用替硝唑72h内应禁酒。

由于阴道毛滴虫对甲硝唑的耐药率为4.3%~13.3%，且耐药率在不断上升，替硝唑在临床的使用越来越广泛。与甲硝唑比较，替硝唑有以下优势：①替硝唑有较强的抗滴虫效力，甲硝唑的24h最小致死浓度（MLC）为1.6~3.2mg/L，72hMLC为1.60~3.83mg/L，体外实验数据表明，60%的阴道毛滴虫分离株对替硝唑的MLC较甲硝唑低；②替硝唑有更长的有效作用时间，替硝唑的血浆消除半衰期为12~14h；③患者的耐受性更好。甲硝唑方案对阴道毛滴虫病的治愈率为84%~98%，替硝唑方案的治愈率为92%~100%。

（4）性伴侣的治疗：对阴道毛滴虫病患者的性伴侣应进行常规治疗，并告知患者及其性伴侣治愈前避免无保护性性接触。性伴侣的治疗选择替硝唑或甲硝唑单剂量2g顿服。

（5）对硝基咪唑类药物过敏或不耐受者：可以选择硝基咪唑类以外的药物治疗，但疗效较差，基层医院建议转给有经验的专家处理。

（6）随访和疗效评价：根据随访时阴道毛滴虫阳性或阴性，评价为治愈或失败。需要在治疗后2~4周重复检测评价疗效。需要注意区别阴道毛滴虫再次感染和治疗失败。使用NAAT检测治疗后阴道毛滴虫的DNA，阴道毛滴虫首次转阴的中位时间为7d（0~84d），至完成治疗后21d有85%的病例转阴。尚无证据支持需要对患者的性伴侣重复检查。

4. AV 的治疗

AV常易合并阴道混合感染，治疗前应进行充分评估是否存在其他阴道炎症，如细菌性阴道病、阴道毛滴虫病、外阴阴道假丝酵母菌病等。有条件时还需要同时检查沙眼衣原体和淋病奈瑟菌等。对于单纯性AV的治疗，建议根据患者的临床特点及镜检结果进行分类管理。

（1）针对需氧菌感染的治疗

选择经验性抗菌药物，可根据镜检特点，针对背景菌群为革兰氏阴性杆菌、革兰氏阳性球菌或两者同时增多者予以对应的抗菌药物治疗。对于疗效不佳或反复发作者，也可根据阴道细菌培养及药敏结果调整用药。国内外的治疗经验包括：

①克林霉素：克林霉素的抗菌谱可覆盖革兰氏阳性球菌。采用2%克林霉素软膏5g，阴道用药，1次/d，共7~21d。对于重度AV，可采用2%克林霉素5g、阴道用药、1次/d治疗，症状缓解后，可每周用药1~2次进行维持治疗，连用2~6个月，可减少疾病反复发作。应当注意的是，克林霉素乳膏（使用5d内）或克林霉素阴道栓剂（使用72h内）其中的油性基质可能减弱乳胶避孕套的防护作用，建议患者在治疗期间避

免性生活。

②头孢呋辛：头孢呋辛属于第 2 代头孢菌素，对革兰氏阳性球菌的作用与第 1 代相似，抗革兰氏阴性杆菌的活性较第 1 代强。可采用头孢呋辛酯 250mg，口服，2 次 /d，共 7d。

③喹诺酮类：第 3 代喹诺酮类药物的抗菌谱覆盖一些革兰氏阳性和阴性菌，可选用左氧氟沙星 200mg，口服，2 次 /d，共 7d。第 4 代喹诺酮类药物除了具有抗革兰氏阴性菌活性，且抗革兰氏阳性菌活性更强，可采用莫西沙星 400mg，口服，1 次 /d，共 6d。

④卡那霉素：卡那霉素具有较强的抗革兰氏阴性需氧杆菌活性，对葡萄球菌属（甲氧西林敏感株）也有一定的抗菌作用，对乳杆菌无明显影响。可采用卡那霉素阴道栓剂 100mg，阴道用药，1 次 /d，共 6d。

（2）针对阴道黏膜萎缩的治疗

对于表现有阴道黏膜萎缩的 AV 患者，可阴道局部应用雌性激素（如 0.1% 戊酸雌二醇），每周 2 次。也有使用氯喹那多 – 普罗雌烯阴道片获得与克林霉素相当的疗效，氯喹那多是一种广谱抗菌剂，普罗雌烯可作用于下生殖道黏膜，起局部的雌性激素样作用，具体方案为 1 片 /d，睡前阴道用药，共 12d。应用雌性激素类药物时，应当注意激素使用禁忌证，如乳腺癌、既往血栓栓塞史等。

（3）针对外阴阴道黏膜局部炎症反应的治疗

对于外阴阴道黏膜炎症反应，可局部应用皮质类固醇激素治疗，具体方案为：氢化可的松 300~500mg，睡前阴道用药，1 次 /d，7~21d，症状改善者可选择维持治疗方案，即应用氢化可的松 300~500mg，睡前阴道用药，每周 1 次或 2 次，连用 2~6 个月；或丙酸氯倍他索，睡前阴道用药，1 次 /d，连用 1 周。在维持治疗中，对于有真菌感染风险者，可考虑加用氟康唑 150mg，口服，1 次 / 周，预防阴道真菌感染。

（4）微生态制剂

随机对照临床试验显示，微生态制剂可延长 AV 的复发间隔。对于 AV 患者，可考虑外源性补充乳杆菌制剂辅助恢复正常的阴道微生态。

（5）中医药治疗

传统中药不同于西药类抗菌药物，药效相对温和，耐药相对少见，其对于 AV 具有一定的疗效，为 AV 治疗提供了新的方向。

PCOS 是育龄期女性较为常见的内分泌性疾病。患者出现卵巢轴功能紊乱、月经失调、持续无排卵、高雄性激素血症状及卵巢多囊性改变。赵琦研究显示，PCOS 患者在达英 -35 治疗前滴虫检出率、假丝酵母菌检出率、阴道微生态失调率、清洁度（Ⅲ＋Ⅳ）率均明显高于治疗后患者，差异均有统计学差异（$P<0.05$）。由此可见通过达英 -35 治疗，能改善 PCOS 患者部分阴道微生态指标，有利于阴道微生态的平衡，从而提高女性生殖健康。同时研究表明，提倡健康的生活方式，长期干预和管理患者生活方式，对患者进行心理疏导，减轻其心理压力，是治疗 PCOS 和预防 PCOS 患者阴道微生态失衡的重要措施。

参考文献：

[1] 廖秦平. 女性阴道微生态及阴道微生态评价 [J]. 实用妇产科杂志，2010，26（2）：81.

[2] Ceccarani C，Foschi C，Parolin C，D'Antuono A，Gaspari V，Consolandi C，Laghi L，Camboni T， Vitali B， Severgnini M， Marangoni A.Diversity of vaginal microbiome and metabolome during genital infectionsSci Rep. 2019，9（1）：14095.

[3] 何晓彤，孟祥雯，张雪娇，等. 多囊卵巢综合征病因与发病机制的研究进展 [J]. 中国妇幼保健，2017，32（7）：1588–1591.

[4] 朱英. 多囊卵巢综合征证素与性激素相关性研究 [D]. 南京：南京中医药大学（硕士学位论文），2015.

[5] 丁锦丽. 多囊卵巢综合征的研究进展 [J]. 医学综述，2015，21（6）：1050–1053.

[6] 赵琦，阳晓敏，蒋采瑜，等. 多囊卵巢综合征患者与健康妇女阴道微生态临床特点对比研究 [J]. 中国妇幼保健，2018，33（11）：2532–2535.

[7] 赵婷，王红蓉，董正娇，等. 多囊卵巢综合征患者阴道微生态临床分析 [J]. 昆明医科大学学报，2021，42（1）：106–109

[8] 覃德明，曾辛，胡雪莉. 多囊卵巢综合征患者生殖道微生态状况研究 [J]. 医学信息，2021，34（9）：73–80.

[9] 徐冰，王梅，施新颜. 多囊卵巢综合征患者阴道微生态状况分析 [J]. 检验医学，2020，58（33）：149–153.

[10] 中华医学会妇产科学分会感染性疾病协作组. 阴道微生态评价的临床应用专家共识 [J]. 中华妇产科杂志，2016，51（10）：721–723.

[11] Elghazaly SM， Hamam KM， Badawy MM， et al. Efficacy and safety of single dose of oral secnidazole 2 g in treatment of bacterial vaginosis：a systematic review and Meta-analysis[J].Eur J Obstet Gynecol Reprod Biol，2019，238：125–131.

[12] Donders GG， Vereecken A， Bosmans E， et al. Definition of a type of abnormal vaginal flora that is distinct from bacterial vaginosis： aerobic vaginitis[J]. BJOG， 2002，109（1）：34– 43.

[13] 中华医学会妇产科学分会感染性疾病协作组. 阴道微生态评价的临床应用专家共识 [J]. 中华妇产科杂志，2016，51（10）：721–723.

[14] Rumyantseva TA， Bellen G， Savochkina YA， et al. Diagnosis of aerobic vaginitis by quantitative real time PCR[J]. Arch Gynecol Obstet，2016，294（1）：109–114.

[15] Cohen CR， Wierzbicki MR， French AL， et al. Randomized trial of Lactin–V to prevent recurrence of bacterial vaginosis[J]. N Engl Med，2020，382（20）：1906–1915.

[16] 杜惠兰，魏绍斌，谈勇，等. 苦参凝胶临床应用指导意见 [J]. 中草药，

2020，51（8）：2088-2094.

[17] Powell AM， Nyirjesy P.Recurrent vulvovaginitis[J].Best Pract Res Clin Obstet Gynaecol， 2014，28（7）：967-976.

[18] Bradshaw CS， Morton AN， Hocking J， et al. High recurrence rates of bacterial vaginosis over the course of 12 months after oral metronidazole therapy and factors associated with recurrence［J］. J Infect Dis， 2006，193（11）：1478-1486.

[19] Sobel JD， Ferris D， Schwebke J， et al . Suppressive antibacterial therapy with 0.75% metronidazole vaginal gel to prevent recur-rent bacterial vaginosis[J]. Am J Obstet Gynecol， 2006，194（5）：1283-1289.

[20] Donders G, Bellen G, Grinceviciene S, et al. Aerobic vaginitis： no longer a stranger [J]. Res Microbiol， 2017，168（910）：845-858.

[21] Donders GG， Ruban K， Bellen G. Selecting anti microbial treatment of aerobic vaginitis [J]. Curr Infect Dis Rep， 2015，17（5）：477.

[22] Sherrard J， Wilson J， Donders G， et al. 2018 European（IUSTI/WHO）International Union against sexually transmitted infections （IUSTI）World Health Organisation （WHO）guideline on the management of vaginal discharge [J]. Int J STD AIDS, 2018,29(13）：1258-1272.

[23] Paavonen J， Brunham RC. Bacterial vaginosis and desquamative inflammatory vaginitis [J]. N Engl J Med， 2018，379（23）：2246-2254.

第三章　多囊卵巢综合征的治疗

第一节　PCOS 改变生活方式的治疗方法

近年来，多项指南推荐将生活方式干预作为 PCOS 的一线治疗措施，主要是通过饮食控制、运动和行为干预等多种途径。PCOS 中国诊疗指南（2018 版）提出应坚持低热量饮食、调整主要的营养成分、必要时进行替代饮食等；适量规律的耗能体格锻炼（30min/d，每周至少 5 次）及减少久坐，是减重最有效的方法；同时还应改变不良的饮食习惯、减少精神应激、戒烟、减少酒和咖啡的摄入。如果患者还有严重的心理问题需要干预，应及时到精神心理科咨询疏导。生活方式干预减重失败且 BMI ≥ 40kg/㎡或 BMI ≥ 35kg/㎡伴随有高风险肥胖相关病症的患者，如高血压或糖尿病，可咨询相关专家，考虑手术减重。成功的生活方式干预可改善 PCOS 患者的代谢异常，包括 IR、高雄性激素血症、脂代谢异常，改善多毛、痤疮，改善月经紊乱、恢复卵巢功能，改善排卵障碍，改善子宫内膜激素受体的表达，提高子宫内膜容受性，还可辅助不孕治疗，改善妊娠结局。国际循证指南（2018 版）则从诊断、心理健康、生活方式、非生育要求的治疗及不孕症的治疗五大方面进行了更新，以指导 PCOS 的诊治。其中，心理健康包含生活质量、抑郁和焦虑、性心理、身体形象、进食障碍和饮食等，生活方式包括饮食干预、运动干预、肥胖和体重评估等。这表明，除了传统药物治疗外，心理、营养及生活方面的指导对 PCOS 患者也是非常重要的。研究发现，PCOS 患者进食障碍和饮食紊乱的患病率高，可伴有消极身体形象及自信度降低，中度至重度焦虑和抑郁症状的患病率高，性功能筛查的得分下降及更低的生活质量评分等，这些心理健康问题的发生与患者肥胖均有一定关系。另外，肥胖与生殖、代谢异常也密不可分，95%肥胖型 PCOS 患者存在胰岛素抵抗，肥胖会加重 PCOS 患者代谢、生殖及心理健康问题的严重程度和增加患病率。因此，预防和治疗 PCOS 患者肥胖已成为目前重要的公共卫生挑战。已有研究显示，PCOS 患者经生活方式干预和减重能够获得益处，健康的生活方式对于预防 PCOS 患者体重过重非常重要，即使非肥胖没有减重需求也可获益。

一、肥胖与 PCOS

1. 肥胖对 PCOS 代谢特征的影响

肥胖者最重要的内分泌变化是血清基础胰岛素水平升高。由于循环血中的胰岛素水平与身体脂肪容量成正比，身体脂肪增加改变了胰岛素的分泌和胰岛素敏感性。胰岛素抵抗系指葡萄糖对一定剂量的胰岛素反应性降低，是由胰岛素分泌增加所诱导的胰岛素受体功能障碍所致，是肥胖的主要病理生理特征。胰岛素抵抗引起三酰甘油的分解代谢下降，高密度脂蛋白胆固醇下降，低密度脂蛋白胆固醇上升，由此可导致心血管疾病的发生。PCOS 患者的一个重要病理生理改变是胰岛素抵抗和促性腺激素分离（GD）（LH/FSH 比值升高）。肥胖的与非肥胖的 PCOS 患者在内分泌上存在差异。肥胖 PCOS 妇女大多具有高胰岛素血症和胰岛素抵抗，胰岛素作用下降可达 50%；非肥胖患者以 LH/FSH 分离为主，研究表明 PCOS 的胰岛素抵抗与 GD 不具有相关性，可能是不同遗传基因变异所致。

肥胖 PCOS 妇女还可能发生代谢综合征。代谢综合征是多种代谢成分异常聚集的病理状态，其诊断标准国际上尚未统一。多数包括：①中心型肥胖或超重；②胰岛素抵抗或糖耐量减低。有的还包括微量蛋白尿、慢性炎症反应（C 反应蛋白增高）、凝血功能异营（纤溶酶原活化抑制因子 –1 增高）等；③动脉粥样硬化，三酰甘油血症和高密度脂蛋白水平低下；④高血压。代谢综合征为糖尿病以及心血管疾病患病风险强度的预测指标，在 PCOS 患者中的发病率超过 40%，远高于年龄相近的对照组妇女。C 反应蛋白增高亦见于 PCOS，其增高程度与腰 / 臀比率、胰岛素敏感性（IS）呈高度正相关。参与慢性炎症反应的各种因子通过经典途径激活补体系统，损伤血管内皮细胞，在粥样动脉硬化、高血压、冠心病的发病过程中起促进作用。由此可见，肥胖尤其中心型肥胖，与代谢综合征、糖尿病及远期心血管并发症密切相关。

2. 肥胖与生殖功能

胰岛素抵抗与高雄性激素血症是 PCOS 的主要病理生理改变，两者可互相影响，加重患者的内分泌紊乱。有研究表明，与非超重型 PCOS 患者相比，肥胖 PCOS 患者雄性激素水平较高，IR 程度较重，肥胖组 IR 的发生率明显高于非肥胖组，BMI 与 IR 密切相关，提示肥胖 PCOS 患者中高雄性激素血症和 IR 的情况更明显。高胰岛素血症可引起高雄性激素血症。证据是临床上用 GnRHa 抑制卵巢的治疗并不能改善 IR 现象，胰岛素增敏剂治疗可降低卵巢和肾上腺素的分泌；体重下降可使胰岛素和雄性激素水平同时下降，胰岛素和胰岛素样生长因子 –I（IGF-I）与人类卵巢组织胰岛素样生长因子 –I 受体结合，增强 LH 促进卵泡膜细胞雄性激素生成的作用。高胰岛素血症抑制肝合成性激素结合球蛋白，并抑制肝产生胰岛素样生长因子结合蛋白 –I，导致循环血中游离睾酮增加和卵巢局部雄性激素合成增加。另外，高胰岛素血症可促进 ACTH 刺激肾上腺产生雄性激素。高雄性激素血症加重肥胖 PCOS 患者的临床表现，体重超重的 PCOS 患者，高雄性激素血症和胰岛素抵抗都较为严重，内分泌紊乱更为显著，与胰岛素抵抗密切相关的代谢综合征，如动脉血管粥样硬化、冠心病、高血压、非胰岛素依赖性糖尿病等发病的潜在风险增加，故对于体重超重的 PCOS 患者应更注重纠正高雄性激素血症，以纠正其病理生理改变，并有助于改善 PCOS 患者的生育能力和预防远期并发症。

与健康妇女相比，PCOS 患者不孕率和自然流产率升高，主要与 LH、胰岛素、雄性激素以及纤溶酶原活化抑制因子 –1 过高有关。大量研究证明，单纯性肥胖，甚至轻微超重（30>BMI>25），也可以造成生育能力的下降。肥胖与 PCOS 同时存在将使患者情况更加恶化。

二、调整生活方式对 PCOS 的作用

1. 对代谢的影响

推荐所有 PCOS 患者都应有健康的生活方式，包括健康饮食和定期体育锻炼，以达到或保持健康的体重、正常激素结果，使身体健康和生活质量提高，要求肥胖或超重 PCOS 患者在 6 个月内成功减轻原体重的 5%~10%，这样可以显著改善临床症状。目前 1 篇高质量低偏倚风险的荟萃分析，纳入了 6 篇随机对照试验文章评价生活方式干预对 PCOS 患者生殖、代谢，身体形象及生活质量的改善情况，结果显示：总睾酮、多毛、体重、腰围、腰/臀围比、空腹胰岛素、口服葡萄糖/胰岛素耐量试验等均获得明显改善；但体重指数（BMI）、游离雄性激素指数结合球蛋白、葡萄糖或脂质没有明显变化；患者满意度和痤疮没有报道；研究均未涉及生育结局，如怀孕、活产和流产，虽然一些研究报道认为，生活方式干预可使月经规律并恢复排卵，但这些结果的报道缺乏统一标准，无法用来评估对结局的总体影响。在 2003 年第 63 届美国糖尿病会议上提出了糖尿病的自然病程与治疗理念，指出在糖尿病发生前 10~20 年就存在胰岛素抵抗，从代谢综合征阶段开始诊断治疗糖尿病，提高胰岛素敏感性，保护胰岛细胞功能，长期稳定地控制血糖，有利于减少心血管并发症的发生。全身体重减轻和腹部脂肪减少可以降低循环胰岛素水平；胰岛素钳夹试验证实减重可以改善胰岛素敏感性，降低空腹及餐后 2h 胰岛素水平，从而改善代谢功能。在一项持续 4 年的前瞻性研究中，523 例超重的 ICF 患者，通过节食、运动的干预，达到适度的减重（第 1 年减 4.2kg）后，较对照组（平均减重 0.8kg）发展至糖尿病的患者减少了 58%。肥胖的 PCOS 妇女发生心血管疾病的风险增加，胰岛素抵抗是发生心血管疾病的危险因素。Moran 等研究发现，历时 16 周的生活方式调整，使 PCOS 患者减重 7.6%，总胆固醇降低 8.8%，甘油三酯降低 12.5%，LDL 胆固醇降低 9.8%。肥胖的 PCOS 妇女节食治疗使内脏脂肪减少 12.3%，皮下脂肪减少 2.5%，这说明内脏脂肪对于限制饮食的治疗方法更敏感。内脏脂肪的减少增加了胰岛素的敏感性，从而降低了心血管疾病的发病风险，总之，生活方式调整对于治疗肥胖引起的代谢并发症尤其 2 型糖尿病效果显著。考虑到 PCOS 人群中肥胖的发病率，生活方式调整是非常有效地治疗措施。

2. 对生殖功能的影响

减重是对于肥胖妇女激素失调的病因治疗，可以降低胰岛素抵抗，尤其腹部脂肪的减少可以改善患者的生殖功能，恢复排卵。因减重可改善肥胖 PCOS 妇女的月经和排卵，一些学者将减重治疗称为药物诱导排卵治疗不孕之前的基础治疗。减重可以避

免针对月经失调、不孕的药物治疗带来的副反应，增强药物治疗的效果，应作为肥胖PCOS患者治疗不孕的首选，目前生活方式调整的依从性较差。今后的研究应集中在如何不断改进生活方式调整以保持减重及如何提高依从性。

3. 对子宫内膜癌的影响

肥胖是PCOS患者发展为子宫内膜癌的危险因素。这可能是由于持续无排卵及外周脂肪组织中芳香化酶将雄性激素转化为雌性激素增多，从而导致无对抗雌性激素持续作用的结果。最近一项研究表明，减重保持5年或更长时间的患者子宫内膜癌发生的风险下降25%。荷兰一项病例对照研究证实：每日规律运动60分钟以控制BMI的妇女发生子宫内膜癌的风险下降了41%，成年人BMI下降可降低50%风险。相比较于自然病程发展为子宫内膜癌的妇女，这些数据说明降低成年PCOS妇女的体重能够降低发生子宫内膜癌的风险。

4. 对青春期PCOS的影响

对于超重（BMI为23~24.9kg/㎡）和肥胖（BMI≥25kg/㎡）的青春期PCOS患者应调整生活方式，包括饮食控制、运动、行为训练和减重。雄性激素过多导致腹部脂肪沉积，从而加剧胰岛素抵抗，过多的胰岛素分泌进一步增加了卵巢雄性激素分泌，形成了PCOS病理生理的恶性循环。因此，改善腹型肥胖和减少多余体量可能会控制这种恶性循环，改善PCOS的代谢并发症，同时也能减少雄性激素的过多分泌。但减轻体重不宜过快，应循序渐进，以不影响青春期正常生长发育为原则。

三、生活方式调整的方法

1. 肥胖与体质量管理

肥胖已逐渐成为现代社会的流行病，肥胖对人体带来的危害广受人们关注，如何减轻体重成为人们研究的热点。世界卫生组织（WHO）依据BMI界值对肥胖程度分类为：BMI在25.0~29.9kg/㎡为超重，BMI≥30kg/㎡为肥胖。由于人种的差异，中国肥胖问题工作组提出对中国成人的判断标准为：BMI在24.0~27.9kg/㎡为超重，BMI≥28kg/㎡为肥胖。我国PCOS患者可参考这一标准，如能将BMI控制在正常范围最佳，但大部分PCOS患者存在减重不科学、减重困难等问题，如将体重减轻5%~10%时可明显改善临床症状。美国国立卫生研究院（NIH）关于超重、肥胖长期治疗指南认为：①适当控制饮食，养成良好的饮食习惯；②坚持长期有效的体育运动；③行为治疗，减轻压力，保持良好的心理状态；④行为治疗、节食与运动疗法联合治疗；⑤来自医生、家庭、配偶及肥胖患者之间的支持对于减重十分重要；⑥戒烟、减少饮酒；⑦避免过度节食和短期内过度减轻体重；⑧药物减重不作为主要的减重方法；⑨手术减重不作为主要的减重方法。针对不同的肥胖个体，设计不同的减重方案。对于减重成功的肥胖患者应进行长期的随访观察，并鼓励患者，避免体重反弹。目前减轻体重在肥胖PCOS患者的治疗中是一个非常重要的环节，但是通过服用二甲双胍等药物来减重，不仅增加患者的经济负担，而且长期用药还可增加不良反应的发生率，并非理想的选择。生活方式调整，即"运动、合理饮食、戒烟、戒酒及行为矫正"的综合疗法减重已成为肥胖的 PCOS 妇女首要的治疗策略，被证明是改善 PCOS 临床症状，预防其近期、远期并发症非常有效的方法。就原则而言，应当以运动、饮食调整为基础，以行为矫正为关键技术，以日常生活为基本场合，家庭成员、肥胖者共同参加，创造一个轻松的环境，使之持之以恒。

国际循证指南（2018 版）认为，PCOS 患者体重增加和肥胖的患病率较高。PCOS 的女性患者对此十分关注，甚至影响了她们的健康和幸福感。预防体重增加和肥胖是明确且必需的，所有 PCOS 患者都应定期监测体重变化及是否超标，在评估体重时，应该考虑到患者因此所受到的偏见、负面体态或自卑感，并以尊重和体贴的态度进行评估。事先应向患者解释体重评估的目的和信息使用方式。同时应该提供患者询问的机会，并取得她们的同意，及时了解她们对体重检测方法的喜好，以便进行恰当的测量。应该向患者解释体重检测结果的含义，并且在患者情绪波动时给予适当的支持预防体重增加，监测体重以及鼓励循证和社会文化适当的健康生活方式在 PCOS 中尤为重要，尤其青春期开始，体重监测对于预防体重增加非常重要。所有 PCOS 患者都应定期监测体重变化，监测频率可按要求在每次就诊时进行，也可至少每月进行 6~12 次，监测内容包括体重、身高和腰围，计算 BMI 需设定目标，自我监控，控制刺激性食物摄入，细嚼慢咽，加强自信训练，预防变化和复发，达到优化 PCOS 患者的体重管理，保持健康的生活方式和良好的情绪控制。PCOS 超重和肥胖患者，无论年龄大小，都应监测空腹血脂（胆固醇，低密度脂蛋白胆固醇，高密度脂蛋白胆固醇和甘油三酯水平），监测频率基于高脂血症和心血管疾病风险存在的情况决定。另外，PCOS 患者无论年龄大小，妊娠期糖尿病、糖耐量异常和 2 型糖尿病的患病率（亚洲 5 倍，美洲 4 倍，欧洲 3 倍）均显著增加，虽然发生风险与肥胖无关，但肥胖会恶化病情。在生活方式干预后，可以添加减肥药物来管理 PCOS 患者的肥胖症，对于减肥药，需要考虑成本、禁忌证、不良反应、供应量和监管状态，并且在服药期间严格避孕。但是用减肥药来改善 PCOS 患者的生育力正处在实验阶段。医疗专业人员不应该提倡此方案，到目前为止此方案的风险与效益并不明确。近年来，虽然药物审批在各国存在差异，但已有一系列治疗肥胖的药物已通过了批准。中国 PCOS 诊疗指南（2018 版）推荐基础治疗控制不好的肥胖患者可以选择奥利司他口服治疗以减少脂肪吸收。一般来说，这些药物都比较昂贵，但在一些人群中的使用已经越来越广泛，常用于帮助成年的肥胖患者减轻及维持体重。现阶段在 PCOS 患者及育龄女性中，抗肥胖药物的作用仍不明确。在一项关于 PCOS 患者使用西布曲明减轻体重的研究中指出，西布曲明联合改变生活方式对 PCOS 肥胖患者有明显作用，且有利于减少代谢及心血管疾病的风险。在另外一项关于 PCOS 患者使用西布曲明和奥利司他的研究中指出，二甲双胍和西布曲明联用有利于降低 PCOS 患者的纤溶酶原激活物抑制物是纤维蛋白溶解的主要调控因子，它的升高与患心血管疾病及 2 型糖尿病的风险增加有关，但上述两项研究因为文章中并没有进行直接的组间比较，所以有无差异也无法确定。

2. 饮食干预

国际循证指南（2018 版）遵循一般健康饮食原则，推荐多种均衡的饮食方法，以减少膳食能量的摄入，使 PCOS 超重和肥胖患者的体重减轻，不推荐任何一种饮食类型。为了减轻超重者的体重，可以建议 30% 或 500~750kcal/d（1200~1500kcal/d）的能量摄取缺口，同时要考虑个人能量需求、体重、食物偏好和身体活动水平以及个性化方法。可以调整饮食改变食物偏好，允许灵活和个性化的方法来减少能量摄入，避免过度限制和营养不均衡的饮食。医疗专业人员及 PCOS 患者都应该意识到进食障碍和不良饮食行为在 PCOS 患者中的患病率明显增加，如果怀疑进食障碍和不良饮食行为，通过区域指南或采用分步方法（详见完整指南），依靠经过培训的医疗专业人士进行进一步评估、转诊和治疗（包括心理治疗）。中国多囊卵巢综合征专家共识（2018 版）认为饮食控制包括坚持低热量饮食、调整主要的营养成分、替代饮食等。监测热量的摄入和健康食物的选择是饮食控制的主要组成部分。长期限制热量摄入，选用低糖、高纤维饮食，以不饱和脂肪酸代替饱和脂肪酸。改变不良的饮食习惯、减少精神应激、戒烟、少酒、少咖啡。医师、社会、家庭应给予患者鼓励和支持，使其能够长期坚持而不使体重反弹。

（1）低热量饮食和极低热量饮食

根据每天摄入热量的多少，国外将饮食疗法分为减食疗法即低热量饮食，半饥饿疗法即超低热量饮食，甚至还有绝食和断食疗法。国内肥胖的饮食疗法一般分为 3 种类型：饥饿疗法、超低热量饮食疗法（VLCD）和低热量饮食疗法（LCD）。饥饿疗法、超低热量饮食疗法对机体正常新陈代谢过程影响大，不良反应较多，不作为常规的减重方法。低热能饮食疗法每天摄入热量 3344~5016kJ，或每日每千克理想体重热量摄入在 41.8~48kJ，为临床上较常采用的饮食疗法。低热量饮食指每千克理想体重给予热量 42~48kJ；极低热量饮食指每千克理想体重给予热量 41kJ 或更低。

（2）低碳水化合物饮食

低碳水化合物饮食（LC），是指一天中碳水化合物的摄入总量低于 35g，总脂肪量的摄入不加以限制。较低脂饮食（LF），是指每天摄入的总热量较正常饮食减少 2019kJ，且脂肪摄入所产生的热量低于总热量的 30%。

（3）高纤维饮食

食物纤维是指不能被人体肠道所消化吸收的木质素、多糖和植物细壁间质成分的总和，包括可溶性纤维，如果胶、树胶、植物多糖等，主要来源于水果、海藻、燕麦和豆类，非溶性纤维，如纤维素、半纤维素、木质素等，主要来源于谷制品。可溶性食物纤维能够降低血浆胆固醇和餐后血糖水平，并具有降压效果。高纤维饮食还有降低 C 反应蛋白、减轻慢性炎症反应对血管内皮损伤的作用。鉴于高纤维饮食对糖尿病及心血管疾病的预防作用，有学者将其推荐为代谢综合征的辅助治疗。

（4）多不饱和脂肪酸饮食

多不饱和脂肪酸（PUFA）主要来源于植物性脂肪，如棉籽油、花生油、菜籽油、豆油等，占其脂肪总量的40%~50%。PUFA中的亚油酸、亚麻酸和花生四烯酸属于必需脂肪酸，必需脂肪酸的缺乏可导致生殖能力的下降。动物实验显示：高PUFA饮食可改善外周组织对胰岛素的敏感性，减少胰岛素分泌，通过基因调节来降低三酰甘油、胆固醇水平，增加高密度脂蛋白的合成。PUFA及其代谢产物15脱氧前列腺素可作为过氧化物酶体增殖物激活受体 γ（一种在代谢控制中起关键作用的受体，PPARγ）的自然配体，而人工合成的PPARγ配体，即格列酮类药物，是一种在临床上用于治疗PCOS以及糖尿病的胰岛素增敏剂，所以不难推断在脂肪总摄入量不变时，提高饮食中PUFA含量可以减轻胰岛素抵抗。

（5）生酮饮食

与传统饮食相比，生酮饮食能够较快降低体重。江波等编写了《生酮饮食干预多囊卵巢综合征中国专家共识（2018年版）》，旨在为PCOS的生酮治疗提供临床标准。

①生酮饮食适应证：a.第一诊断符合PCOS，BMI ≥ 24kg／㎡或体脂率 ≥ 28%；b.排除生酮饮食代谢禁忌证：肉毒碱缺乏症、肉毒碱棕榈酰基转移酶Ⅰ或Ⅱ缺乏症、肉毒碱转移酶Ⅱ缺乏症、β–氧化酶缺乏症、中链酰基脱氢酶缺乏症、长链酰基脱氢酶缺乏症、短链酰基脱氢酶缺乏症、长链3–羟基脂酰辅酶缺乏症、中链3–羟基脂酰辅酶缺乏症、丙酮酸羧化酶缺乏症、卟啉病等。

②合并禁忌证：泌尿系统结石、肾衰竭病史或严重肾功能不全、家族性血脂异常、严重肝脏疾病、慢性代谢性酸中毒、胰腺炎病史、严重糖尿病、活动性胆囊疾病、脂肪消化障碍、严重心脑血管疾病等。口服药物禁忌：抗癫痫药如唑尼沙胺、托吡酯和乙酰唑胺可引起酸中毒，与生酮饮食一起治疗会加重酸中毒。特殊状况禁忌：妊娠、哺乳、处于感染期者、进食困难者、不能配合研究的患者。

③治疗方案

生酮饮食采用"柔性生酮"方式，1~2周逐步增加脂肪供能比。碳水化合物摄入量要小于50g／d。生酮饮食三大营养素供能比为脂肪占70%~75%，碳水化合物占3%~5%，蛋白质占20%~27%。

3. **运动疗法**

运动是降低体重、改善代谢性疾病的关键手段之一，能够辅助饮食治疗取得更好的效果。美国心脏病协会（AHA）建议针对需减重的人群，每天运动应不少于1小时，对于普通人群，每天至少应进行30分钟运动。

（1）运动疗法的基本原理：通过运动使脂肪组织中储存的三酰甘油分解，其分解释放的脂肪酸作为能量来源被肌肉组织所消耗，使人体对热量的收支呈平衡或负平衡状态，从而达到减少脂肪、控制肥胖的作用。运动疗法减重效果肯定，又能增强体质，历来是减重的基本方法。45min 耗氧运动可通过提高肝内糖原合成，上调骨骼肌葡萄糖转运蛋白的表达，增加胰岛素受体的磷酸化等一系列作用改善胰岛素抵抗。加强运动可直接降低体重。体重降低 16% 可使外周组织葡萄糖利用率提高 2 倍。减轻体重后还可减少 TNF-a 的表达，提高细胞胰岛素受体数目，改善胰岛素抵抗。可见加强运动是所有胰岛素抵抗者提高胰岛素敏感性的有效措施。由于无氧酵解对脂肪的利用效率较有氧状态差，而中等强度以下的运动，肌肉组织利用游离脂肪酸（FFA）的比例较高。同时，长期运动可明显改善肌肉等外周组织对胰岛素的敏感性，适量、规律、长期的有氧运动是肥胖患者减重的最佳选择。有氧运动是指运动时间较长，运动强度在中、小程度的任何韵律性的运动。它必须具备 3 个条件：运动所需的能量主要通过氧化体内的脂肪或糖等物质来提供；运动时全身大多数的肌肉（2/3）都参与；运动强度在低、中等之间，持续时间为 15~40min 或更长。有氧运动的形式很多，如快走、慢跑、健身操、游泳、骑自行车和各种跑步机运动等。有氧运动的强度因人而异，简单有效的强度计算方法是监测运动时的心率，即在运动结束后测得 10s 的脉搏数后乘以 110%，来推算出运动时的心率：20~30 岁运动时心率应维持在 140 次 /min 左右，40~50 岁的心率在 120~135 次 /min，60 岁以上的人心率在 100~120 次 /min。

（2）运动方式

国际指南推荐预防体重增加并维持健康的运动在 18~64 岁的成人中，至少 150min/周的中等强度身体活动或 75min/ 周的剧烈强度或两者的等效组合，包括 2 个非连续日 /周的肌肉强化活动；在青少年中，至少 60min/d 的中度至剧烈强度的体力活动，包括每周至少 3 次肌肉和骨骼的强化活动；活动至少进行 10min 或大约 1000 步，目标是在大多数日子里每天至少进行 30min。推荐适度减肥，预防体重反弹和更大的健康获益的运动至少 250min/ 周的中等强度活动或 150min/ 周的剧烈强度或两者的等效组合，以及涉及主要肌肉群的强化活动，连续 2d/ 周，并尽量减少久坐不动，控制坐的时间。运动需要考虑女性和家庭及文化偏好。PCOS 中国诊疗指南（2018 版）认为，运动可有效减轻体重和预防体重增加。适量规律的耗能体格锻炼（30min/d，每周至少 5 次）及减少久坐的行为，是减重最有效的方法。应予个体化方案，根据个人意愿和考虑到个人体力的限度而制定。

（3）运动强度分级

轻度：有氧运动不会引起呼吸频率的显著变化，并可持续至少 60min。中等：可以在不间断对话的同时进行有氧运动，并可持续 30~60min。剧烈：有氧运动同时通常无法保持不间断地对话，强度可持续长达 30min。

总之，PCOS 患者无论肥胖与否，都要进行体重管理和保持良好的生活方式，定期监测体重，设定健康体重目标，持续改善，达到改善 PCOS 临床症状，提高生活质量的目的。

4. 行为干预

PCOS 患者的健康相关生活质量下降，抑郁、焦虑等心理疾病的发生率增高，表现在人际关系的敏感性、抑郁、焦虑、攻击以及对性生活的满意度下降等方面，其中不孕、月经失调、向心性肥胖和多毛加重了 PCOS 患者的社会心理障碍。焦虑和抑郁情绪可加重胰岛素抵抗，雄性激素、皮质醇、血脂等内分泌代谢指标也进一步恶化；超重或肥胖会产生焦虑、抑郁、仇恨和埋怨，胰岛素抵抗进一步加重，从而加重 PCOS 病情。这提示积极治疗焦虑和抑郁对 PCOS 起到极其重要的作用。行为疗法又称为行为矫正疗法，是控制 PCOS 焦虑和抑郁的根本手段之一。行为干预包括对肥胖认知和行为两方面的调整，是在临床医师、心理医师、护士、营养学家等团队的指导和监督下，使患者逐步改变易于引起疾病的生活习惯（不运动、摄入酒精和吸烟等）和心理状态（如压力、沮丧和抑郁等）。行为干预能使传统的饮食控制或运动的措施更有效。对于肥胖、无排卵的 PCOS 患者应告知：肥胖与月经失调、无排卵性不孕有着重要的关系，分析不排卵、代谢紊乱的相关生化指标，告知如果长期如此将发生的严重后果：脂代谢异常、糖耐量异常或 2 型糖尿病、高血压等（具体、详细，以常见的疾病举例描述）。向患者及其家人说明减轻体重的重要性，并请家属监督并配合。明确指出减轻体重是最好的治疗方法，不但会恢复排卵、促进生育，还可以避免严重的代谢性疾病的发生，其治疗作用甚至优于药物，而且长期坚持，受益终身。要做好各种生活行为的自我观察和评估，制定个体化的减重方案。行为疗法强调在全面了解肥胖患者饮食、运动行为存在的问题上，从生活方式干预着手，从根本上促使肥胖患者改变与肥胖的发生、发展密切相关的不良生活习惯，以防治肥胖，达到减重目的，并保持减重效果。对于超重、肥胖 PCOS 患者而言，通过合理的饮食、适当的运动锻炼及行为方式的调整来降低体重，对于改善 PCOS 疾病状态、恢复生育能力、降低代谢综合征的发生率等起到十分重要的作用。并且可以节省时间和金钱，减少因药物治疗带来的副作用，因此生活方式的调整是在药物治疗之前的理想的基础治疗手段。

（1）戒烟、戒酒、减少咖啡因摄入

①戒烟

烟草燃烧时可以生成并释放大量有毒物质，如尼古丁、氰化物、一氧化碳、铅、镉等。烟龄越长，对女性生殖功能影响越大，临床表现为卵巢功能及雌性激素水平低下；妊娠后胎膜早破、胎盘早剥、孕晚期出血、胎儿生长受限、死胎、胎儿指（趾）畸形等疾病的发病率显著增高。对于有生育功能异常的 PCOS 患者来说，远离吸烟人群、夫妻共同戒烟是非常必要的。

②戒酒

酒类标准杯定义：1 标准杯含酒精 12g，约等于 1 听啤酒或 1 杯葡萄酒所含的酒精量。每日酒精摄入量与代谢综合征密切相关，每日喝酒分别为 2 ~ 4 标准杯的妇女，其代谢综合征发生率分别是每日饮酒 1 标准杯妇女的 1.23、1.43、1.60 倍。为了避免代谢综合征的进一步恶化和酒精对胎儿的不良影响，嗜酒的 PCOS 患者都应该戒酒。

③减少咖啡因的摄入

生育期 PCOS 患者治疗的目标之一是怀孕。咖啡因与怀孕的关系尚存在争议。有研究发现，每天摄入咖啡因大于 300mg 可影响受精与怀孕。然而 Caan 和 Curtis 等发现咖啡因与怀孕率、受孕率之间无明显关系。考虑到 PCOS 患者的不孕因素，在尚未确认咖啡因对怀孕无任何影响之前，在治疗不孕期间应停止咖啡因的摄入。

（2）筛查、诊断和评估情绪障碍的患病率

国际循证指南（2018 版）认为医疗专业人员及女性应了解 PCOS 对生活质量的不利影响，医疗专业人员应该发现并优先考虑疾病症状及对患者生活质量的影响以改善治疗效果，PCOS 生活质量调查问卷（PCOSQ）或改良版的 PCOSQ 在临床上有助于突出最困扰患者的 PCOS 特征，并对患者最关注的治疗效果进行评估。

第二节　PCOS 生命质量

中国 PCOS 诊断依据卫生部 2011 年发布实施的诊断标准，治疗主要针对育龄 PCOS 患者，方法主要是促排卵及生殖辅助技术。由于疾病的探索还存在着许多疑难，长期以来，PCOS 的研究热点多在病因研究、病理生理变化与治疗方面。但 PCOS 并不是单独的卵巢问题。PCOS 患者常伴随月经稀发、闭经、肥胖、多毛、痤疮、皮脂溢、不排卵、不孕、流产、妊娠期糖尿病等严重影响患者生理生殖健康的临床症状；且随着病情的发生发展，还可能带来多系统受累引发较严重的远期并发症如糖尿病、心血管疾病、代谢综合征、子宫内膜癌等；引发许多心理学问题，如痛苦、内疚、自尊心受损、压力易感、焦虑抑郁等，这些症状显著影响 PCOS 患者的生活，尤其心理和情绪状态、自我认知，严重危害了患者的身心健康与生命质量。

随着医学模式、人类健康观和疾病死因谱的转变，生命质量开始逐渐成为重要的卫生保健信息。近年来，PCOS 患者的生命质量渐渐成为国外学者的研究热点。不孕、临床症状导致的患者体貌改变及负担的诊疗费用使得患者面对来自家庭和社会的压力增加，这些都将严重影响患者的心理健康、社会功能及疾病的发展转归。生育是自然界重要的生理过程，是社会人本性的需求，当 PCOS 患者由于生育功能发生障碍后，会对个体生命质量产生极大影响，因此育龄期 PCOS 患者较正常人更易表现出心理障碍问题及生命质量的下降。多项研究表明：育龄期 PCOS 患者生命质量较正常女性有所降低。但截至目前，PCOS 生命质量的研究与应用仍显不足，导致其生命质量下降的原因尚不能完全清楚，且现阶段 PCOS 生命质量的研究大多在于生理方面的研究、侧重于评价病人对疾病的感受以及对治疗的整体反应；而进一步区分不同影响因素对生命质量影响，特别是根据不同影响因素影响、有针对性提高患者生命质量的研究目前并不多见，一些权威诊疗指南和文献也仅提示临床应注意关注患者心理问题，没有区分不同心理因素对 PCOS 患者生命质量影响及作用。因此，本文就 PCOS 患者生命质量、不同影响因素对其生命质量的影响特别是心理因素的影响研究进行综述，以期对其有正确的认识和评估，为促进 PCOS 患者的生命质量提高提供参考依据。

一、PCOS 生命质量及测量工具

1. 生命质量

生命质量（QOL）是一个多维的概念，包含不同文化和价值体系中的个体对于他们生活目标、期望、标准以及所关心事情的有关生活状态的体验，既可对生理、心理、社会等方面进行测量，又可对总体健康状况进行定量测量，是目前准确、定量地描述人们健康状况的最好手段。随着社会的发展，人们的健康意识不断深化，研究人员对生命质量的兴趣日益显著增加，单一生理治疗的客观指标已很难用来评价如 PCOS 之类病程较长的慢性病对人群健康的危害程度，医学上在治疗 PCOS 患者相关躯体疾病的同时，对其生命质量进行评估并逐步实现其生命质量的改善具有更加重要的现实意义。研究人员通过不断累加的研究数据，不断加深疾病对 PCOS 患者生命质量的影响，以及其影响因素对临床治疗干预措施的预判。PCOS 患者多数为育龄期女性，且多因不孕症就诊，患者因体貌改变、月经失调、不孕及诊疗费用等原因出现不同程度抑郁、焦虑、缺乏自信，对外来压力易感等，甚至表现出明显的心理障碍，出现强迫、抑郁及精神病性症状等；疾病伴随而来的排卵障碍、不孕、流产、妊娠期糖尿病等症状，导致患者身体功能减低，这些身心症状都不同程度影响了患者的生命质量。

2. PCOS 患者生命质量测量工具介绍

生命质量的测量核心是选择合适的量表，国内外的生命质量测量量表种类众多，其应用范围和特点各不相同。目前国内外学者对于测量 PCOS 患者生命质量常用的量表有：特异性量表——PCOSQ 量表、MPCOSQ 量表、PCOSQ-50；SCL-90 量表、WHOQOL-BREF 量表、SF-36 量表。

（1）PCOSQ 量表：PCOS 患者生存质量问卷（PCOSQ）是用于测量 PCOS 患者生命质量的特异性量表，由 Cronin 等设计，分为 5 个维度，26 项条目，用于评估 PCOS 患者近 2 周内的生存质量。Jones、Jedel 等人研究证实，PCOSQ 有良好的信效度。我国学者对 PCOS 患者健康相关生命质量的研究起步较晚，2015 年有学者将英文版 PCOSQ 翻译成中文版的 PCOS 生命质量问卷（Chi-PCOSQ），但目前应用较少。

（2）MPCOSQ 量表：PCOS 患者生存质量问卷修订版（MPCOSQ）由 Barnard 等人修订，相较于 PCOSQ 量表增加了痤疮维度，分为 6 个维度（情绪障碍、多毛症、体重、痤疮、不孕、月经失调），条目也增加至 30 项，其评分与 PCOSQ 相同。目前有少量文献应用此量表，证实其具有良好的信效度。

（3）PCOSQ-50 量表：PCOSQ-50 是由 Nasiri-Amiri 等人修订开发的，用于更好测量 PCOS 妇女的生命质量。PCOSQ-50 在 PCOSQ 基础上进行了精简和修订，条目从 147 个减少到了 50 个项目，以便能更好地评估患者的心理特性。分为 6 个维度（情绪障碍、肥胖、月经失调、生育、性功能和多毛症），得分越高意味着情况越好。目前应用极少，未见中文版翻译。

（4）SCL-90 量表：症状自评量表（SCL-90）于 1973 年由 Derogatis 编制，它包括 90 个项目，分为 10 个主要领域，即躯体化、强迫症、人际敏感性、抑郁、焦虑、攻击、恐惧、偏执的想法、精神和睡眠障碍；具有广泛的精神病症状学内容，采用 5 级评分，分数越高，生命质量越差。SCL-90 在 PCOS 患者生命质量测量中也有着比较广泛的应用和验证。Elsenbruch 等人将其应用在 PCOS 患者生命质量的研究中，发现 PCOS 患者社会统计学变量与健康人群无差异，只是存在更大的精神情绪问题。

（5）WHOQOL-BREF 量表：WHOQOL-BREF 为 WHO 组织编制，由 26 个条目组成，测量的领域广泛，包括身体健康、心理健康、社会关系和环境等，评分越高生命质量越高。WHOQOL-BREF 是原始工具的一个简短版本，可用于评估不同文化和人群的生命质量。Benetti-Pinto、Kumarapeli 等学者将其应用在 PCOS 患者生命质量的研究中，结果显示：PCOS 人群生命质量低于健康人群。

（6）SF-36 量表：当前进行 PCOS 生命质量研究应用最广泛的是简式健康调查量表 36（SF-36），许多学者使用 SF-36 来评估 PCOS 患者生命质量。SF-36 由美国波士顿健康研究所（MOS）研制，该表共包含 8 个维度，分别为生理机能、躯体角色、躯体疼痛、一般健康情况、活力、社会功能、情感角色和心理健康，得分越高生存质量越好，具有较好的信度和效度。研究证实，不同国家的 PCOS 患者 SF-36 各维度得分较正常人群低，主要表现在一般健康认知、生理功能、物理职能、社会功能、精力疲劳、情绪健康等方面。

二、PCOS 相关影响因素分析

有学者认为，改善 PCOS 患者生命质量的途径之一是获得和提供更全面和相关的信息。多项数据显示，育龄 PCOS 患者生命质量较正常女性有所不同，包括生理功能、日常生活、家庭生活等；特别是在心理功能方面，表现为焦虑抑郁、缺乏自信、对外来压力易感等。目前，文献研究数据中多从人口统计学因素、生理指标因素、心理影响因素等方面分析 PCOS 患者生命质量相关影响因素，PCOS 患者生命质量的相关影响因素主要有肥胖、不孕、月经情况、心理因素、多毛等；且不同国家最主要影响因素多有不同。

1. 人口统计学因素

人口统计学因素包括年龄、职业、居住地、收入、婚姻状况、生育史等。ElsenbruchS、SantoroN 等人研究显示，社会经济状况、不孕年限等因素对患者生命质量的影响有统计学意义。育龄女性面临着社会和家庭的压力，疾病导致的不孕易导致患者出现心理障碍问题，表现为缺乏自信、对外来压力易感、焦虑、抑郁等，SantoroN 等人研究认为不孕在多项维度上影响着 PCOS 患者的生命质量。

2. 生理指标因素

生理指标信息包括身高体重、腰臀围、痤疮、多毛、月经情况、血糖等。许多研究显示，PCOS 患者的低生命质量可能与肥胖息息相关；EhrmannDA、KhomamiMB、TrentME 等人研究显示：肥胖、向心性肥胖会导致 PCOS 患者人群生命质量下降；HahnS、Panico 等人认为，BMI 是 PCOS 患者生命质量的重要影响因素；而 ChingHL、SoltoftF、TrentME 等多人研究则直接认为体重指数（BMI）与 PCOS 患者生命质量呈负相关。痤疮、多毛等症状使女性自尊受挫、焦虑、抑郁，同时严重影响患者的生活和工作。KhomamiMB、BehboodiMZ 等多人在伊朗研究发现多毛严重影响了伊朗 PCOS 患者生命质量，与生命质量呈负相关。月经不规律易导致妇科疾病发生的风险增高，及产生的并发症糖尿病、高血压等疾病，对健康有着长期的影响。而 ChingHL 等人研究则直接认为月经不规律与 PCOS 患者生命质量呈正相关。

3. 心理影响因素

心理因素是个体的内在特征，对 PCOS 患者心理状态和社会功能等有着显著影响，通过对 PCOS 患者生命质量的研究发现，PCOS 患者易出现抑郁、焦虑、紧张等不良心理状态，生命质量严重低于正常人群。而现阶段的研究较少区分单独心理因素对患者生命质量的影响。研究表明，不同心理因素可对生命质量产生不同的影响，表现为同类病人的生命质量有显著的不同。不同的心理因素可能通过神经递质和激素影响 PCOS 疾病的发展和转归，从而对 PCOS 患者生命质量产生影响。一些文献显示，PCOS 患者感受到的家庭氛围不同，患者心情不同，其生命质量亦有所不同。

区分不同心理因素对生命质量的影响，特别是区别积极影响因素与消极影响因素的不同可以为进一步的应用提供理论依据，目前研究较为少见，并且目前针对 PCOS 患者生命质量影响因素的干预研究也较少，但一些文献可以证明这样的前景是可以初步实现的。美国一项对青少年 PCOS 患者采用心理正向干预措施的实验研究，初步证明了针对消极心理的干预能够改善青少年 PCOS 患者的生命质量；史莉等人对育龄肥胖 PCOS 患者进行健康管理干预，干预后患者的焦虑、抑郁情绪有所缓解，生活质量有所提高；RamosFK 等人研究认为进行阻力运动训练可以适度改善 PCOS 患者生命质量；CruessD 等人发现压力管理可能降低高雄性激素血症的副作用，而高雄性激素血症正是 PCOS 病理生理变化中极为重要的一环，针对压力感受进行干预可以进而提高患者生命质量。

（1）消极心理因素的影响

PCOS 的种种临床症状，及同时伴随而来的现实生活中出现的家庭不和睦、社会压力、孤独寂寞等都会给女性带来消极的影响，从而使患者容易出现焦虑、抑郁、应激障碍、压力等消极心理情绪，直接导致 PCOS 患者生命质量下降，同时压力等消极心理因素还会增加患心血管疾病、糖尿病和癌症等慢性疾病的风险，进一步降低患者生命质量。Li Y 等人研究发现 PCOS 患者易出现抑郁、焦虑、紧张等不良心理状态；Mansson M 等人发现 PCOS 患者身体不适感增加，自杀倾向增加；Pastore LM 等人研究认为消极的心理导致 PCOS 患者进食障碍；Jedel E 等人发现 PCOS 患者因肥胖、多毛症等身体形象受挫使得幸福感降低，生命质量低于正常人群。

（2）积极心理因素的影响

积极心理学强调人内心所存在的积极力量，它致力于帮助处于逆境条件下的人掌握良好生存与发展的技能。积极心理学是对过去消极心理学的有益补充，它强调运用心理正能量如心理弹性、乐观等有效应对各种应急事件，降低或避免心理问题或不良情绪对身体的影响。其中，心理弹性是指个体面临困难或处境时成功应对并适应良好的能力；乐观是指个体具有积极的归隐方式，并对现在和未来持积极态度。目前在 PCOS 患者生命质量研究中，国内外学者多侧重于消极心理因素与生命质量的关系研究，而随着积极心理的发展越来越受关注及其在心身疾病、慢性疾病等中所起到的作用日益增加，探索积极心理因素与 PCOS 患者生命质量关系亦显得十分必要。在一些慢性疾病和肿瘤患者的生命质量研究数据显示中，乐观等积极心理对患者的生命质量起到了重要影响。Haase JE 研究显示癌症患者的生命质量与心理弹性存在相关性；Ring A 等人对癫痫患者的研究中同样证明，病人心理弹性越好，其不利因素越少，生命质量越高。目前，关于积极心理因素对 PCOS 患者生命质量影响的研究还比较少见，期待进一步的研究数据能够为改善患者生命质量提供依据。

综上所述，PCOS 患者生命质量与影响因素具有研究意义，且尚有许多问题值得探讨，为了更好地提高 PCOS 患者的生命质量，评估不同心理因素与 PCOS 患者生命质量的关系、探索区分积极影响因素与消极影响因素值得深入研究。

生命质量在大多数疾病中起着重要作用，如果医生了解你的生活质量，他们就能给你更多的帮助，请你阅读以下各个项目，然后根据最近两个星期之内这些情况对你影响的实际感觉，在最符合的一项上画"√"。答案没有对、错之分。不要对每个陈述花太多的时间去考虑，但所给的回答应该最恰当地体现你现在的感觉。

问卷一　PCOS 患者生命质量调查

1. 你觉得下巴可见的多毛对你生活的影响有多大？

A. 非常严重　B. 严重　C. 中度　D. 少些　E. 很少　F. 几乎没有　G. 无

2. 你因为自己是 PCOS 患者而感到沮丧

A. 一直　B. 大部分时间　C. 较长时间　D. 有时　E. 很少　F. 几乎没有　G. 从来没有

3. 你担心自己的肥胖问题

A. 一直　B. 大部分时间　C. 较长时间　D. 有时　E. 很少　F. 几乎没有　G. 从来没有

4.你觉得自己很容易感到劳累

A.一直　B.大部分时间　C.较长时间　D.有时　E.很少　F.几乎没有　G.从来没有

5.你担心自己的不孕问题

A.一直　B.大部分时间　C.较长时间　D.有时　E.很少　F.几乎没有　G.从来没有

6　你因为痤疮而感到沮丧

A.一直　B.大部分时间　C.较长时间　D.有时　E.很少　F.几乎没有　G.从来没有

7.你因为自己是 PCOS 心情经常喜怒无常

A.一直　B.大部分时间　C.较长时间　D.有时　E.很少　F.几乎没有　G.从来没有

8.最近月经期间头痛症状对你生活的影响有多大？

A.非常严重　B.严重　C.中度　D.少些　E.很少　F.几乎没有　G.无

9.最近月经周期不规则对你生活的影响有多大？

A.非常严重　B.严重　C.中度　D.少些　E.很少　F.几乎没有　G.无

10.你觉得上唇可见的多毛对你生活的影响有多大？

A.非常严重　B.严重　C.中度　D.少些　E.很少　F.几乎没有　G.无

11.你觉得控制体重有困难

A.一直　B.大部分时间　C.较长时间　D.有时　E.很少　F.几乎没有　G.从来没有

12.你因为自己是 PCOS 而感到没那么自信

A.一直　B.大部分时间　C.较长时间　D.有时　E.很少　F.几乎没有　G.从来没有

13.你在努力减肥方面很受挫

A.一直　B.大部分时间　C.较长时间　D.有时　E.很少　F.几乎没有　G.从来没有

14.你担心自己没法怀孕

A.一直　B.大部分时间　C.较长时间　D.有时　E.很少　F.几乎没有　G.从来没有

15.你担心自己得癌症

A.一直　B.大部分时间　C.较长时间　D.有时　E.很少　F.几乎没有　G.从来没有

16.你因为痤疮而感到自己吸引力不够

A.一直　B.大部分时间　C.较长时间　D.有时　E.很少　F.几乎没有　G.从来没有

17.你觉得脸上的多毛对你生活的影响有多大？

A.很严重　B.主要的影响　C.中等影响　D.部分影响　E.很少　F.几乎没有
G.一点都不

18.你因为多毛症状而感到尴尬的程度是怎样的？

A.非常严重　B.严重　C.中度　D.少些　E.很少　F.几乎没有　G.无

19.你因为自己是 PCOS 患者而感到担心

A.一直　B.大部分时间　C.较长时间　D.有时　E.很少　F.几乎没有　G.从来没有

20.你因为自己是 PCOS 患者而感到难为情

A.一直　B.大部分时间　C.较长时间　D.有时　E.很少　F.几乎没有　G.从来没有

21. 最近月经期间腹胀症状对你生活的影响有多大？

A. 非常严重　B. 严重　C. 中度　D. 少些　E. 很少　F. 几乎没有　G. 无

22. 你觉得痤疮对你生活的影响有多大？

A. 非常严重　B. 严重　C. 中度　D. 少些　E. 很少　F. 几乎没有　G. 无

23. 最近月经周期延长对你生活的影响有多大？

A. 非常严重　B. 严重　C. 中度　D. 少些　E. 很少　F. 几乎没有　G. 无

24. 最近月经期间腹痛对你生活的影响有多大？

A. 非常严重　B. 严重　C. 中度　D. 少些　E. 很少　F. 几乎没有　G. 无

25. 你因为超重而觉得自己不性感

A. 一直　B. 大部分时间　C. 较长时间　D. 有时　E. 很少　F. 几乎没有　G. 从来没有

26. 你觉得自己对 PCOS 患者的病情无法控制

A. 一直　B. 大部分时间　C. 较长时间　D. 有时　E. 很少　F. 几乎没有　G. 从来没有

27. 你觉得保持自己的理想体重有困难

A. 一直　B. 大部分时间　C. 较长时间　D. 有时　E. 很少　F. 几乎没有　G. 从来没有

28. 你因为不孕问题而难过

A. 一直　B. 大部分时间　C. 较长时间　D. 有时　E. 很少　F. 几乎没有　G. 从来没有

29. 你觉得身体可见的多毛对你生活的影响有多大？

A. 非常严重　B. 严重　C. 中度　D. 少些　E. 很少　F. 几乎没有　G. 无

30. 最近月经期间痤疮症状对你生活的影响有多大？

A. 非常严重　B. 严重　C. 中度　D. 少些　E. 很少　F. 几乎没有　G. 无

（1）抑郁和焦虑症状的筛查和治疗

医疗专业人员应该意识到，在成年的 PCOS 患者中，中至重度焦虑和抑郁症状的患病率很高，并且青少年中的患病率可能会增加，对所有确诊 PCOS 的青少年和成年女性都应定期进行焦虑和抑郁症状的筛查和测评。如果这些症状或其他方面的情绪障碍的筛查结果为阳性，则需要根据当地的指南做进一步的评估或转诊。

问卷二　抑郁自评测试（SDS）

填表注意事项：下面有 20 个题目，请仔细阅读每一条，把意思弄明白，每一条文字后有四个选项，分别表示：

A. 没有或很少时间（过去一周内，出现这类情况的日子不超过一天）。

B. 小部分时间（过去一周内，有 1~2 天有过这类情况）。

C. 相当多时间（过去一周内，3~4 天有过这类情况）。

D. 绝大部分或全部时间（过去一周内，5~7 天有过这类情况）。

根据你最近一个星期的实际情况在适当的方格里面点击鼠标进行选择。

1. 我觉得闷闷不乐，情绪低沉

A. 没有或很少时间　　B. 小部分时间　　C. 相当多时间　　D. 绝大部分或全部时间

2. 我觉得一天中早晨最好

A. 没有或很少时间　　B. 小部分时间　　C. 相当多时间　　D. 绝大部分或全部时间

3. 我一阵阵哭出来或觉得想哭

A. 没有或很少时间　　B. 小部分时间　　C. 相当多时间　　D. 绝大部分或全部时间

4. 我晚上睡眠不好

A. 没有或很少时间　　B. 小部分时间　　C. 相当多时间　　D. 绝大部分或全部时间

5. 我吃得跟平常一样多

A. 没有或很少时间　　B. 小部分时间　　C. 相当多时间　　D. 绝大部分或全部时间

6. 我与异性密切接触时和以往一样感到愉快

A. 没有或很少时间　　B. 小部分时间　　C. 相当多时间　　D. 绝大部分或全部时间

7. 我发现我的体重在下降

A. 没有或很少时间　　B. 小部分时间　　C. 相当多时间　　D. 绝大部分或全部时间

8. 我有便秘的苦恼

A. 没有或很少时间　　B. 小部分时间　　C. 相当多时间　　D. 绝大部分或全部时间

9. 我心跳比平常快

A. 没有或很少时间　　B. 小部分时间　　C. 相当多时间　　D. 绝大部分或全部时间

10. 我无缘无故地感到疲乏

A. 没有或很少时间　　B. 小部分时间　　C. 相当多时间　　D. 绝大部分或全部时间。

11. 我的头脑跟平常一样清楚

A. 没有或很少时间　　B. 小部分时间　　C. 相当多时间　　D. 绝大部分或全部时间。

12. 我觉得经常做的事情并没有困难

A. 没有或很少时间　　B. 小部分时间　　C. 相当多时间　　D. 绝大部分或全部时间

13. 我觉得不安而平静不下来

A. 没有或很少时间　　B. 小部分时间　　C. 相当多时间　　D. 绝大部分或全部时间

14. 我对将来抱有希望

A. 没有或很少时间　　B. 小部分时间　　C. 相当多时间　　D. 绝大部分或全部时间

15. 我比平常容易生气激动

A. 没有或很少时间　　B. 小部分时间　　C. 相当多时间　　D. 绝大部分或全部时间。

16. 我觉得作出决定是容易的

A. 没有或很少时间　　B. 小部分时间　　C. 相当多时间　　D. 绝大部分或全部时间

17. 我觉得自己是个有用的人，有人需要我

A. 没有或很少时间　　B. 小部分时间　　C. 相当多时间　　D. 绝大部分或全部时间

18. 我的生活过得很有意思

A. 没有或很少时间　B. 小部分时间　C. 相当多时间　D. 绝大部分或全部时间

19. 我认为如果我死了，别人会生活得好些

A. 没有或很少时间　B. 小部分时间　C. 相当多时间　D. 绝大部分或全部时间

20. 平常感兴趣的事我仍然照样感兴趣

A. 没有或很少时间　B. 小部分时间　C. 相当多时间　D. 绝大部分或全部时间

SDS 量表评分如下：结果以标准分来定，标准分小于 50 分为无抑郁；标准分大于等于 50 分且小于 60 分为轻微至轻度抑郁；标准分大于等于 60 分且小于 70 分为中至重度抑郁；标准分大于等于 70 分为重度抑郁。如需治疗，则应根据区域临床实践指南提供 PCOS 患者心理治疗或药物治疗。

焦虑和抑郁症状筛查的最佳间隔时间尚不明确。可行的做法是根据临床判断进行重复筛查，可将包括危险因素、合并症及生活事件纳入参考，对焦虑或抑郁症状的评估包括评估其危险因素、临床症状和严重程度。临床症状的筛查可以根据区域指南进行，或逐步使用简单筛查症状法。（详见国际循证完整指南）

（2）抗焦虑和抑郁药物治疗注意事项

需要谨慎使用抗抑郁药或抗焦虑药以避免不恰当的治疗。当出现明确精神障碍或者自杀倾向时，需根据临床区域实践指南进行抑郁症或焦虑症的治疗，如使用加剧 PCOS 症状（包括体重增加）的药物时需要格外谨慎。治疗 PCOS 应用激素类药物时应同时考虑包括肥胖、不孕和多毛症在内的各种因素。因为它们可能独立地加剧抑郁和焦虑症状或影响情绪健康。

（3）性心理健康

应该意识到 PCOS 患者性心理功能障碍患病率增加，并需考虑 PCOS 的特征（包括多毛症和体态）对性生活和人际与情感关系的影响。对怀疑有性心理功能障碍者，可以考虑使用女性性功能指标评估。

问卷三　POCS 患者性生活调查

1. 你最近 1 个月内的性生活次数。

A. 0 次　B. 1~5 次　C. 6~10 次　D. 11 次以上

2. 描述你这一个月来的相关情况。（各项分值为 0-100 分）

①你对你的性生活的满意程度：_____分

②你的性欲程度如何：_____分

③满意的性生活对你生活的重要性：_____分

④你感觉另一半对性生活的满意程度：_____分

⑤描述你平常的相关情况。（各项分值为 0~100 分）

⑥你给自己的性感程度评分：_____分

⑦你感觉另一半对你的性感程度评分：_____分

⑧你觉得多毛对你性生活的影响度：_____分

⑨性交痛的频率：_____分

⑩外表对你的社交的影响度：_____分

（4）体态

医疗专业人员及 PCOS 患者应该意识到 PCOS 的特征会对体态产生负面影响，可以根据区域指南或使用阶梯式方法进行负面身体形象的筛查。

4. 信息资源、医护模式、文化和语言考量

为 PCOS 患者所提供的信息和教育资源不但要质量高，而且应该为符合当地文化而量身定制。本着尊重、体谅的态度，提倡自我护理并注明同伴支持协会或组织专业医疗保健人员的信息和教育资源，应包括该疾病的诊断标准、适当的合并症筛查、有效的生活方式指导和药物治疗，提供以循证医学为基础的关于 PCOS 患者的全面信息，并且包含 PCOS 患者的生物心理社会层面的影响，在提供文化及语言关怀时应考虑和解决患者的信仰、文化和沟通偏好，条件允许时，需为 PCOS 患者提供跨学科的医疗保健。初级保健通常适用于诊断和筛查，同时需承担协调跨学科医疗保健的责任，医疗保健需要以人为本，解决女性的首要忧虑事项，并与患者及其家人合作。

第三节　PCOS 患者调整月经周期的治疗

PCOS 是一种发病多因性、临床表现呈多态性的内分泌综合征，以雄性激素过多和持续无排卵为临床主要特征，是导致生育期妇女月经紊乱的最常见原因之一。其发病原因至今尚未阐明。因 Stein 和 Leventhal 于 1935 年首先报道，故又称为 Stein-Leventhal 综合征。因此，如何降低患者的高雄性激素血症，使患者恢复正常排卵，规律月经周期，解决生育问题，是目前 PCOS 患者治疗方案中重要的一部分。

PCOS 中国诊疗指南（2018 版）认为，调整月经周期的治疗适用于青春期、育龄期无生育要求、因排卵障碍引起月经紊乱的患者。对于月经稀发但有规律排卵的患者，如无生育或避孕要求，周期长度短于 2 个月，可观察随诊，无须用药。短效复方口服避孕药（combined oral contraceptive，COC）不仅可调整月经周期、预防子宫内膜增生，还可使高雄性激素症状减轻，可作为育龄期无生育要求的 PCOS 患者的首选；青春期患者酌情可用；围绝经期可用于无血栓高危因素的患者，但应慎用，不作为首选。3~6 个周期后可停药观察，症状复发后可再用药（如无生育要求，育龄期推荐持续使用）。用药时需注意 COC 的禁忌证。国际循证指南（2018 版）认为在推荐药物治疗时，需考虑患者的个性、偏好和价值观，开药之前，应考虑并与患者讨论药物治疗对于 PCOS 患者及一般人群的益处、不良反应和禁忌证。COCP、二甲双胍和其他药物治疗 PCOS 通常为非适应证用药。即便如此，这些非适应证用药大多有循证依据，并且在许多国家都允许。在允许非适应证用药的前提下，医疗专业人员应充分告知并与患者讨论药物治疗的依据和相关不良反应，解答患者的任何疑虑建议采用综合治疗，药物治疗联合健康生活方式指导和其他治疗（如美容治疗和辅导）。对于患有 PCOS 的成年女性，推荐单独使用 COC 来控制雄性激素过多症或月经不规律，对于患有 PCOS 的青少年，可考虑单独使用 COC 来治疗临床雄性激素过多症或月经不规律，可考虑用 COCP 治疗有 PCOS 高风险但尚未被诊断为此病的青少年的临床雄性激素过多症和月经不规则。目前，不推荐成人和青少年 PCOS 患者使用特定类型或剂量的孕激素、雌性激素或 COC，医疗专业人员应遵循针对一般人群的实践指南进行推荐。炔雌醇环丙孕酮片（乙炔雌二醇加醋酸环丙孕酮）35 μg 具有静脉血栓、栓塞等不良反应，不应被视为 PCOS 的首选药物。在成人和青少年 PCOS 患者中使用 COC 时：各种 COC 制剂在治疗多毛症方面具有相似的功效，在平衡疗效、代谢风险、不良反应、成本和药物供应量基础上，选择最低有效剂量的雌性激素（如 20~30 μg 的乙烯雌二醇等）或天然雌性激素制剂。医疗专业人员应意识到 COC 对 PCOS 的疗效大都证据有限，并应根据一般人群的指南方针（世界卫生组织指南）使用向 PCOS 患者推荐 COC 时，应考虑 COC 的相对和绝对禁忌证和不良反应，并与患者一对一讨论，需要考虑 PCOS 患者特异的危险因素，如超重高脂血症和高血压等。

一、口服避孕药（OC）

1. OC 发展史

20 世纪 50 年代末口服避孕药的问世，给节育技术带来深刻改革，打破以往只能靠手术节育，以及药具外用避孕等方法，改变了整个节育技术及计划生育状况。中国的口服避孕药研究始于 1960 年，并于 1967 年在全国临床使用。现在全世界有 10 亿多妇女在使用口服避孕药，是迄今为止世界范围内使用最广泛的避孕方法之一。长期的临床实践表明：类固醇药物的效果确切，安全性较高，具有更广大的发展前景。口服避孕药大多数为人工合成的孕激素和雌性激素配伍而成的避孕药，少数为单方孕激素制剂。近些年来，随着口服避孕药的开发，其发展方向主要体现在以下两个方面：第一，在避孕效果不变的基础上降低雌性激素的含量，我国 1967 年采用的低剂量口服避孕药为国际首创，雌性激素含量仅为国外产品的 1/4，并且比国外提前 7~8 年应用低剂量口服避孕药。现在市场上的复方口服避孕药含 30~35g 炔雌醇。第二，开发有更高选择性的新型孕激素。第三，改变用药途径与剂型，达到微量和长效的目的。根据药物制剂的服用方法分为短效口服避孕药、长效口服避孕药、速效口服避孕药。由于长效口服避孕药中所含雌性激素剂量大，副作用比较明显，现趋于淘汰。根据所含孕激素的成分不同，将短效口服避孕药又分为一代、二代和三代。第一代孕激素为炔诺酮和甲地孕酮；第二代孕激素为左炔诺孕酮和炔诺孕酮；第三代孕激素为孕二烯酮、去氧孕烯、炔诺肟酯等。口服避孕药的炔雌醇（EE）含量有 35μg、30μg、20μg 三种规格，与不同的第三代孕激素配伍。目前在国内有已经上市的妈富隆、敏定偶、美欣乐、达英 –35（醋酸环丙孕酮 2mg 和炔雌醇 0.035mg）、优思明（含 EE30μg 和 DRSP3mg）和优思悦（每片含有 0.02mg 炔雌醇（以 b– 环糊精包合物形式存在）和 3mg 屈螺酮。其中 4 片不含激素的白色薄膜包衣片）。

2. OC 作用机制

生育年龄妇女的生理周期变化，是在下丘脑 – 垂体 – 卵巢轴（H–P–O）的调节下，卵巢内的卵泡在 FSH 和 LH 的调节下，发育、生长、成熟以致排卵并最终形成黄体。同时，子宫内膜也发生一系列的变化，由增殖期过渡到分泌期，到没有妊娠时有规律的内膜剥脱月经来潮。口服避孕药用于避孕的作用是多环节的。它既可作用于 H–P–O 轴产生中枢性抑制排卵作用，又可以作用于生殖器官（如卵巢、输卵管、宫颈和内膜等），干扰孕卵的着床等多个环节，最终起到成功避孕的作用。

（1）抑制排卵

复方口服避孕药在周期开始服用即含有相对较高且水平恒定的雌、孕激素，因而可以抑制下丘脑释放 GnRH。高剂量与低剂量复方口服避孕药在抑制排卵方面有所不同。较高剂量炔雌醇 ≥ 50μg/d，垂体分泌 FSH 和 LH 功能均明显降低，而低剂量时 FSH 未受明显影响。同时，复方口服避孕药中的孕激素制剂可抑制 LH 峰和雌二醇（E2）。此外，复方口服避孕药可影响垂体对 GnRH 刺激的反应，也可能影响垂体促性腺激素分泌细胞的功能，其结果是抑制 FSH 和 LH 的合成和释放，导致无排卵。同时，卵巢中的卵泡发育受到影响，卵泡不能发育、生长、成熟及排卵，少数卵泡停止在卵巢早期水平或闭锁，卵巢处于安静状态。

（2）对生殖器官的直接作用

①改变宫颈黏液形状：口服避孕药中的孕激素成分可以使宫颈黏液量减少且黏稠，拉丝度减弱或消失，螺旋形的黏蛋白分子排列狭窄，这些都不利于精子的穿透。孕激素化合物可明显阻碍精子在宫颈黏液中的移行，影响其活力及寿命。较大剂量孕激素可完全抑制精子的移行。

②干扰子宫内膜的正常发育：胚胎着床的关键在于胚胎发育与子宫内膜环境必须精确同步化。着床期的子宫内膜在孕激素的作用下间质水肿蜕膜化，为胚胎的黏附创造必备条件。任何干扰子宫内膜环境的变化都不利于胚胎的着床。复方口服避孕药中合成的雌、孕激素和内源性雌、孕激素对子宫内膜的作用类似。口服避孕药中的孕激素干扰雌性激素效应，抑制子宫内膜增殖，使子宫内膜腺体停留在发育不完全阶段，不适于胚胎的着床。

③改变输卵管的功能：服用口服避孕药的妇女，在持续的雌、孕激素作用下，改变

输卵管的分泌活动和蠕动，改变受精卵在输卵管内的正常运行速度，从而干扰胚胎着床。

口服避孕药除了有可靠的避孕作用外，它还可以用于治疗子宫内膜异位症和痛经，降低盆腔炎的发生率，减少骨质疏松的发生，治疗功能性子宫出血和PCOS，还可以预防卵巢和子宫内膜恶性肿瘤的发生。下面介绍几种在PCOS中常用的复方短效口服避孕药。

（一）复方醋酸环丙孕酮（CPA）

复方醋酸环丙孕酮每片含有醋酸环丙孕酮2mg和炔雌醇（EE）35μg，商品名为达英-35（Diane35）。口服醋酸环丙孕酮后吸收完全，2小时后血药浓度达到高峰，与EE合用不影响其吸收和利用。连续口服8天后血浆浓度达稳态。可以贮存于脂肪组织。体内过程分两相，第一相半衰期约为3小时，代表药物分布；第二相半衰期约为4天。醋酸环丙孕酮主要随胆汁排泄，1/3由尿排出。同时服用抗癫痫药物可以加速它的代谢，主要代谢产物为15β-羟醋酸环丙孕酮。达英-35中的醋酸环丙孕酮为人工合成的17-羟孕酮的衍生物，是雄性激素受体水平的竞争性拮抗剂，具有较强的抗雄性激素作用，其中的两种成分都会对雄性激素状态产生有益的影响。CPA是一种高效的孕激素，可以抑制LH的释放而减少雄性激素的分泌，抑制p450c17,20裂解酶活性减少雄性激素的合成，降低5a-还原酶活性从而抑制睾酮和双氢睾酮的作用，还可以在靶器官竞争雄性激素受体，阻断外周雄性激素的作用。达英-35的炔雌醇可以增强环丙孕酮的抗促性腺效应，此外还上调血浆中的性激素结合球蛋白（SHBG），结果是降低了循环中游离的可生物利用的雄性激素水平。另有研究表明，达英-35有弱的糖皮质激素激动剂的活性，或可直接抑制肾上腺皮质的分泌活性，从而降低PCOS患者肾上腺来源的雄性激素的产生。因此，达英-35能明显降低PCOS患者的高雄性激素血症，缓解高雄性激素血症引起的多毛、痤疮等症状，建立起规律的月经周期，提高促排卵效果。

达英-35的服用方法：周期疗法，即于月经或孕激素撤退性出血的第1日起，每日口服1片，连续21日，停药7日后，在停药的第8日开始服用下一盒，如此重复。达英-35的副作用有闭经、突破性出血、乏力、性欲减退及胃肠道反应、眩晕和水潴留等，呈剂量依赖性，多在初用期出现。用药期间应定期监测患者肝、肾功能。

禁忌证：妊娠，哺乳，严重肝功能损害，黄疸或在妊娠期有持续瘙痒，Dubin-Johnson综合征，Rotor综合征，肝肿瘤或有肝肿瘤病史，血栓栓塞或血栓栓塞病史，镰状细胞性贫血，乳腺癌或子宫内膜癌，伴有血管变化的严重糖尿病，脂质代谢紊乱等。

（二）去氧孕烯炔雌醇片（妈富隆）

去氧孕烯炔雌醇片含去氧孕烯（desogestrel）150μg和炔雌醇30pg，商品名为妈富隆。去氧孕烯C3位上无氧原子，在C11位上引入亚甲基，口服后，去氧孕烯被迅速和几乎完全地吸收，并在肝迅速转化为具有生物活性的3-酮-去氧孕烯（依托孕烯，3-ketodesogestrel）。口服1.5小时后活性代谢物达到血浆峰值，去氧孕烯及其代谢产物通过尿（60%）和粪便（40%）排除。C-亚甲基与孕激素受体亲和力增加，加强孕激素活性，与雄性激素受体亲和力降低，只有轻微的雄性激素与蛋白同化作用，雄性激素活性微弱；与雌性激素受体无亲和力，所以没有雌性激素活性，但有较强的抗雌性激素作用。

妈富隆的服用方法：周期疗法，即于月经或孕激素撤退性出血的第1日起，PCOS患者也可在阴道超声监测下在子宫内膜小于6mm时开始服用，每日口服1片，连续21日，停药7日后，在停药的第8日开始服用下一盒，如此重复，至少3~6个周期。副作用有恶心、头晕、头痛、乳房胀痛、眼睛不适以及月经周期中出现的点滴出血等症状，但随着用药时间的延长，副作用基本消失。妈富隆对体重几乎没有影响，因此患者的依从性较好。用药期间应定期监测患者的肝功能。

禁用情况：患有或曾经患过影响血液循环的疾病，特别是与血栓有关的疾病，曾经有过心肌梗死先兆（如心绞痛或胸痛）或中风先兆（如短暂的脑缺血发作或可逆性的小脑卒中）；严重高血压，患有糖尿病并伴发血管损害，患有黄疸或严重肝病，患有或曾经患过乳腺癌或生殖器官肿瘤，内膜增长过快；患有或曾经患过肝的良性或恶性肿瘤，卟啉症，原因不明的阴道出血，高脂蛋白血症，特别是伴有其他可引起心血管病的危险因素，妊娠或疑为妊娠；对本药的成分过敏。妈富隆停药后即可怀孕，对子代不产生影响。

（三）美欣乐

美欣乐和妈富隆的构成成分相同，亦是去氧孕烯和炔雌醇，但将炔雌醇的剂量降低到了20μg，目前在国内市场已上市。美欣乐是目前雌性激素剂量最低的复合口服避孕药，使雌性激素带来的副作用降到更低。在安全性方面，20μg炔雌醇降低了由高剂量炔雌醇可能导致的心肌梗死、中风及静脉血栓栓塞的发病危险，而乳房触痛、体重增加比35pg炔雌醇降低了50%。因此，美欣乐逐渐被广大妇女所接受。同时，美欣乐同样适用于PCOS患者的高雄性激素血症的治疗。治疗方法同妈富隆，停药后即可怀孕，对子代不产生影响。

（四）敏定偶

敏定偶每片含有炔雌醇30μg和孕二烯酮（ges-todene，GSD）75pg。孕二烯酮为左炔诺孕酮（LNG）在15位上形成双链而形成的衍生物。孕二烯酮无雌性激素活性，但有抗雌性激素活性及孕激素活性。它的孕激素活性是LNG的2倍，是目前孕激素活性最高而使用剂量最低的一种避孕药。口服吸收迅速而完全，经1~2小时血浓度达峰值，生物利用度几乎达100%，消除半衰期为18小时。由于孕二烯酮的高孕激素活性，抑制排卵可使避孕效果几乎达100%。同样，可在PCOS患者的高雄性激素血症中发挥积极的作用。治疗方法同妈富隆。

（五）优思明

优思明中的孕激素为最新合成的第三类孕激素17-a螺旋内酯类，其代表为屈螺酮（DRSP），空匀结构类似于天然孕酮。除具有高孕激素活性及抗促性腺激素活性、抗雄性激素效应外，还有轻度的抗盐皮质激素（抗醛固酮）作用，无雌性激素作用，无糖皮质激素或抗糖皮质激素作用。由于其抗醛固酮活性，降低了对肾素－血管紧张素－醛固酮（RSSA）系统雌性激素依赖性的影响。优思明含有 3mg DRSP 和 30μg 炔雌醇，Pehlivanov 等前瞻性研究了 20 位口服优思明的妇女，完成了 6 个月的临床观察。优思明显著降低了 PCOS 患者的 mF–G 评分，降低了血 T、A2 水平，升高了 SHBG 水平，缓解了多毛和痤疮症状，而对糖代谢影响很小，不增加患者的胰岛素抵抗，是 PCOS 患者降低高雄性激素血症的有效药物。服用优思明后，除了避孕效果可靠外，周期控制良好，其消极情绪如焦躁、情绪激动、烦躁等症状会明显下降。由于优思明的抗醛固酮作用，它能有效降低雌性激素引起的水分潴留（防止体重增加，乳房胀痛，乳房或腹部鼓胀）的发生，因而受到广大 PCOS 患者的欢迎。黄芳等研究比较了优思明和达英–35 分别联合二甲双胍预处理后再促排卵治疗非肥胖型 PCOS 合并胰岛素抵抗及不孕患者的临床效果，结果显示两组治疗均能有效降低此类 PCOS 患者的 LH、T、FBG、FNS、CHOL 及 BMI 水平，这与前述学者部分研究结果一致，但二组治疗后比较除优思明组体重较达英–35 组下降明显，其他指标无明显差异，二组治疗后的排卵率、临床妊娠率、流产率比较均无明显差异。两组的不良反应也无明显差异。可见联合使用二甲双胍能改善非肥胖型 PCOS 患者机体的糖脂代谢，在一定程度上可以缓解避孕药引起的代谢紊乱。因此，在排除避孕药使用的高危因素后，短时间使用优思明或达英–35 联合二甲双胍预处理再促排卵对于此类型的患者而言效果相当，但优思明对体重控制可能更佳。

（六）口服避孕药与其他药物的联合应用

1. 原则

根据 PCOS 中国诊疗指南（2018 版），除生活方式干预、长期健康管理外，PCOS 以对症治疗为主，药物治疗应根据患者的年龄段和疾病症状，选择不同的药物：对于青春期、育龄期无生育要求、因排卵障碍引起月经周期紊乱的患者，以调整月经周期为主；若有高雄性激素水平应进行高雄性激素治疗；对于有代谢异常的 PCOS 患者应进行代谢调整，如 PCOS 伴胰岛素抵抗的患者；对于有生育要求但持续性无排卵的 PCOS 患者，进行诱导排卵的药物治疗。所以，PCOS 是一种涉及多个系统、多种代谢的复杂的内分泌疾病，有时单种药物无法全面改善患者的相关症状，药物联合应用，作用于多个系统，才能更好地治疗 PCOS 患者。

2. 口服避孕药和其他治疗方式联用的情况

（1）在口服避孕药及改变生活方式没有达到改善代谢的预期效果时，需考虑口服避孕药与二甲双胍联用。

（2）在 BMI ≥ 25kg/ ㎡青少年患者中，口服避孕药及改变生活方式不能达到预期效果时，应考虑联用二甲双胍。

（3）代谢疾病高危人群，包括糖尿病、糖耐量受损及高危的种族，使用二甲双胍联合口服避孕药效果最佳。

（4）口服避孕药联合抗雄性激素，仅仅适用于口服避孕药和美容疗法治疗6个月后无效的多毛症状。

（5）口服避孕药联合抗雄性激素可用于PCOS患者的雄性激素相关秃头症。

（6）PCOS患者在使用抗雄性激素过程中，必须采取有效的避孕措施以防止男胎去男性化。目前应注意抗雄性激素药物的监管，对于某些抗雄性激素药物存在肝毒性。

综上所述，虽然口服避孕药相对安全，但在使用过程中仍应注意相对及绝对禁忌证。尽管口服避孕药联合二甲双胍对治疗有额外帮助，但是仍然不能忽视改变生活方式的作用，因此口服避孕药联合二甲双胍的使用应在口服避孕药联合改变生活方式失败之后再进行。

（七）口服避孕药的常见副作用及其应用中的注意事项

1. 常见副作用

副作用的发生与配方中雌、孕激素的种类及剂量有一定关系，妇女对各种激素的反应亦不一致，往往更换制剂可减轻副作用。

（1）恶心、呕吐、头晕、乳胀、白带增多等早孕反应多由雌性激素引起。常在服药第1~2个周期发生，以后即可自行改善。症状严重者，可考虑更换制剂。

（2）乏力、嗜睡、体重增加等可能与孕激素有关。

（3）色素增加。有的可见蝴蝶斑，特别是暴露于阳光处的皮肤，这与雌激素引起的色素沉着有关。建议服药妇女避免日光浴，必要时更换单一孕激素制剂。

（4）体重增加。个别妇女服药后可能出现体重增加、食欲亢进、痤疮等，多因雄激素作用，可以更换为雄性激素作用小的药物。

（5）阴道出血。在服药期间可能发生点滴出血或者如月经量的突破性出血。如发生在前半周期，常提示雌性激素剂量太小；如发生在后半期，常表明孕激素剂量不够，不足以维持子宫内膜。处理可在前半周期出血时每日加用小剂量雌性激素（炔雌醇5~10μg/d）直至该周期结束；或在后半期出血时每日加用一片避孕药（每日2片）。若出血发生于近月经期，则可停药，于出血第5天开始服用下一周期药物，或更换避孕药制剂。

（6）月经过少或出血。月经过少常见于单相避孕药，系因子宫内膜受抑制，对于月经过多、贫血的妇女，月经过少是避孕药希望达到的效应。个别妇女可能在停药后不发生撤退性出血，即闭经。如果尿妊娠试验阴性，停药7天后仍可继续服用下个周期的药物。若连续闭经2个周期，应停药观察，通常系由雌性激素不足，内膜萎缩所致。大多数情况停药后，内膜可以自然恢复生长使月经复潮。极罕见的情况如停药6个月依然闭经，称为"避孕药后闭经"，其原因可能是下丘脑－垂体系统阻断，可试用人工周期调节，使功能恢复。若妇女原有下丘脑－垂体－卵巢轴的功能不全，则往往难以恢复。

2. 注意事项

（1）服药妇女应定期随访体检，包括测血压及乳房、妇科检查、宫颈防癌检查（巴氏涂片或 TCT），以及尽早发现异常情况。

（2）吸烟妇女服药时严重心血管疾病的危险性可明显增加，故应劝告妇女不要吸烟。

（3）服药期间若出现下肢肿胀疼痛、头痛等情况，应想到血栓栓塞疾病或其他血管疾病，已有报告复方口服避孕药可能与脑血管意外（卒中）、心肌梗死、高血压、血栓栓塞有关，故有早期症状出现时，医师与服药妇女均应引起警惕。对于择期手术的妇女，手术前至少停药 4 周。

（4）若有视力障碍、复视、视乳头水肿、视网膜血管病变等情况，应立即停药并做适当检查。

（5）服药妇女若出现右上腹疼痛，应考虑与避孕药有关的肝腺瘤，破裂时可发生休克，罕见的还可能发生肝细胞癌。这两类肿瘤虽然罕见，但与复方避孕药明确有关，应立即停药。

（6）服药期间妊娠失败，宫内暴露性激素对发育中的胎儿可能有影响，女性胎儿可能发生生殖器官肿瘤，男性胎儿可能有泌尿生殖道的发育异常。现在常用的口服避孕药如达英 –35、妈富隆等，停药后可以立即妊娠，胎儿畸形发生率并不增加。

（7）有心理抑郁的妇女服药应严密随访，若症状加重应停药观察。

（8）避孕药可引起液体潴留，可能会使某些疾病如抽搐、偏头痛、哮喘或心、肾功能不全加剧。

（9）有妊娠期黄疸史的妇女服避孕药可能使黄疸复发，若有黄疸出现应该停用。

（10）口服甾体避孕药需经肝代谢，肝功损伤患者用药应特别谨慎。

（11）口服甾体避孕药可能干扰正常色氨酸代谢而造成相对维生素 B 缺乏。

（12）口服避孕药可能抑制血清叶酸水平，所以停药后于短期内妊娠的妇女应注意补充叶酸。

（13）产后母乳喂养的母亲，服用避孕药可能减少乳量，并且在乳汁中检出少量避孕药中的激素。因此在婴儿断奶前，母亲不宜采用复方口服避孕药。对于不哺乳的母亲，则在产后检查时即可开始服用。

二、周期性使用孕激素

PCOS 患者体内长期存在无对抗雌性激素的影响，周期性应用孕激素可对抗雌性激素的作用，诱导人工月经，预防内膜增生。适应于无明显高雄性激素临床和实验室表现，及无明显胰岛素抵抗的无排卵患者，可单独采用定期孕激素治疗，以周期性撤退性出血改善宫内膜状态。

孕激素治疗的优点是：对卵巢轴功能不抑制或抑制较轻，更适合于青春期患者；对代谢影响小。其缺点是降低雄性激素不显著、不治多毛以及不避孕。用药的时间和剂量应根据患者月经紊乱的类型、体内雌性激素水平的高低以及子宫内膜的厚度来决定。若为长期用药，根据绝经后妇女激素治疗研究的结果，每周期应至少用药 10 天。中国 PCOS 指南（2018）认为周期性使用孕激素可以作为青春期、围绝经期 PCOS 患者的首选，也可用于育龄期有妊娠计划的 PCOS 患者。推荐使用天然孕激素或地屈孕酮，用药时间一般为每周期 10~14d。确保子宫内膜完整性、周期性剥脱，出现撤退性出血，抑制子宫内膜增生和不典型增生，可以预防子宫内膜癌的发生。具体药物有地屈孕酮（10~20mg/d）、微粒化黄体酮（100~200mg/d）、醋酸甲羟孕酮（10mg/d）、黄体酮（肌内注射 20mg/d，每月 3~5d）。推荐首选口服制剂。而国际循证指南（2018 版）则认为：不推荐成人和青少年 PCOS 患者使用特定类型或剂量的孕激素、雌性激素或 COCP，医疗专业人员应遵循针对一般人群的实践指南进行推荐。在成人和青春期患者中均不推荐单独使用黄体酮，或黄体酮联合 OC 作为常规治疗。

三、雌孕激素周期序贯治疗

极少数 PCOS 患者血总睾酮水平升高较重，往往伴有严重的胰岛素抵抗，使子宫内膜对单一孕激素无撤药出血反应。对此类患者，为诱导人工月经，应选用雌、孕激素周期序贯治疗。也用于雌性激素水平偏低、有生育要求或有围绝经期症状的 PCOS 患者。可口服雌二醇 1~2mg/d（每月 21~28d），周期的后 10~14d 加用孕激素，孕激素的选择和用法同上述的"周期性使用孕激素"。对伴有低雌性激素症状的青春期、围绝经期 PCOS 患者可作为首选，既可控制月经紊乱，又可缓解低雌性激素症状，具体方案参照绝经激素治疗（MHT）的相关指南。特别需要指出的是，周期序贯雌、孕激素治疗在绝大多数 PCOS 患者中是不需要的，目前广泛存在对闭经患者诊断不清的情况下滥用人工周期治疗，这既无助于病情的缓解，也贻误诊断。

第四节　PCOS 患者降雄性激素的治疗

一、短效 COC

口服避孕药是那些暂时不想怀孕的 PCOS 患者的首选药物。多毛、痤疮、皮肤脂溢或脱发是 PCOS 患者常见的症状。乙炔雌二醇（炔雌醇，EE）是目前口服避孕药中最常用的雌性激素成分，剂量 20~35μg/d，其活性是雌二醇的 10~39 倍。炔雌醇降低雄性激素的机制如下：①炔雌醇通过抑制皮肤中 5α-还原酶，降低血清双氢睾酮，从而减轻雄性激素过多产生的一些临床症状。除了月经规律外，可有效缓解其多毛症状，对某些经传统方法治疗无效的顽固性痤疮经 OC 治疗后，症状可得到明显改善；②复方口服避孕药炔雌醇可使肝合成 SHBG 增多，T/SHBG 的比值下降，使游离睾酮（FT）浓度降低。雄性激素受体和孕激素受体的氨基酸序列类似，孕激素不但争夺雌激素受体，而且与 5a- 还原酶的代谢利用相竞争，生成双氢孕酮；双氢孕酮反过来又可与睾酮和双氢睾酮（DHT）竞争雄性激素受体。所以，孕激素可呈现抗雄性激素的作用和可以抑制外周雄性激素的作用。口服避孕药中的孕激素成分还可以保护子宫内膜，能够降低子宫内膜癌的发病危险性。复方口服避孕药可以抑制垂体分泌促性腺激素，特别是 LH 的分泌，使和卵泡膜细胞表面的 LH 受体结合的 LH 减少，从而减少卵巢来源雄性激素的产生；抑制 5a- 还原酶的活性，减少 T 向 DHT 的转化，增加 T 的代谢清除率；另外，复方口服避孕药还可能通过减少孕烯醇酮的形成或直接影响促肾上腺皮质激素（ACTH）的释放，抑制肾上腺来源雄性激素的合成。口服避孕药可以增加胰岛素样生长因子结合球蛋白，降低 IGF-I 的活性，降低胰岛素抵抗，关于口服避孕药对糖类和脂类代谢的影响，医学界一直存在着争议。一些研究认为，口服避孕药会导致组织对胰岛素敏感性的降低；而另有学者认为，并没有在其间发现有意义的联系。但对于肝功能有损伤的患者，既往有血栓病史或家族史的患者应禁用，对 IR 或有明显患糖尿病倾向的患者口服避孕药应慎用。停用 OC 后，由于可以使下丘脑 - 垂体 - 卵巢轴的功能得到恢复，患者的妊娠率增加。建议 COC 作为青春期和育龄期 PCOS 患者高雄性激素血症及多毛、痤疮的首选治疗。对于有高雄性激素临床表现的初潮前女孩，若青春期发育已进入晚期（如乳房发育 ≥ Tanner Ⅳ 级），如有需求也可选用 COC 治疗。治疗痤疮，一般用药 3~6 个月可见效；如为治疗性毛过多，至少需要服药 6 个月才见效，这是由于体毛的生长有固有的周期；停药后可能复发。有中重度痤疮或性毛过多，要求治疗的患者也可到皮肤科就诊，配合相关的药物局部治疗或物理治疗。

二、螺内酯（SPA）

螺内酯是人工合成的 17- 螺内酯甾类化合类醛固酮拮抗剂和利尿剂，又是抗雄性激素药物。螺内酯通过抑制卵巢 P450c17α 羟化酶活性从而拮抗雄性激素生成；在毛囊内竞争雄性激素受体；直接抑制 5α - 还原酶的活性。其用于多囊卵巢综合征高雄性激素中的治疗已很广泛。单用螺内酯治疗多毛时其有效率达 50%，可使 mF-G 多毛评分降低 40%。螺内酯治疗多毛症的效果和剂量相关，其用量要针对患者的耐受性而个体化。螺内酯可导致功能性子宫出血、乏力、乳房胀痛、头痛、情绪不稳及性欲降低等不良反应。螺内酯是保钾利尿药，有致高血钾的可能性，故慎用于年长、糖尿病或应用补钾药物的患者。使用期间应注意监测血钾、血压及肾功能。从理论上讲，螺内酯对雄性激素作用的干扰可引起男性胎儿女性化。所以一般认为在停用螺内酯至少4 个月后才能妊娠。中国 PCOS 诊疗指南（2018 版）主张 COC 治疗效果不佳、有 COC 禁忌或不能耐受 COC 的高雄性激素患者才给予雄性激素受体拮抗剂治疗。每日剂量50~200mg，推荐剂量为 100mg/d，至少使用 6 个月才见效。但在大剂量使用时，需注意高钾血症，建议定期复查血钾。育龄期患者在服药期间建议采取避孕措施。其他抗雄性激素药物还有氟硝丁酰胺、非那甾胺。最新国际指南（2018 版）认为，如果存在

COCP 使用禁忌或耐受性差，在严格避孕情况下，可以考虑使用抗雄性激素药物来治疗多毛症和雄性激素相关的脱发，因证据不足，目前尚不能为 PCOS 患者推荐特定类型的抗雄性激素药物或剂量。

第五节　PCOS 患者提高胰岛素敏感性的治疗

一、调整生活方式、减少体脂的治疗

调整生活方式、减少体脂是 PCOS 患者的一线治疗方案。详见文章中有关生活方式调整的详细内容。普及健康教育，对健康生活方式的建议是很重要的，特别是对于年轻患者早期的宣教非常重要。应让患者了解 PCOS 的有关知识，改变生活方式、戒烟、限制热量摄入、饮食结构合理化、参加体力活动、减轻体重，并以此作为基础的治疗措施，这对于减少远期的糖尿病和心血管疾病危险非常重要。

二、胰岛素增敏剂

自 Burghen 于 1980 年首次报道 PCOS 患者存在胰岛素抵抗（IR）及高胰岛素血症以来，有关胰岛素抵抗在 PCOS 发病中的作用越来越受到重视。胰岛素增敏剂于 1994 年开始引入 PCOS 治疗中，并引起了研究者的广泛兴趣。主要包括双胍类的二甲双胍和噻唑烷二酮类的罗格列酮及匹格列酮。大量的资料揭示在 PCOS 患者中 IR 导致的高胰岛素血症通过刺激卵巢和肾上腺增加雄性激素的合成、LH 的释放，抑制肝合成性激素结合球蛋白，使游离雄性激素水平增高，与高雄性激素血症互为因果、互相促进，导致卵泡成熟障碍，从而引起闭经、多毛、肥胖、不孕等临床表现，同时导致糖脂代谢障碍、高血压和冠心病等，成为对人类健康构成重要威胁的疾病之一。因此治疗胰岛素抵抗成为 PCOS 治疗的主要组成部分之一，其中以胰岛素增敏剂二甲双胍的应用最为广泛。1994 年，Velazquez 首次报道将其应用于 PCOS 患者的临床治疗，此后有关的报道日益增多，二甲双胍在 PCOS 治疗中的地位也得到逐渐提升。

二甲双胍为双胍类药物，1957 年起用于治疗非胰岛素治疗药物，在国内外应用已有十余年历史。二甲双胍是一种高性价比的药物，是一种胰岛素增敏剂，通过降低糖异生，加强肝、骨骼肌、脂肪组织及卵巢对葡萄糖的摄取发挥作用，常被用于 2 型糖尿病及 PCOS 患者。二甲双胍用于治疗 PCOS 的机制是通过改善患者的胰岛素抵抗，提高循环中胰岛素的廓清能力，从而消除胰岛素对 PCOS 病情的影响，并可阻止患者胰岛功能失代偿而引起的相关并发症。故在预防和治疗 PCOS 的远期并发症——代谢综合征方面有重要意义。50% 的 PCOS 患者存在不同程度的胰岛素抵抗（IR）和代偿性高胰岛素血症，过量的胰岛素作用于垂体胰岛素受体，可增加黄体生成素（LH）释放并促进雄性激素的分泌，且通过抑制肝脏性激素结合球蛋白的合成，使游离睾酮

（testosterone，T）增加。二甲双胍能提高外周组织对胰岛素的敏感性，能显著改善糖代谢，降低 IR，并由此减少 LH 的释放、减少雄性激素的分泌。

二甲双胍还能通过影响血脂代谢，促进血脂逆向转运，进而改善由于血脂代谢异常引起的性激素紊乱。有研究提出，胰岛素抵抗常见于 75% 体形偏瘦的女性及 95% 的超重女性，同时已有大量关于 PCOS 的文献推荐使用二甲双胍。有三项研究指出，当 BMI>25kg/㎡时，二甲双胍控制体重的作用比安慰剂组效果好。也有研究指出，当 BMI>25kg/㎡时，二甲双胍控制 BMI 的效果比安慰剂组效果好，但在 BMI<25kg/㎡时，二甲双胍控制腰臀比例优于安慰剂组。在一个小样本（$n=20$）的研究中，二甲双胍在改善性激素结合球蛋白上优于对照组。在另外一个小个案的研究中（$n=40$），二甲双胍在降低空腹胰岛素及空腹血糖上优于对照组。关于二甲双胍和改变生活方式比较，有研究指出在降低睾酮方面，二甲双胍作用较显著，但在改善性激素结合球蛋白上，改变生活方式效果更佳。有关于二甲双胍和抗雄性激素的对照研究中指出，二甲双胍在改善周期及胰岛素抵抗方面优于抗雄性激素，但在改善多毛症、性激素结合球蛋白、空腹胰岛素及空腹胰岛素葡萄糖配比上，后者效果更显著。对 PCOS 患者合并不育的治疗，传统的方法为直接促排卵治疗，但有报道其不破裂卵泡黄素化综合征（LUFS）的发生率为 44%，妊娠率仅为 2%。氯米芬是最常用的促排卵药物，许多学者采用胰岛素增敏剂二甲双胍十氯米芬，较单用促排卵药物显著提高了促排卵率。它通过降低血 INS 水平，缓解内分泌紊乱和胰岛素抵抗现象，随之降低高雄性激素血症，同时减轻纤溶酶原激活物抑制作用，增加纤维蛋白溶酶，将卵泡壁上的胶原和细胞外基质溶解，使卵泡壁变薄而发生排卵。

综上所述，二甲双胍用于 PCOS 中的治疗已具有明显的临床疗效，同时还表现出许多方面的益处，二甲双胍可以降低体重指数、降低血清 LDL 和 TG、血 PAI-1 和脂蛋白浓度，同时升高 HDL。它能改善血管系统的舒缩功能，增加血管壁胆固醇的代谢，减少血栓形成，抑制人体血管平滑肌细胞的生长和纤维化，减少内皮细胞的增生。这些都有益于防止心血管疾病的发生。二甲双胍可以使糖耐量受损的 PCOS 患者发展为 2 型糖尿病的危险性降低 31%。二甲双胍对降低高雄性激素血症也有重要作用。

二甲双胍常见的不良反应为厌食、腹泻、恶心、上腹不适等一些消化道症状，要慎用于有肾功能损害的妇女，因为有发生乳酸酸中毒的危险。禁忌证：①肾功能损害：血尿素氮和肌酐高于正常者，易引起药物积累发生乳酸性酸中毒；②肝功能损害：因小肠产生的过多乳酸需在肝代谢；③身体缺氧状态：心、肺功能不全。可因缺氧加重导致乳酸性酸中毒；④糖尿病患者存在急性并发症时；⑤孕妇：目前存在争论，但体内、体外的研究并无证据提示有胎儿致畸作用，但也缺少大规模、多中心随机调查资料证明其安全性，因此目前 FDA 孕期用药分类为 B 类药物；⑥维生素 B_2、叶酸和铁缺乏者；⑦严重应激状态；⑧酗酒和酒精中毒者，因酒精能强化双胍类药的降血糖和增高乳酸的作用；⑨既往有乳酸性酸中毒者；⑩高龄患者。国际循证指南（2018 版）认为，除了调整生活方式之外，二甲双胍可以推荐给患有 PCOS 的成年女性，用于控制体重、治疗激素和代谢异常，对 BMI ≥ 25kg/㎡的成年 PCOS 女性，应考虑生活方式调整联合二甲双胍控制体重和治疗代谢异常，除调整生活方式之外，对于青少年，在明确诊断为 PCOS 之前或出现 PCOS 症状时可考虑联合使用二甲双胍，二甲双胍可能对代谢异常高发人群更有益（包括糖尿病高危因素、糖耐量减低或高风险种族）。

如果使用了二甲双胍，则需考虑以下几点：

（1）必须与患者讨论二甲双胍的不良反应（包括常见的具有剂量依赖性和自限性的胃肠道不良反应）。

（2）从低剂量（500mg/d）开始，每 1~2 周缓慢增加 500mg，或者使用缓释剂以减少不良反应。

（3）在其他人群中的使用资料显示，长期服用二甲双胍是安全的。但医疗专业人员应考虑是否有必要长期用药，并且需要意识到二甲双胍可能会降低维生素 B_{12} 水平。

（4）使用二甲双胍治疗 PCOS 属于非适应证用药，医疗专业人员应该告知患者相关的证据和不良反应，并解答患者的疑虑。

PCOS 中国诊疗指南（2018 版）认为二甲双胍可用于：① PCOS 伴胰岛素抵抗的患者；② PCOS 不孕、枸橼酸氯米酚（CC）抵抗患者促性腺激素促排卵前的预治疗。对于产生 CC 耐受的 PCOS 患者，应当考虑联合应用二甲双胍，但是在诱导排卵前进行基础治疗后 CC 或 CC+ 二甲双胍治疗的方案疗效更好，所以应当首先考虑。目前没有肯定最佳治疗期限，一般 2~4 个月内产生治疗效果，如果诱导排卵成功建议继续治疗 6~12 个月，如果治疗 3 个月没有反应，则建议更换治疗方案。常用的最佳剂量是 1500~2000mg/d。即使不能使患者恢复正常的排卵，也可提高对氯米芬的敏感性，减少促性腺激素的使用量和治疗费用以及流产、妊娠期糖尿病与黄体不健康的风险。

三、吡格列酮

吡格列酮为噻唑烷二酮类胰岛素增敏剂，不仅能提高胰岛素敏感性，还具有改善血脂代谢、抗炎、保护血管内皮细胞功能等作用，联合二甲双胍具有协同治疗效果。吡格列酮常作为双胍类药物疗效不佳时的联合用药选择，常用于无生育要求的患者。

四、阿卡波糖

阿卡波糖是新型口服降糖药。在肠道内竞争性抑制葡萄糖苷水解酶。降低多糖及蔗糖分解成葡萄糖，使糖的吸收相应减缓，具有使餐后血糖降低的作用。一般单用，或与其他口服降糖药或胰岛素合用。配合餐饮，治疗胰岛素依赖型或非依赖型糖尿病。

第六节　PCOS患者合并不孕症和治疗

一、评估可能影响生育率、治疗反应或妊娠结局的因素

国际循证指南（2018版）认为如同对一般人群的建议，PCOS患者应优化血糖、血压、吸烟、饮酒、饮食、运动、睡眠以及精神、情绪和性健康等因素，改善生殖和产科结局；鉴于母儿不良妊娠结局的风险增加，妊娠期的监测对PCOS患者非常重要；对于精液结果正常、单纯无排卵的不孕PCOS患者，应根据个体情况与患者讨论输卵管通畅性检查的风险、益处、成本和时机；对于疑似输卵管性不孕的PCOS女性，应在诱导排卵前考虑输卵管通畅性检查。

二、促排卵原则

促排卵药物（包括来曲唑、二甲双胍和克罗米芬）在许多国家都属于非适应证用药。如条件允许，医疗专业人员应告知PCOS患者相关的使用依据和不良反应，并解答患者的疑虑。在促排卵前需要排除妊娠。应避免在诱导排卵失败的女性中长期持续使用促排卵药，因为这种情况下的成功率不高。

三、PCOS促排卵治疗

PCOS是无排卵性不孕的主要原因，相应地促排卵治疗也是解决PCOS不孕患者的最常用手段，但关于PCOS患者促排卵治疗一直存在很多争议，本文就多囊卵巢综合征中国诊疗指南（2018年最新版）和国际循证指南（2018年最新版）中常用药物、常用方案以及常见的一些问题做一阐述。

1. 氯米芬

枸橼酸氯米芬（CC），别名克罗米芬，于1956年首次合成，1960年运用于临床，1967年在美国获批准应用。CC是一种三苯乙烯衍生物，兼有类雌性激素和抗雌性激素的特性。但一般情况下其仅仅发挥雌性激素拮抗剂或抗雌性激素作用，以抗雌性激素作用为主，其弱雌性激素作用仅仅在内源性雌性激素水平非常低的时候才表现出来。CC作用的确切机制还不清楚。推测可能因为CC结构上与雌性激素类似，可与雌性激素竞争细胞核内的雌性激素受体，但结合时间长，从而干扰受体的循环，耗竭受体。在下丘脑，雌性激素受体的消耗抑制了循环中雌性激素的作用，使循环中的雌性激素水平降低，从而解除雌性激素负反馈，下丘脑因此反射性地释放GnRH，刺激垂体释放Gn（FSH和LH），作用于卵巢使卵泡发育。75%~80%无排卵不孕妇女应用CC后有排卵，排卵后一半获得妊娠。其可以单用，也可与其他药联用（如地塞米松、二甲双胍、溴隐亭或Gn）以提高其效果。CC具有价格低廉、口服方便、副作用小、所需监测少、

使用安全等特点，一直以来都作为 PCOS 诱导排卵的传统一线用药。

国际循证指南（2018 版）认为，单纯无排卵性不孕的 PCOS 患者，可单独使用克罗米芬诱导排卵、改善妊娠结局；单纯无排卵性不孕的 PCOS 患者，可单独使用二甲双胍诱导排卵、改善妊娠结局、提高活产率。但应告知患者有更有效的促排卵药物；合并肥胖（BMI ≥ 30kg/㎡）的单纯无排卵性不孕的 PCOS 患者，在克罗米芬和二甲双胍之间，可以优先考虑使用克罗米芬；合并肥胖（BMI ≥ 30kg/㎡）的单纯无排卵性不孕的 PCOS 患者，在使用二甲双胍促排卵的同时，可考虑加用克罗米芬改善排卵、妊娠结局和提高活产率；克罗米芬抵抗的单纯无排卵性不孕的 PCOS 患者，不应持续单独使用克罗米芬，而应联合二甲双胍改善排卵、提高妊娠率；使用克罗米芬可增加多胎妊娠的风险，因此需要严密监测。

用药方法：自然周期或黄体酮药物撤退（黄体酮 20mg/d，肌注 3 天）出血的第 5 天开始运用，50mg/d，共 5d；如无排卵则每周期增加 50mg，直至 150mg/d。如卵泡期长或黄体期短提示剂量可能过低，可适当增加剂量；如卵巢刺激过大可减量至 25mg/d。大部分妇女对 50mg（52%）或 100mg（22%）CC 有效。低剂量（12.5~25mg/d）用于对药物特别敏感或合并大的卵巢囊肿影响需进一步治疗的患者。一般在首个周期的月经第 13 天行 B 超检查，如果有 2 个以上的卵泡发育，下一周期减至 25mg/d。如果没有发育卵泡，则下一周期加大剂量至 100mg/d。目前推荐的最大剂量是 150mg/d，因为还没有确切的证据证明更大剂量的有效性，在美国 FDA 推荐的最大剂量是 750mg/ 周期。一旦达到排卵剂量无须再进一步加量，如果加量反而会突显其抗雌性激素的副作用。这一排卵剂量可连用 4~6 个周期，建议不超过 6 个周期。闭经的妇女在排除妊娠后即可开始用药。诱发排卵的剂量与体重指数有关，但很难确定她们具体需要多大剂量，一般情况下，肥胖妇女需要较大剂量，到目前为止，还没有有效的临床或实验室参数可以帮助预测诱发排卵的剂量。

CC 副作用：

CC 治疗具有较好的耐受性，常见的副作用相对也较小，很少有因持续的或严重的副作用退出治疗的患者，CC 治疗具有一定的风险但严重的并发症很少见。约有 10% 患者治疗期间有潮热，主要因为 CC 导致中枢性感知错误——雌性激素水平低，引起血管舒缩症状。情绪波动也相对常见。其他较少见但很轻的副作用包括：乳房变软、盆腔压迫或疼痛以及恶心。视觉异常（视觉模糊或双影、视觉缺损，光过敏）不常见（发生率仅 2%），并且是可逆的，一旦出现，最好停止，治疗改用其他诱发排卵方案。近年来，有 CC 可引起患者焦虑、情绪不稳定等心理问题的报道。

2. 来曲唑

来曲唑是第三代芳香化酶抑制剂，为人工合成的苄三唑类衍生物，第三代芳香化酶抑制剂包括两种不含甾体激素结构的非留体类芳香化酶抑制剂阿那曲唑（ANA）和来曲唑（LET），以及含有甾体激素结构的甾体类 AI、依西美坦（EXE）。阿那曲唑和来曲唑是强效高选择性的芳香化酶抑制剂，有更强地抑制乳腺雌性激素产生的作用。而来曲唑较阿那曲唑抑制雌性激素的效能更强，对血浆雌性激素的影响更显著。来曲唑化学名为1[双（4-氰基苯基）甲基]-1，2，4-三唑，为人工合成的三苯三唑类衍生物，由瑞士 Ciba 公司开发，1996 年在英国首先上市，1997 年在美国上市，并通过美国食品与药物管理局认证。来曲唑通过抑制芳香化酶，使雌性激素水平下降，从而消除雌性激素对肿瘤生长的刺激作用。目前主要用于治疗妇科激素敏感性肿瘤。

促排卵在不孕症的治疗中占有重要地位。在过去的 40 年中，氯米芬（CC）一直是 WHOII 型无排卵患者最常用的一线促排卵药物，其机制是通过占据下丘脑的雌性激素受体，阻断内源性雌性激素的负反馈，促使性腺激素（LH 和 FSH）的分泌增加，从而促进卵泡的发育。然而，人们发现，CC 促排卵虽然可以有高的排卵率（60%~80%），但妊娠率并不理想，有排卵的患者中仅有不足 50% 的患者可以怀孕。此外，CC 治疗周期的流产率约为 20%，CC 导致的这种排卵率与妊娠率的不一致，以及较高的流产率主要与其抗雌性激素作用以及使早卵泡期 LH 水平升高有关，这些对卵子质量、子宫内膜和宫颈黏液都有不良影响。另外，尚有 10%~30% 的 PCOS 患者对 CC 的治疗没有反应。近年来，人们开始尝试将芳香化酶抑制剂（AIs）应用到不孕症促排卵治疗中。1997 年就有学者将来曲唑用于动物促排卵研究，2000 年 Mitwally 等首次将其应用于人的促排卵治疗，并取得良好的结果。

国际循证指南（2018 最新版）认为单纯无排卵性不孕的 PCOS 患者，首选来曲唑诱导排卵、改善妊娠结局、提高活产率，如果没有来曲唑或不能使用或成本过高，可以使用其他促排卵药，与克罗米芬相比，来曲唑的多胎妊娠风险较低，所以来曲唑取代了克罗米芬成为目前促排卵治疗的一线用药。并可用于 CC 抵抗或失败患者的治疗。

用法：从自然月经或撤退性出血的第 2~5 天开始，2.5mg/d，共 5d；如无排卵则每周期增加 2.5mg，直至 5.0~7.5mg/d。

来曲唑副作用少见，包括潮热（11%）、恶心（7%）、疲劳（5%）、脱发和阴道出血（主要见于乳腺癌治疗的患者）。

3. 促性腺激素

目前，用于促排卵的促性腺激素是人绝经期促性腺激素，高纯度 FSH 和基因重组 FSH，基因重组 FSH 的优点是没有尿蛋白，供给稳定，生物活性稳定，目前已在全世界广泛应用。

国际指南（2018 版）认为，促性腺激素可作为单纯无排卵性不孕的 PCOS 患者口服促排卵治疗失败后的二线药物；有超声监测的前提下，向患者充分交代促性腺激素的成本及潜在多胎妊娠的风险后，可将促性腺激素作为促排卵的一线治疗药物；对克罗米芬抵抗的单纯无排卵性不孕的 PCOS 患者，在成本和供应允许的前提下，优先使用促性腺素而非克罗米芬联合二甲双胍来改善排卵、提高妊娠率和活产率。

克罗米芬抵抗的单纯无排卵性不孕的 PCOS 患者，使用促性腺激素联合二甲双胍可以改善排卵、提高妊娠率和活产率；克罗米芬抵抗的单纯无排卵性不孕的 PCOS 患者，在与患者分析利与弊后，可以选择促性腺激素或者腹腔镜卵巢手术来治疗不孕；使用促性腺激素时，需要考虑的因素包括：①成本和供应；②用于排卵诱导所需的医学专业知识；③所需超声监测的频率；④不同促性腺激素制剂之间的临床疗效并无差异；⑤低剂量促性腺激素可以促进单个卵泡细胞发育；⑥潜在的多胎妊娠的风险和影响。促性腺激素诱导的排卵仅在 <3 个成熟卵泡时才会给予扳机用药，如果 >2 个的成熟卵泡，则需取消周期，并建议患者避孕。

促排卵方案：

（1）低剂量缓慢递增方案

对于 CC 抵抗或无效的 PCOS 无排卵患者，诱发排卵时宜从低剂量开始，37.5~75.0IU 应用 7~14 天，然后逐渐递增，每周增加 37.5IU/d，直到有效的反应阈值，一般最大剂量为 225IU/d。一般于刺激 4~7 天后首次测定血清雌激素水平和联合阴道 B 超监测治疗反应，以后根据情况维持或增加剂量，雌性激素水平开始上升或超声检测到发育卵泡后 1~2 天监测一次，当主导卵泡达到 16~18mm，注射 hCG 激发排卵，一般于注射后 36~48 小时排卵。在下一个刺激周期，根据前一周期卵巢反应的阈值和观察到的卵泡发育情况调整 Gn 的起始剂量，由于 PCOS 妇女对低剂量的 Gn 特别敏感，最好在早期就开始频繁地监测。在 FSH 刺激下常募集大量小窦卵泡，运用这种低起始剂量（37.5~751U/d）、周期较长的缓慢递增方案可避免卵巢过度刺激，多胎妊娠和取消周期。大部分的刺激时间为 7~12 天，胰岛素抵抗患者可能更长一些，胰岛素抵抗患者可能对刺激的敏感性差一些，在治疗前或治疗期间加用二甲双胍可提高反应性，同时限制小卵泡数，减少因为过度刺激引起的周期取消。

（2）低剂量缓慢递减方案

另一种 Gn 刺激的方法是递减方案，这种方案与自然排卵周期的血清 FSH 的生理变化相一致，治疗的起始剂量为推测的反应剂量，可从较高剂量开始（150~2251U/d），以后逐渐减量，每 3 天减 37.5IU，直到最小的剂量 75TU/d，使更为敏感的主导卵泡进一步发育而敏感性较低的一组小卵泡萎缩。由于很多无排卵妇女对外源 Gn 特别敏感，这种递减方案最好用于既往已经进行了一个或多个刺激周期，并已对患者的反应周值有所了解的情况。

建议对 FSH 易于发生反应的患者（FSH 阈值低）选用 step-up 方案，而反应可能差（FSH 阈值高）的患者如肥胖、高雄的患者选用 step-down 方案。上述两种方法也可以有机结合，开始逐渐加量，观察到反应、主导卵泡出现后逐渐减量。

（3）CC 和 Gn 的序贯治疗

CC 和 Gn 的序贯治疗可用于 CC 抵抗的无排卵患者。经典的方法是月经 3~5 天开始服用 CC50~100mg，连用 5 天，CC 应用的最后一天或次日开始应用小剂量的 FSH 或 hMG（75IU/d），以后进行监测和个体化的调整。大多数情况下这种治疗方法的周期妊娠率接近或达到单用 Gn 的水平，而 Gn 治疗的剂量和时间以及监测的花费降低了 50% 甚至更多。理论上，序贯治疗仅对 CC 有反应的患者有效，否则，在开始 Gn 治疗以前没有任何效果可言。

四、促排卵治疗的辅助治疗

1. 胰岛素增敏剂

胰岛素增敏剂于 1994 年开始引入 PCOS 治疗中，并引起了研究者的广泛兴趣。主要包括双胍类的二甲双胍、噻唑烷二酮类的罗格列酮和匹格列酮。二甲双胍由于可以降低空腹胰岛素水平，因此被认为可改善促排卵效果。有研究提倡将二甲双胍作为促排卵的一线药物，但进一步的研究证实其对促排卵效果的改善并不比单纯的生活方式改变更好。尽管二甲双胍在孕期运用是安全的，但最好在明确妊娠后停用，虽然有部分研究认为应用二甲双胍可预防妊娠并发症，但只限于研究。

2. 口服短效避孕药（OC）

目前，OC 已成为 PCOS 患者最常用的治疗方法之一（详见前面章节关于 OC 的阐述）。OC 作为 PCOS 患者促排卵的前期用药，可通过调整内分泌紊乱，提高机体组织的敏感性，从而提高药物促排卵的排卵率及妊娠率。因此，可作为 PCOS 促排卵治疗方法中的辅助手段，可结合二甲双胍、减轻体重等降低对糖脂代谢的影响，尤其适合肥胖患者的治疗和有生育要求患者诱发排卵前的准备。

3. 糖皮质激素

肾上腺雄性激素分泌增多是很多 PCOS 患者雄烯二酮升高的主要原因，反映在肾上腺皮质网状带产生的雄烯二酮代谢产物硫酸脱氢表雄酮升高。早在 1984 年，Daly 等就报道了对 DHEAS 大于 $200 \mu g/d$ 的患者在应用 CC 治疗时加用地塞米松（DEX）0.5mg/d，结果显示排卵率显著提高了。Parsanezhad 等报道短期应用大剂量的 DEX 也有很好的效果。一项随机对照研究发现对 DHEAS 正常的 CC 抵抗患者加用 DEX 后排卵率较对照组明显升高（75% 比 15%，$P < 0.001$）。这项研究提示：对 CC 抵抗患者无论有无 DHEAS 升高均可加用 DEX 以提高排卵率，是在应用 Gn 促排卵前值得尝试的一种方法。

4. 多巴胺类似物

约 30%PCOS 患者表现为轻度的高催乳素血症，多巴胺的抑制作用降低可能与这些患者血 LH 升高有关。因此，多巴胺激动剂可作为 PCOS 伴高催乳素无排卵患者应用外源 Gn 治疗的辅助手段。临床上最常用的两种多巴胺激动剂是溴隐亭和卡麦角林。两者均为麦角生物碱，通过与多巴胺受体结合发挥类多巴胺作用。激动剂和内源性多巴胺一样可直接抑制垂体催乳素分泌，通过降低血清催乳素水平至正常范围，使高催乳素血症对 H–P–O 轴 GnRH 脉冲分泌的抑制作用消失，恢复正常功能，从而恢复排卵。

溴隐亭的治疗一般从低剂量 1.25~2.5mg 开始，睡前服用效果更好，因为可以有效抑制催乳素的夜间升高。低起始剂量还有助于降低与多巴胺受体刺激相关的胃肠道和心血管副作用的频率和程度。治疗开始后催乳素很快就降低并稳定在正常水平，短至一周复查催乳素就可显示出治疗的效果。如果不能抑制，可加量，在早、中餐服用，大部分 PCOS 患者溴隐亭 2.5mg 就有效，个别溴隐亭抵抗或不能耐受的病例可选用卡麦角林，一般起始剂量为 0.25mg，每周两次，每 4 周逐渐加量，直到达到有效剂量。大部分妇女每周用药 0.5~1.0mg 就可以维持正常催乳素水平。对于溴隐亭抵抗或不能耐受的高催乳素患者，卡麦角林治疗的有效率达 70%~85%，并且一周仅需两次，较溴隐亭依从性好。

多巴胺激动剂的副作用较常见，但一般均能忍受，主要发生在治疗的前两周。因为溴隐亭刺激 D1 和 D2 多巴胺受体，大部分患者会出现轻度肾上腺素的副反应，如头昏、恶心、呕吐、鼻塞、体位性低血压等。卡麦角林虽然副作用相同，但发生率和严重程度均较低，可能因为其与 D2 受体有更高的亲和力。应用溴隐亭治疗的患者约 12% 因不能耐受而终止治疗，运用卡麦角林的患者约 3% 因不能耐受而终止治疗。

如果从小剂量起始，以后根据耐受情况逐渐加量可以减轻副反应。将溴隐亭与零食或正餐同服可减轻副反应。必要时，阴道用溴隐亭或卡麦角林可减轻副反应，增加依从性。阴道吸收更完全，并且避免了肝代谢。因此，当经阴道给药时低剂量就可以取得很好的效果。

第七节　PCOS 患者手术治疗

国际循证指南（2018 版）认为对克罗米芬抵抗的单纯无排卵性不孕的 PCOS 患者，腹腔镜卵巢手术为二线治疗方案；如单纯无排卵性不孕的 PCOS 患者存在其他腹腔镜手术指征时，可考虑将腹腔镜卵巢手术作为一线治疗方案；必须向所有考虑腹腔镜卵巢手术的 PCOS 患者解释手术相关的风险；如果要推荐腹腔镜卵巢手术，需要考虑以下几点：

（1）费用高。

（2）使用腹腔镜卵巢手术来诱导排卵所需的专业知识。

（3）超重和肥胖妇女术中和术后的风险更高。

（4）较低但潜在的卵巢储备功能下降和卵巢功能丧失的风险。

（5）潜在的子宫附件粘连风险。

一、手术方式

1. 腹腔镜卵巢打孔术（laparoscopic ovarian drilling，LOD）

因为术后粘连和卵巢功能损害等并发症，PCOS 的手术治疗一度很少使用，随着腔镜技术的发展，手术促排卵又引起了大家的兴趣。腹腔镜下卵巢电凝打孔术（LOD）可在腹腔镜下行激光、单极电凝、双极电凝、内凝器、绝缘针等烧灼穿刺卵巢，取得较好的疗效，并且手术损伤较小，患者恢复快，手术简单易行，易于推广。

需要明确的是，腹腔镜卵巢打孔术不作常规推荐，主要适用于 CC 抵抗、来曲唑治疗无效、顽固性 LH 分泌过多、因其他疾病需腹腔镜检查盆腔、随诊条件差不能进行促性腺激素治疗监测者。建议选择体质指数（BMI）≤ 34kg/㎡、基础 LH>10U/L、游离睾酮水平高的患者作为 LOD 的治疗对象。

（1）机制：破坏产生雄性激素的卵巢间质，间接调节垂体 – 卵巢轴，血清 LH 及睾酮水平下降，增加妊娠机会，并可能降低流产的危险。

（2）指征：CC 抵抗，无监测卵泡发育条件，或有其他腹腔镜检查指征的 PCOS 不育患者。高 LH 和 BMI 正常的患者效果较好。

（3）方法：双极电凝或激光打孔，打孔数量保持在每侧卵巢 4~10 个孔比较适宜，仍存在卵巢功能衰退的可能。由于药物的发展，促排卵效果的优化，现已很少使用。目前的观点是：不以打孔为唯一目的而进行手术，在因其他不育原因进行腹腔镜手术时，在事先充分知情同意的前提下，进行此手术。

以往采用的开腹或腹腔镜途径行卵巢楔形切除术，由于引起术后卵巢功能衰退，盆腔粘连，甚至输卵管阻塞，现已废用。

2. 新手术途径的疗效

微型腹腔镜是直径极为细小的用于进行常规诊断和手术治疗的腹腔镜，其外径只有 1.8~3.0mm，切口小、痛苦少、可在局麻下进行，术后恢复快，能缩短住院时间、降低医疗费用。经阴道注水腹腔镜（THL）是一种新的微创手术，经阴道后穹隆注入生理盐水或林格液使盆腹腔膨胀，可更好地暴露卵巢和输卵管的结构，无须牵拉即可进行盆腔操作。

3. 超声引导下未成熟卵泡穿刺术（IMOP）

经阴道 B 超穿刺治疗 PCOS 是在阴道 B 超的帮助定位下，经阴道后穹隆进入盆腔，穿刺双侧卵巢所有可见的卵泡。主要有自然周期及应用少量 Gn 后的卵泡穿刺。穿刺抽吸卵泡液，降低雄激素水平，进而使雌性激素水平暂时下降，通过反馈作用使 FSH 分泌增加，LH/FSH 比值改变，从而促使自发排卵。经阴道 B 超穿刺术的并发症主要是卵巢出血，另外经阴道 B 超穿刺术还有一个不足之处，就是不能永久地恢复规律的排卵，有些患者在几次正常的排卵后又出现不规则月经，甚至闭经，需要重复多次治疗，但是经阴道 B 超穿刺术是简便、易操作的手术，

不仅可以改善 PCOS 患者的内分泌状况，提高辅助生育技术的成功率，而且降低常规 IVF 的花费，减少 OHSS 的发生，成为治疗 PCOS 的新选择。

4. B 超引导下卵巢基质水凝术或电凝术

经阴道 B 超引导下用取卵针穿刺卵巢皮质，注入 75℃ 的无菌生理盐水，或穿刺入

卵巢后用双极电凝打孔。机制同 LOD。另外经腹双侧卵巢楔形切除术，腹腔镜下双侧卵巢楔形切除术因其并发症多、创伤大，目前临床上已不再应用。

5. 减肥手术

国际循证指南（2018 版）增加了减肥手术这一部分内容，指南认为对于肥胖患者减肥手术应被视为 PCOS 患者生育治疗中的实验性治疗方案，到目前为止此方案的风险与效益并不明确。如果要实施减肥手术，需要考虑以下因素：

（1）手术费用成本。

（2）术后需要一个完善的体质量管理计划，包括饮食和运动干预治疗，以改善心理、肌肉骨骼和心血管健康。

（3）潜在的围产期风险：如小于胎龄儿，早产和新生儿死亡率增加。

（4）潜在益处：如减少大于胎龄儿和妊娠期糖尿病的发生风险。

（5）建议在快速减肥期间和减肥手术后至少 12 个月内严格避孕。

如果怀孕了，需要考虑以下因素：术前和术后对营养缺乏的筛查和预防性管理十分重要。在理想的状态下，这应在跨学科的专业护理中心进行，在怀孕期间监测胎儿的生长情况。

第八节　PCOS 患者辅助生育治疗

一、体外授精 - 胚胎移植

1978 年，Edwards 和 Steptoe 首次成功应用体外授精 - 胚胎移植（IVF-ET）技术获得了世界上第一例试管婴儿 Louis Brown，开辟了人类治疗不孕症的辅助生殖技术（ART）新纪元。IVF-ET 技术的诞生被认为是 20 世纪世界医学史上最伟大的事件之一。历经近 30 年的发展，作为生殖医学这门新兴学科的主要内容，辅助生殖技术获得了长足的进步，IVF-ET 及由其衍生的新的辅助生殖技术已经形成人类生殖技术发展的新态势。

PCOS 作为育龄妇女最常见的内分泌和代谢紊乱性疾病，是引起无排卵性不孕的主要原因，其临床表现多样化，除了无排卵或稀发排卵致不孕外，还有多毛、肥胖、高雄性激素的临床表现、胰岛素抵抗、卵巢呈多囊性改变等。对于有生育要求的 POOS 患者，经促排卵药物治疗仍未妊娠者，或合并输卵管性因素或男性因素不孕者，IVF-ET 技术是非常有效的治疗方法。然而，进行 IVF-ET 治疗前，需确认患者具备 IVF-ET 适应证且无禁忌证，无不能耐受超促排卵及妊娠的内科疾病、外科疾病、肿瘤等，并签署相关《知情同意书》。还应该注意患者的内分泌及代谢状态，临床上应根据具体情况，给予适当的预处理和准备，再进入常规 IVF-ET 治疗程序。

国际循证指南（2018 版）认为在其他诱导排卵治疗失败后，且没有 IVF/ 卵胞质内单精子注射（ICSI）绝对适应证时，可向无排卵性不孕的 PCOS 患者推荐 IVF 作为三线治疗方案；无排卵性不孕的 PCOS 患者使用 IVF 是有效的，且选择性单胚胎移植，可显著降低多胎妊娠；PCOS 患者在进行 IVF/ICSI 治疗前应被告知。

（1）实用性、成本和便利性。

（2）卵巢过度刺激综合征（OHSS）的风险增加。

（3）减少 OHSS 的方案。

尿源性或重组卵泡刺激素（FSH）均可用于 PCOS 患者接受；IVF/ICSI 助孕的控制性超促排卵过程，目前尚无足够的证据推荐具体的 FSH 类型；PCOS 患者在接受 IVF/ICSI 助孕的控制性超促排卵过程中，不应常规将外源性重组黄体生成素（LH）与 FSH 联合使用；对进行 IVF/ICSI 助孕的 PCOS 患者，与长方案相比，拮抗剂方案可减少促排卵时间、总促性腺激素剂量、降低 OHSS 发生率；进行 IVF/ICSI 助孕的 PCOS 患者，应使用最低剂量的人绒毛膜促性腺激素（hCG）诱发卵母细胞成熟，以减少 OHSS 的发生；若进行 IVF/ICSI 助孕的 PCOS 患者有 OHSS 的高危因素，或无新鲜周期移植计划，应考虑使用促性腺激素释放激素激动剂（GnRH-a）诱发卵母细胞成熟并冻存所有胚胎；PCOS 患者在 IVF/ICSI 助孕过程中，可考虑全部胚胎冻存；在 IVF/ICSI 周期中，应告知 PCOS 患者 GnRH 拮抗剂（GnRH-A）方案中添加二甲双胍可降低 OHSS 的风险。

1. 控制性卵巢刺激方案（COH）

在体外授精 - 胚胎移植中获得数目适当且高质量的卵子是获得妊娠的关键。所以控制性超排卵（COH）是 IVF-ET 技术的关键步骤之一。近年来 COH 药物和方案很多，而且在不断更新中，但在 PCOS 患者的促排卵过程中尤其要注意卵巢过度刺激综合征（OHSS）的发生，PCOS 是 OHSS 的高风险人群，传统的长方案不作为首选。目前国内 PCOS 指南（2018 年）推荐药物如下：

（1）促性腺激素释放激素（GnRH）拮抗剂（GnRH-antagonist）方案：GnRH-anti 能结合在 GnRH 受体上而不产生信号转换，从而起到对 GnRH 受体的竞争性阻断作用，与 GnRH-a 的主要不同在于 GnRH-anti 避免了 GnRH-a 的急剧释放和去势作用，可在几小时内抑制血清内 LH 浓度而避免过早的 LH 峰发生，而且能保留垂体的反应性。GnRH-anti 对垂体的抑制过程依赖于拮抗剂的剂量，当用适量的刺激物如 GnRH 本身的刺激，能使垂体恢复 Gn 的分泌功能。GnRH-anti 在应用的时候比较灵活，可以根据患者情况而选择用药时间，并且可根据卵泡生长情况进行调节，使治疗方案个体化。GnRH-anti 与 GnRH-a 相比的另一个优点在于使用激动剂时由于对内源性促性腺激素分泌的过度抑制而影响到促排卵周期的雌性激素的产生和黄体期孕酮的水平，使患者在促排卵后产生黄体功能不全。相反，拮抗剂只在短时间内使用，对雌性激素的生成和黄体功能影响小。

在卵泡期先添加外源性促性腺激素，促进卵泡的生长发育，当优势卵泡直径 >12~14mm 或者血清雌二醇 >1830pmol/L（灵活方案），或促性腺激素使用后的第 5 天或第 6 天（固定方案）开始添加 GnRH 拮抗剂直至"触发"（trigger）日。为避免 PCOS

患者发生早发型和晚发型 OHSS，GnRH 拮抗剂方案联合促性腺激素释放激素激动剂（GnRH-a）触发，同时进行全胚冷冻或卵母细胞冷冻是有效的策略。

（2）温和刺激方案：CC+ 小剂量促性腺激素或来曲唑 + 小剂量促性腺激素，也可添加 GnRH 拮抗剂抑制内源性 LH 的上升，降低周期取消。这类方案也是 PCOS 可用的一种促排卵方案，适用于 OHSS 高危人群。该方案是 IVF-ET 最早使用的方案，费用较低，为许多有一定经济困难的患者提供了一种选择方式，因而直至现在仍有部分生殖中心使用此方案。常规方法为月经周期第 3~5 天开始给予氯米芬 50~100mg/d，共 5 日，然后每日肌内注射 hMG（或 FSH）75~225 IU，待卵泡成熟时再用 hCG 诱发排卵。此方案由于卵泡大量发育，雌性激素水平突增，可引起内源性早发 LH 峰，导致卵泡黄素化，卵子质量下降，使得受精率与妊娠率降低，流产率增高。

（3）GnRH-a 长方案：GnRH-a/FSH（hMG）/hCG。此方案是目前施行 IVF 时使用最多的方案。GnRH-a 方案的主要优点在于能避免卵泡期过早地出现内源性 LH 峰，避免了卵泡黄素化，改善了卵子质量、受精率、种植率以及妊娠率。根据 GnRH-a 用药时间的长短，该方案可分为长方案、短方案、超短方案三种，其中 PCOS 患者在进行 1VF 时常用长方案，长方案一般是从前一个月经周期的黄体中期开始使用 GnRH-a，直到下次月经来潮后的 3~5 天，经监测达到完全调节后，开始使用 FSH 或 hMG，一般每日 1 次，注射 FSH150IU，通常在月经周期第 8 天开始进行 B 超或激素测定，并依此调整促排卵药物的使用剂量，直到 B 超监测发现 1~2 个卵泡直径 >18mm，即停止使用促排卵药物和 GnRH-a，并于当天注射 hCG5000~10000U 促使卵子成熟，hCG 注射后 36h 取卵。多卵泡的发育和 hCG 触发会显著增加 PCOS 患者 OHSS 的发生率，建议适当降低促性腺激素用量，或小剂量 hCG 触发（3000~5000 U）以减少 OHSS 的发生。

2. 全胚冷冻策略

全胚冷冻可以有效避免新鲜胚胎移植妊娠后内源性 hCG 加重或诱发的晚发型 OHSS。因此，为了提高 PCOS 不孕患者的妊娠成功率和降低 OHSS 的发生率，全胚冷冻后行冻胚移植是一种安全有效的策略。但值得注意的是，冻胚移植可能增加子痫前期的潜在风险。

3. 未成熟卵母细胞体外成熟技术

PCOS 是引起不孕的常见原因，据统计，在育龄妇女中的发病率为 5%~10%。在 PCOS 患者的超排卵过程中，经常出现以下两种情况：一是对促排卵药物不敏感，如对低剂量促性腺激素长时间不反应、对氯米芬抵抗而使卵泡得不到发育；二是在一定促性腺激素作用的情况下产生过激反应诱发 OHSS，以致威胁患者的生命。近年来出现的卵母细胞体外成熟（IVM）技术作为一项新的辅助生殖技术为人们解决这些问题提供了一条新的途径。与传统的体外投精技术相比，IVM 能够减少常规促排卵药物引起的不良反应、降低卵巢过度刺激综合征的发生率，并可使治疗费用降低。而且研究证明，PCOS 患者比正常卵巢者可获得更多的未成熟卵。因此认为，卵母细胞 IVM 对 PCOS 患者治疗尤其适用。IVM 最早应用于 PCOS 患者以预防 OHSS 的发生。由于对人卵母细胞成熟机制知之甚少，所以在体外模拟体内卵母细胞成熟环境时仍不能达到满意的效果，故 IVM 的临床妊娠率较常规 IVF 低。随着 IVM 技术的发展，IVM 周期中使用小剂量促性腺激素促排卵和取卵前 36h 注射 hCG，可获得较为稳定的临床妊娠率。虽然 IVM 组的获卵数及其后的成熟卵数、受精卵数、卵裂数乃至优质胚胎数均低于 IVF 组，但每周期移植的优质胚胎数为 2~3 枚。所以对周期临床妊娠率的影响相对较小。为了避免促性腺激素对人体的副作用，自然周期的 IVM 在临床上也逐步应用。IVM 除应用于 PCOS 患者，也可用于具有正常月经周期的非 PCO 患者，特别在卵巢功能低下且多次常规 IVF 或 ICSI 失败者行 IVM 仍可获得妊娠并正常分娩。目前 IVM 临床应用日益广泛，不失为不育夫妇一种可选择的辅助生殖技术。正常月经、卵巢功能低下或 PCOS 患者使用 IVM，因其方法简便、费用低廉，可使患者获得更多治疗周期的机会，增加了最终妊娠的概率。

有研究显示，在体外培养成熟的卵母细胞有 44% 的纺锤体和 33% 的染色体出现异常，可能造成体外培养成熟的卵母细胞，在受精后形成的胚胎发育能力较差。IVM 培养体系，IVM 卵母细胞纺锤体、染色质以及微管的位置和结构，卵母细胞减数分裂和受精后胚胎有丝分裂周期进程等都对卵母细胞发育潜能有影响。所以，优化 IVM 培养系统，研究 IVM 卵母细胞的超微结构和细胞周期进程，将有助于提高 IVM 卵母细胞的发育潜能。而且应重视体外成熟技术的安全性问题，这也是所有非生理状态下进行各种辅助生育技术的共性问题，并应对出生的婴儿进行长期随访观察。最早成为 IVM 研究对象的是牛卵母细胞，其后代常常出现雄性比例增加、自然流产率升高、体能下降以及"巨大后代综合征"（LOS）。由此可见，IVM 技术仍然不能完全保证正常的胎儿发育。但已报道的人 IVM 出生的超过 300 例婴儿中并无畸形率升高或 LOS 的报道。

综上所述，未成熟卵母细胞体外成熟（IVM）技术在 PCOS 患者辅助生殖治疗中的应用仍有争议。IVM 在 PCOS 患者辅助生殖治疗中的主要适应证为：①对促排卵药物不敏感，如对 CC 抵抗、对低剂量促性腺激素长时间不反应，而导致卵泡发育或生长时间过长；②既往在常规低剂量的促性腺激素作用下，发生过中重度 OHSS 的患者。国际循证指南（2018 版）认为 IVM 治疗周期指的是将从窦卵泡中收集未成熟的卵丘卵母细胞复合体在体外培育成为成熟的卵细胞（包含刺激和非刺激周期，但并不使用人促性腺激素作为触发剂）；在有条件的医院，可以为 PCOS 患者提供 IVM 技术，体外培养成熟、形成胚胎，玻璃化冷冻后解冻周期移植，此方案可达到与普通 IVF/ICSI 周期相似的妊娠率和活产率，并且无 OHSS 的风险。

目前，IVM 技术待解决的问题还很多，主要包括如何在卵母细胞核达到成熟的同时，提高卵胞质的成熟度，以提高未成熟卵的体外成熟成功率，提高受精率、胚胎着床率及妊娠率，从而将 IVM 更大范围地应用于临床工作中。此外，有关 IVM 与卵母细胞凋亡的关系以及如何确保 IVM 胚胎质量等问题，仍有待深入探讨。不难预测，随着卵子成熟机制的逐步阐明和培养系统的改进，卵母细胞 IVM 可能替代 IVF 成为 PCOS 不孕患者的有效治疗方法，成为常规辅助生育技术之一。

胰岛素增敏剂在辅助生殖治疗中的应用：推荐在 PCOS 患者辅助生殖治疗过程中使用二甲双胍。二甲双胍目前在治疗 PCOS 不孕症中的方案有：①单独应用：适用于非肥胖的 PCOS 患者（BMI<30kg/㎡）；②与 CC 联合应用：适用于肥胖的 PCOS 患者；③与促性腺激素（hMG 或 rFSH）联合应用；④与 CC 或促性腺激素联合应用：适用于 CC 抵抗患者。

二、PCOS 患者 IVF-ET 并发症

辅助生殖技术并发症的发生直接影响到辅助生殖技术的成功率和安全性，尤其 PCOS 患者更应注意 OHSS 和多胎妊娠。

1. 多胎妊娠

虽然促排卵的目的是单卵泡发育以恢复正常的生殖周期，但是有时即使是经验丰富的临床医生也很难预测和调控，尤其对于年轻的或合并 PCOS 患者。因此，对接受促排卵治疗的患者在诱发排卵前需充分告知治疗所提出的风险，药物应在受过严格培训的医师的指导下使用，治疗过程中严密监测和积极处理，达到在不减少成功率的同时减少多胎妊娠发生率。

2. 卵巢过度刺激综合征（OHSS）

OHSS 是在超促排卵过程中出现的一种严重的医源性的并发症，近年来随着促排卵药物使用的增多，其发生呈上升趋势，有潜在的生命危险，对于 PCOS 这一高危人群，尤其需要临床医生的足够重视。

（1）病理生理基础

近来的研究表明：血管内皮生长因子（VEGF）在 OHSS 发病机制中可能起主导作用，VEGF 又称为血管渗透因子，是特异性作用于血管内皮细胞的多功能细胞因子，具有增加微血管及小静脉通透性，促进血管内皮细胞分裂，增殖等的作用。在重度 OHSS 患者的血清、腹水及卵泡液中，VEGF 明显升高，且与病情有关。资料表明：Gn 可刺激循环和泌尿系统的 VEGF 增加，并使卵巢的血供增加，而 GnRH-a 则可减少 VEGFmRNA 的表达。颗粒细胞的 VEGF 受 hCG 调节，VEGFmRNA 表达与 hCG 作用呈剂量和时间依赖性，故 VEGF 可能是 hCG 诱发 OHSS 的主要中介物质。其一方面发挥促进黄体期血管的生成，另一方面增加血管的通透性。另外，炎性细胞因子 1L-1、IL-2 和 IL-6 等也起到重要作用。hCG 的产物可刺激颗粒细胞产生 IL2，重度 OHSS 患者的卵泡液和血清中的 IL-2 浓度明显升高。VEGF 可增加血管内皮的通透性。VEGFmRNA 表达于黄素化颗粒细胞，并与 OHSS 密切相关。注入 VEGF 抗血清可使毛细血管的通透性减少 70%。卵巢内的肾素—血管紧张素—醛固酮系统（R-A-A-S）也可能参与了 OHSS 的发生，卵巢产生肾素原，在 LH 及 hCG 的激活作用下，无活性的血管紧张素 I 转化

成活性产物血管紧张素，促进血管生成及毛细血管渗透性增加。有报道 IL-1、IL-6、IL-8、TNF-a、组胺和前列腺素等在 OHSS 发生中也起到重要的作用。另外，一氧化氮（NO）有维持膜的稳定性和渗透性的作用，低浓度的 NO 使过氧化物对膜的破坏增加，导致膜渗透性增加。目前，OHSS 发病的确切机制尚不清楚，可能与多种导致血管通透性增加的因素有关，从而导致一系列临床症状，是多种物质作用的共同结果。

（2）OHSS 的发生与患者

所用超促排卵药物的种类、剂量、治疗方案、患者的内分泌状况及是否妊娠等因素有关。一般在接受超促排卵的患者中，OHSS 的总体发生率约为 20%。其中，中、重度为 1%~10%。在妊娠周期中，OHSS 发生率大约 4 倍于非妊娠周期。PCOS 及卵巢项链征患者是发生 OHSS 的高危人群，对这类患者应结合血 E 和 B 超进行严密监护，并采取以下措施进行预防。①重视 COH 前改善 PCOS 患者高雄性激素及胰岛素抵抗的状态。调整超排卵方案，如推迟开始使用外源性 Gn 的时间或采用低剂量 Gn（可每天使用 37.5IU）；而后根据 E 水平及募集的卵泡数增加 Gn 用量；②可疑发生严重 OHSS 者，如在超排卵的早期，应及时取消本周期或尝试取卵后进行未成熟卵培养，如在超排卵的后期，注射 hCG，则应依病情而定，可延迟注射、减少注射 hCG 量（50001U），或停止注射 hCG；③黄体期不用 hCG 而仅用 P 进行支持。以血中 E 水平决定是否用 hCG 和 hCG 的剂量；④提前取卵防止 OHSS：指注射 hCG 后 10~12h，先取一侧卵巢的卵泡，在 36h 后取另一侧卵巢的卵泡，并进行 ET。因提前取卵可明显干预卵泡的最终成熟，故可减少 OHSS 发生。但这种方法的有效性及其对 IVF-ET 结局的影响有待进一步证实；⑤取卵时尽可能吸取所有卵泡，可减少卵泡在 LH 峰后继续生长及 E 分泌增加的可能，从而减少 OHSS 发生。但也有文献报道，这样并不能减少 OHSS 发生；⑥可将胚胎冷冻保存，不进行移植。这样虽不能减少 OHSS 的发生，但可以减轻病情及其他并发症；⑦白蛋白和免疫球蛋白预防性治疗：在 hCG 注射 36 小时后静脉滴注白蛋白或免疫球蛋白以预防 OHSS 的发生。其具体的机制尚不清楚，可能有利于保持胶体渗透压，降低游离 E2 及一些有害因子水平，是目前常用的预防方法。

（3）临床表现

临床表现主要包括：腹水、胸水、少尿、卵巢增大等，如果发生并发症则会叠加相应的临床症状和体征，形成复杂的综合征。

OHSS 的典型特征是卵巢增大，由于毛细血管通透性增加导致"第三腔隙"液体快速增加。由于体液大量外渗可引起血液浓缩、电解质紊乱、肝肾功能损害以及血栓形成，表现为：腹胀，胃肠道不适症状、呼吸困难和尿量减少。体征可有：体重迅速增加、血液浓缩、白细胞升高、电解质不平衡、血凝加快和多器官功能衰竭等，曾有导致死亡的报道，需引起警惕。目前临床最常用的 OHSS 分为 3 度 5 级。值得一提的是，卵巢增大是超促排卵中的普遍现象，大量腹水的患者往往卵巢不大，因此应主要根据临床症状和实验室化验，而不是卵巢的体积来进行临床分级。

（4）治疗

由于发病机制仍未明确，对本病的治疗仍缺乏特效方法。原则是轻度予以密切观察随访，中度适当干预，重度加强监测和积极治疗。

轻度密切观察随访，停用任何 Gn，以肌注或阴道给予黄体酮代替 hCG 的黄体支持。因轻度有自限性，多饮水，多在两周内自行缓解。

中度适当干预，住院观察补充足够液体，维持水、电解质平衡。

重度为内分泌危象，应加强监测和积极治疗，治疗的目的主要是纠正血容量，防止血液浓缩和低血容量。关于利尿剂的应用还有很大争议。因为血容量减少，利尿不能缓解症状、减少腹水，反而使血液浓缩，还可能导致血栓形成，只有在血液浓缩得到纠正而患者仍少尿时，用速尿（10mg）可能起到一定的效果。前列腺素合成阻断剂——消炎痛被广泛用于 OHSS，但其疗效及安全性仍有疑问。

张力性腹水是 OHSS 危及生命的并发症之一，应用糖皮质激素（泼尼松龙）有阻止液体向胸腹腔渗透的作用，当保守治疗无法控制时，腹腔穿刺是最主要的治疗手段。腹腔穿刺术可缓解因为腹水导致的腹腔压力增高，提高静脉回心血量，并改善肾血流。患者腹痛、气短和恶心等症状可得到一定缓解，现以 B 超引导下腹穿最常用，单次引流量可达 2L，并且可以重复操作直到患者病情稳定。

对于严重的血液浓缩，如血细胞压积 >50% 的患者，应给予抗凝预防血栓治疗。可选择低分子肝素如依诺肝素。因成人呼吸窘迫综合征引起的呼吸困难应正压给氧，如果病情危重，必要时可终止妊娠。

综上所述，OHSS 的发生是一个由多种因素参与的复杂过程，目前仍无任何一种单一理论能够解释 OHSS 的所有问题，而且，临床上尚无彻底的预防方法和有效的治本治疗，继续深入研究 OHSS 的发病机制，将有利于更全面地了解该综合征，并有望在将来能更有效地治疗 OHSS，甚至从根本上彻底预防其发生，使促排卵技术更安全有效，对所有 OHSS 患者应常规每天记录液体的出入量及腹围，注意心肺功能、水电解质平衡及血凝状态等。患者应卧床休息，防止卵巢发生破裂或扭转，禁止盆腔检查、重压及激烈运动，并鼓励患者注意休息，少量多次进食。中、重度患者的治疗包括下列措施。

（1）停用任何促性腺激素包括 hCG，以肌注或阴道给予黄体配代替 hCG 的黄体支持。

（2）维持体液外渗期的血容量和及早纠正低血容量，是预防各种循环障碍并发症的关键，依病情使用白蛋白、低分子右旋糖酐扩容，必要时肝素抗凝防止血栓形成，同时监测水、电解质、酸碱平衡及血凝状态，病情稳定后，可停止补液，并控制水摄入量，保持每天 1L 左右，以防胸水、腹水增加，加剧病情。最初的液体治疗宜采用胶体液，常用的有白蛋白、低分子右旋糖酐、血浆等。近年来，羟乙基淀粉的应用逐渐受到人们的喜爱，其逐渐被作为白蛋白替代品进行扩容治疗。HES 是一种非生物制品，避免了白蛋白这一生物制品所带来的潜在的病毒传播的可能。研究表明：6%HES预防 OHSS的作用与白蛋白同样甚至更有效。当然也有一些矛盾的结果。但过量输入HES 也有一定的风险。

（3）当患者由于大量腹水而致腹部疼痛或严重不适，或伴有肺部病变（如影响呼吸，胸水）及肾、循环功能障碍时，可在B超引导下放腹水减轻症状，严重时可同时抽取卵巢黄素囊肿液以减少进入血液循环的E2量，静脉加压输液结合穿刺放腹水可使尿量显著增加，血细胞比容降低，立即改善症状及血生化指标，该方法唯一的缺点是丢失富含蛋白的液体。

（4）使用前列腺素拮抗剂如吲哚美辛，必要时使用糖皮质激素如泼尼松龙，以减少毛细血管的渗出。但妊娠后不宜使用。

（5）合并肾衰竭的患者，在补充血容量的前提下，可静脉滴注多巴胺每分钟5mg/kg，以扩张肾血管。血管紧张素拮抗剂及血管紧张素转换酶抑制剂可减少体液外渗，现认为是治疗重度OHSS的一种有效的方法，

（6）可考虑应用利尿剂，但还有很大争议。利尿剂加重血液浓缩，有学者不主张应用，但临床大量事实证明血容量补足后仍尿少的患者少量应用可收到一定的效果。

（7）一般增大的卵巢可自行消退，但是应注意防止卵巢囊肿破裂、出血、扭转的发生，必要时手术治疗，但应尽量保留卵巢。

（8）全身状况不良时应注意预防感染，严重患者应果断终止妊娠，防止严重并发症如肾衰甚至死亡。

（9）在患者治疗的过程中，应注意患者有妊娠的可能，防止药物对胎儿的影响并警惕妊娠导致OHSS加重。

3. 超排卵治疗与肿瘤

目前对于诱发排卵与肿瘤发生的相关性尚无定论，有研究显示用不育药物治疗的患者在治疗后一年内乳腺或子宫癌症发生的危险性增加。目前认为促排卵药物诱发卵巢肿瘤的机制有以下两个方面：一方面促性腺激素促进卵巢上皮组织的增殖分化，从而增加恶变的危险性；另一方面排卵数目及次数的增加，其所伴随的卵巢上皮细胞反复的损伤和修复可能增加肿瘤发生的危险性，特别是当上皮组织混入卵巢间质内时，该区域最容易恶变。根据上述假说，促排卵药物可致频繁排卵并提供了高促性腺激素的环境，使发生卵巢肿瘤的机会增加。但也有研究认为相促排卵药物并不是卵巢肿瘤的高危因素，而是由于接受超促排卵治疗，临床检查和B超监测的增加，使发现卵巢肿瘤的机会增加。虽然现在还缺乏有力的证据说明超促排卵与肿瘤相关，但在临床上对接受过超促排卵治疗的患者应追踪检查，特别是有高危因素者，如长期接受超促排卵治疗者、供卵尤其多次供卵者、有持续性卵巢增大或超促排卵后出现卵巢囊肿及有癌症家族史者更应加强监测，以便及时发现卵巢肿瘤并进行治疗。

第九节　代谢综合征的预防和治疗

一、代谢综合征的定义及病理生理改变

（一）代谢综合征的定义

代谢综合征（MS）是以中心型肥胖、糖尿病（DM）或糖耐量减低（IGT）、高血压、血脂异常为基本特征，以胰岛素抵抗为共同病理生理基础，以多种代谢性疾病合并出现为临床特点的一组严重影响人类健康的临床症候群。其主要后果为动脉粥样硬化性心血管疾病（CVD）。MS 的第一个工作定义和诊断标准是由 WHO 专家组在 1998 年正式提出的。此后许多国家和学术组织都制定了各自的 MS 诊断标准并不断更新。但各种 MS 诊断标准的差异和争议较大。2005 年由国际糖尿病联盟（IDF）颁布了学术界第一个 MS 的全球统一定义，此标准强调腹型肥胖（以腰围衡量）为 MS 的诊断前提，腰围标准依地区和种族而定。在此基础上合并以下任意二项异常成分即诊断为 MS。

①TG＞1.7mmol/L 或已接受调脂治疗；②HDLC 男性＜1.03mmol/L 或女性＜1.29mmol/L 或已接受调脂治疗；③收缩压≥130mmHg 和 / 或舒张压≥85mmHg，或已诊断高血压且接受治疗；④FPG≥5.6mmol/L 或已诊断为 2 型糖尿病或已接受相应治疗，空腹血糖≥5.6mmol/L 则强烈推荐进行口服葡萄糖耐量试验，但是口服葡萄糖耐量试验结果阳性在诊断 MS 时并非必要。该定义中衡量中心性肥胖的标准选用腰围，方法是测量肋弓下缘和髂嵴上缘的中间平面，并指出腰围的种族和性别差异，欧洲男性≥94cm、女性≥80cm，美国男性≥102cm、女性≥88cm，中国男性≥90cm、女性≥80cm，为中心性肥胖。

（二）MS 的病理生理改变

MS 的确切病因并不十分清楚，且发病机制非常复杂，与机体遗传、生长发育、生殖、增龄等代谢网络信息转导调节，生活环境（自然与社会）和生活方式密切有关。机体免疫和代谢系统的异常是引起代谢综合征的重要原因。在长期的进化过程中，有机体形成了免疫和代谢反应的共同通路，两者在功能上相互依赖，保持动态平衡，但是当一方长期处于优势地位时，往往产生不良的后果。两者的代谢异常引起的胰岛素抵抗、致动脉粥样硬化血脂异常、内皮功障碍、高血压、肠道菌群失调，以及中心性肥胖是构成该综合征的几个因素，一般多认为中心性肥胖是代谢综合征的重要始发因素，胰岛素抵抗是代谢综合征的主要发病机制。

胰岛素抵抗

胰岛素抵抗是指胰岛素介导的机体对葡萄糖的摄取及利用率降低，机体为了保持机体内环境的稳定和血糖正常，代偿性地增加胰岛素的分泌而导致的高胰岛素血症状

态。IR 存在于代谢综合征的大多数患者中，在其发病中起重要作用。它是连接代谢综合征的其他成分的纽带，并且与心血管疾病（CVD）发生危险独立相关，IR 可通过各种机制促发高血压、血脂异常、IGT、DM 及冠心病。IR 可通过代偿性高胰岛素血症使儿茶酚胺浓度增高，交感神经活动增强，小动脉外周阻力加大以及胰岛素介导的骨小管对 Na^+ 重吸收增加导致高血压，当发生胰岛素抵扰的肌肉组织的非酯化脂肪胶（NEFA）超载时，过量的 NEFA 会转移到肝，促进脂肪肝和致动脉粥样硬化性异常血脂的产生，高胰岛素血症会增加 VLDL、TG 的产出，增高 TG 的水平，肌肉组织的胰岛素抵抗的发生可以预测糖耐量异常，这种情况可以由于肝糖原产生增加和肝的胰岛素抵抗而变得更加严重。PIETILAINEN 等研究发现，除了遗传因素外、中心性肥胖、腹部内脏脂肪含量、肝脏脂肪含量和胰岛素抵抗呈正相关。机体胰岛素抵抗存在多种调节机制，主要包括遗传性的和非遗传性的，任何一个环节的异常都能引起机体胰岛素抵抗。

肥胖是代谢综合征的主要始发因素，肥胖与高血压、高胆固醇、低 HDLC 和高血糖有关，近年研究表明，尤其中心性肥胖能够诱导机体产生慢性炎症，继而诱导机体产生胰岛素抵抗、糖脂代谢异常等多重代谢异常聚集的现象。腹腔内脂肪细胞对 TG 的摄取是皮下脂肪细胞的 1.5 倍，腹内脂肪比皮下脂肪有更高的脂肪分解速率，内脏脂肪的脂解产物——游离脂肪酸（PFA）和 TG 直接由门静脉进入肝进行代谢，其余进入体循环。内脏型肥胖形成后，肥大的脂肪细胞脂解增强，大量 FFA 和 TG 进入肝，多方面影响机体物质代谢，并增加了 2 型糖尿病、高血压、冠心病的风险。其主要原因是：①肝内 FFA 氧化增加，抑制肝糖原利用，并下调肝的胰岛素受体，减少胰岛素结合，形成肝胰岛素抵抗。同时，血循环中 FFA 的升高，使肌肉中 FFA 氧化增加，通过葡萄糖 - 脂肪酸循环，使葡萄糖氧化利用减少，形成外周胰岛素抵抗；② FFA 和 TG 进入肝，提供充分的糖异生原料，使肝糖原输出增加。FFA 是 TG 合成的原料，肝内 TG 及其有关脂蛋白如 VLDL 和载脂蛋白 B100（apoB-100）合成及分品增加，构成了动脉粥样硬化的基础；③长期高 FFA 对胰岛 B 细胞有脂毒性作用，是胰岛 B 细胞功能衰退的原因之一。一直以来，脂肪组织仅被认为是存储能量的器官，但随着研究的不断深入，发现脂肪组织还可以通过自分泌和旁分泌途径产生许多诸如 TNF-α、IL- 6 、瘦素、脂联素等脂肪细胞因子，而这些细胞因子在 2 型糖尿病、高血压、心血管疾病等多种代谢性疾病的发病机制中发挥着重要的作用。

近年来，研究发现 PCOS 患者患非酒精性脂肪（NAFLD）的风险增加，越来越多的证据表明 NAFLD 和 PCOS 常常共存。肥胖（特别是中心性肥胖）和胰岛素抵抗被认为是 PCOS 中与 NAFLD 相关的主要因素。此外，雄性激素过剩可能是 NAFLD 发展的另一个促成因素。

非酒精性脂肪肝：非酒精性脂肪肝的定义是肝细胞中脂肪含量大于 5%。NAFLD 是一系列疾病，从非酒精性脂肪肝（NAFL）到非酒精性脂肪性肝炎（NASH），脂肪在肝细胞中积聚，伴有不同程度的坏死炎症、细胞损伤和纤维化，可发展为肝硬化和肝衰竭。SÖDERBERG 等发现 NAFLD 是 2 型糖尿病及心血管疾病的独立危险因素，并且后者是该疾病最常见的死亡原因。NAFLD 风险、胰岛素抵抗和肥胖之间存在明显的相关性。一项系统回顾分析显示，与对照组相比，PCOS 患者患 NAFLD 的风险增加了 4 倍。类似地，越来越多的证据表明 PCOS 患者的 NAFLD 患病率更高。PCOS 的病因尚不清楚。同样，到目前为止，NAFLD 与 PCOS 之间的联系机制还不完全清楚，尚需进一步研究。

瘦素主要由脂肪细胞合成、分泌，它通过影响下丘脑 – 垂体 – 肾上腺轴（HPA）调节生长激素、催乳素及其他垂体前叶激素的生成，并影响胰岛素和类固醇激素的合成与分泌，激活交感神经系统参与血压调节，介导肥胖及其相关代谢异常的发生。瘦素可通过 3 种途径调节机体脂肪的沉积：①抑制食欲，减少能量摄取；②增加能量消耗；③抑制脂肪合成，如果没有瘦素生成，可导致极度肥胖，同样如果下丘脑对瘦素不敏感或抵抗，即使有过量瘦素，肥胖依然发生。瘦素可抑制基础及葡萄糖刺激的胰岛素分泌，从而引起肥胖型 2 型糖尿病。另外，瘦素使胰岛素对肝细胞的作用减弱，而脂肪细胞可促进脂肪酸氧化，减少 B 细胞分泌胰岛素。

MS 患者 HPA 活性增高，交感神经兴奋性增强，促肾上腺皮质激素释放因子分泌增加导致皮质醇及肾上腺来源的雄性激素分泌增多，抑制了促性腺激素释放激素的释放，使性腺来源的性激素分泌减少，在男性表现为雄性激素水平降低，女性则雄性激素水平增高，而男、女雄性激素水平的这种改变均伴有 IR。此外，躯体，精神的各种应激（包括吸烟、酗酒、暴饮暴食、应酬交际、忧郁焦虑等）因素均可使 HPA 的敏感性增加。

目前的观点认为，肥胖本身是一种亚临床炎症状态，脂肪组织可分泌大量的炎症因子如 IL-6、TNF-α 和瘦素等，这些炎性因子可直接干扰胰岛素的信号通路导致胰岛素抵抗和 MS 的各种表现，由此提出 MS 发病的炎症假说。IL-6 对白细胞具有很强的诱导分化作用，肥胖患者增多的脂肪组织通过增加 IL-6 的分泌，一方面与胰岛素抵抗有关，另一方面与亚临床炎症反应相联系。血清 CRP 是易测量的炎症生化指标。近年来发现腹型肥胖、高血压和糖脂代谢紊乱等均伴有 CRP 水早的明显增高，且 CRP 随 MS 危险因素个数的增多而增加。作为急性炎症时相最敏感的蛋白指标之一，CRP 不但直接与胰岛素抵抗有关，而且与全身血管病变的危险性密切相关。此外，在代谢综合征时，其他的炎症因子，如 TNF-α，IL-6 也是增高的，提示 MS 是一种炎症反应。

脂肪细胞来源的细胞因子（TNF-α、IL-6 等炎症前细胞因子）导致纤维蛋白原增加及内皮细胞损伤。内皮细胞损伤时的主要标志物 vWF（vWF）增多，内皮细胞分泌的一氧化氮（NO）减少及抗血小板聚集的作用下降。IR 及高胰岛素血症时，胰岛素和胰岛素原可使纤溶酶原激活物抑制 –1（PAI-1）增加，IR 还可通过小而密 LDL 及 TG 增加间接使 PAI-1 增加。纤维蛋白原、vWF 及 PAI-1 增加及抗血小板聚集的作用降低共同导致高凝状态。以上促血栓因子虽然临床未常规测定，但血栓事件的危险性可通过阿司匹林治疗而降低。

目前的临床及实验证据表明，肠道菌群也是代谢综合征的潜在致病因素，与机体肥胖、炎症等存在密切的关系。2004 年，科学家 BACKHED 等首次发现肠道菌群能够作为一个环境因素调节机体的能量储存，实验显示普通小鼠相比无菌小鼠全身脂肪含量高 40%，与移植鼠肠道菌群的无菌小鼠相比，移植肥胖小鼠肠道菌群后的无菌小鼠体重明显增加、血糖升高并产生胰岛素抵抗。NEAL 等研究发现，肠道菌群中革兰阴性杆菌产生的脂多糖是高脂饮食诱发机体出现肥胖、糖尿病和炎症的前提条件，革兰阴性杆菌产生的脂多糖（LPS）能够通过依赖脂蛋白的机制从肠道转运到目标组织，并与免疫细胞表面的复合受体 CD4 / TLR4 结合，触发促炎因子的释放。另外与健康人群相比，动脉粥样硬化患者的肠道微生物组成和比例发生了显著的变化，患者体内科林斯菌属比例增加，罗氏菌素和真菌含量下降。通过检测主动脉粥样硬化病变、组织氧化和炎症状态发现，嗜酸乳杆菌 ATCC4356 能够通过减少机体氧化应激和炎性反应的方式减缓小鼠的动脉粥样硬化进程。

二、PCOS 和 MS 的关系

（一）高胰岛素血症及糖耐量减低

PCOS 患者的糖耐量减低发生率为一般生育期妇女的 4 倍，肥胖加剧了患者的糖代谢异常，与体重相当的正常女性对照组比较，PCOS 组高胰岛素血症和 IR 的发生率更高、程度更严重。PCOS 患者高胰岛素血症是 IR 状态下机体对血糖调节的代偿阶段，肥胖使该阶段缩短，使 PCOS 患者的糖尿病发生率升高达正常人群的 7 倍，发病时间也提前近 30 年。PCOS 患者体内胰岛素水平与心血管疾病的发生密切相关，Goodarzi 等按内环境稳态模型评价（HOMA），根据 IR 水平把 PCOS 患者分为轻、中、重 3 层进行分层分析，并与正常妇女进行对比性研究，发现 IR 最严重的一层 PCOS 患者 BMI、雄性激素水平、收缩压及舒张压、TG 水平均明显高于其他两层，而 HDL-C 水平降低；PCOS 患者之 IR 是心血管疾病危险因子的首要决定因素，而在正常妇女 BMI 及 IR 皆为其重要影响因素，因此认为应强调对所有的 PCOS 患者进行 IR 的早期检测并重视减轻体质量以降低心血管并发症的发生率。

（二）血脂异常

脂代谢异常已被认为是心血管疾病的独立危险因素。MS 时可出现多种血脂异常，最常见 HDL-C 降低及 TG 增高。高胆固醇和高 TG 血症均为动脉粥样硬化的重要危险因子，血浆 LDL、VLDL 水平持续升高与动脉粥样硬化的发病率呈正相关，LDL 经氧化修饰后致病，HDL 有抗动脉粥样硬化作用。apoA 的降低和 apoB 的升高也是动脉粥样硬化的发病因素。有研究发现 PCOS 患者 TG 水平显著升高，而 HDL 还有 HDL 携有的 apoAI 却显著降低，同时 apo AI/apoB 也显著降低，apoAI/apo B 与 BMI 直接负相关；雄性激素水平与脂蛋白谱改变无直接相关性。而 Legro 等却发现 PCOS 患者无论肥胖与否，其脂代谢异常主要表现为 LDLC 升高，而不存在 IR 所具有的特征性脂代谢异常；但肥胖的 PCOS 患者 HDL 水平也升高，认为 HDL 的升高可能是抑制心血管病发生的保护性机制。

（三）心血管系统异常

流行病学调查证实，PCOS 患者发生高脂血症、高血压、缺血性心脏病等的风险增加 4~5 倍。主要有以下几个方面：

（1）收缩压升高，主要见于肥胖患者，与高胰岛素血症水平呈正相关，血浆胰岛素水平升高可促使肾吸收钠增加，交感神经系统活性增加，增加醛固酮分泌，减少前列腺素的合成，促使平滑肌细胞增殖。实验研究证实，产生 IR 后血压升高，阻止 IR 产生，可遏止血压升高。

（2）动脉管壁的粥样斑块形成，与高胰岛素血症和血脂异常直接有关。

（3）血纤溶酶原激活抑制因子 -1 浓度升高，此为冠心病（CHD）发生的独立危险因子。正常人的血管内皮常释放适量纤溶酶原激活物至血循环，激活纤溶酶原生成纤溶酶促进多余的纤维蛋白分解成降解产物，在血管内有防止凝血的作用。组织型纤溶酶原激活物（tPA）对纤维蛋白有很强的亲和性，tPA 和纤维蛋白结合后再和纤溶酶原相结合，在纤维蛋白上激活纤溶酶原，大大加快了纤溶酶分解纤维蛋白的作用。为了维持血凝和纤溶的平衡，血液中还有多量相应的纤溶抑制物，PAI 通过对纤溶酶原激活物的抑制，阻断纤溶酶原的激活，其中 PAI-1 是所有 PAI 中最重要的抑制物。tPA 抗原含量升高而活性降低以及 PAI 水平升高时形成血栓的可能性增加。Kelly 等研究发现 PCOS 患者 tPA 抗原含量显著高于正常对照组，在调节 BMI 及胰岛素敏感指数（ISI）的影响后此差异仍有显著性，无论 PCOS 患者还是健康对照组 tPA 抗原含量都与 IS1 负相关，而与 BMI 正相关，与睾酮水平无相关性。Sills 等发现无实验室高雄性激素或高胰岛素血症的患者其 PAI-1 抗原、PAI-1 活性及 tPA 抗原水平皆显著高于健康对照组，并与空腹胰岛素水平呈显著负相关。

（4）血管内皮功能及血管功能失调。血管内皮细胞覆盖了整个血管壁的腔面，形成了一种连续性保护层，可产生各种血管活性物质经自分泌、旁分泌机制影响血管功能，内皮功能失调是一个新的心血管疾病危险因素。Paradisi 等以血管超声法检测股动脉内灌输递增剂量的内皮依赖性血管舒张剂——乙酰胆碱和正常血糖高胰岛素钳夹实验时下肢血流（LBF）的反应性变化，结果发现 PCOS 患者 LBF 对乙酰胆碱的反应性增加值较正常对照组低 50%，正常血糖高胰岛素钳夹试验中 PCOS 组 LBF 较基础值升高 30%，而对照组升高 60%；对于所有观察对象而言，灌输乙酰胆碱所引起的最大 LBF 与游离睾酮负相关，此相关性比其他有关指标都显著，此研究表明 PCOS 患者存在内皮功能失调且抵抗胰岛素的血管舒张效应。就内皮的血管保护作用而言，PCOS 大血管病发病风险升高。PCOS 患者不但存在血管内皮功能失调也存在血管功能失调，Kelly 等用线路肌动描记法测定离体微血管分别与浓度为 100PM 及 1000PM 的胰岛素共同孵育前后对去甲肾上腺素（NE）反应的浓度效应曲线，首次以体外试验证明 PCOS 患者在无心血管疾病临床症状出现时，就已经存在一个血管水平的 IR。Lakhani 等以多普勒血管超声技术在一项研究中监测颈总动脉和颈内动脉的顺应性和紧张性指数，发现 PCOS 患者颈动脉弹性降低，从而证明了 PCOS 患者存在血管功能异常；在另一项研究中监测颈总动脉、颈动脉球、股总动脉内中膜厚度（IMT），研究发现年轻的 PCOS 患者颈总动脉和股总动脉 IMT 皆显著升高，认为超声测量 IMT 可作为 PCOS 心血管并发症的新的检测手段。

（四）代谢相关性多囊卵巢综合征（MAPs）

目前基于肠道菌群、糖脂代谢研究进展，可以推断代谢异常是 PCOS 发生的关键因素，特定人群的遗传多态性造成其对代谢改变的易感性。这一类 PCOS 患者可称为代谢相关性多囊卵巢综合征（MAPs）。江波等首次创新性提出代谢相关性多囊卵巢综合征（MAPs）的概念，这将有利于改变目前以抗雄性激素为主要策略的临床研究和临床实践思路，更加强调针对病因进行治疗，从肠道菌群调节和生活方式干预等方面进行协同干预，为 PCOS 的精准治疗开辟新的思路，也有利于进一步的临床研究工作。例如，肥胖往往伴随维生素 D 缺乏，补充维生素 D 有利于患者的体质量管理，这一认知是否可以应用到 MAPs 的治疗上；如何合理使用粪菌移植、益生菌补充或者益生元或合生元的补充，并选择合适的适应证对 MAPs 进行治疗；基因组学的易感基因型研究中可以更加专注 PCOS 的部分亚型，去除 D 型等混杂因素，更有利于研究结果分析。总之，MAPs 的提出是基于代谢综合征和 PCOS 相关性的普遍认识，代谢综合征得到显著改善，病因去除后，PCOS 应可以缓解，甚至治愈。

综上所述，PCOS 患者存在多种心血管疾病相关危险因素，其并发心血管疾病的风险性增高。国外研究结果显示：在 PCOS 患者中，有 30% 的患者糖耐量低减，7.5% 的患者发生糖尿病。在正常体重的 PCOS 患者中，也有 10.3% 及 1.5% 的人患有糖耐量减低或糖尿病。最近，Anuja Dokras 等人指出 PCOS 患者中存在 MS 的占 47.3%，是相应年龄正常妇女的 11 倍，而且年龄 <30 岁的发生率也达 24%。虽然心血管疾病的发生是多因素的，且这些因素相互作用而致病的确切机制至今尚未阐明，但是对 PCOS 患者进行长期随访及监测极为必要，同时评估 PCOS 患者心血管并发症的发病率及死亡率的大规模多中心合作性研究也急需进行。此外，普遍认为心血管疾病的发生还与遗传因素有关，而 PCOS 所表现出的家族聚集现象也提示了遗传因素的作用，PCOS 与心血管疾病危险因素的相关性启示从遗传基因水平上进一步寻找 PCOS 患者并发心血管疾病风险性升高的证据。

三、PCOS 患者代谢综合征及远期代谢并发症的治疗

目前有关 PCOS 的概念实际已超出妇科内分泌的范畴，而是一组累及多系统的慢

性内分泌紊乱综合征。所以对于 PCOS 合并 MS 患者需要综合治疗。PCOS 发生于年轻女性并使其面临近期的代谢综合征及远期的代谢并发症，即高血压、高血脂、糖尿病、粥样动脉硬化症、冠心病、子宫内膜癌等，这些并发症常常又是致命的。因此，对于 PCOS 患者的治疗不能仅局限于解决当前的生育或月经问题，还需要重视远期并发症的预防，应对患者建立起一套长期的健康管理策略，对一些与并发症密切相关的生理指标进行随访，如糖尿病、代谢综合征、心血管疾病，做到疾病治疗与并发症预防相结合。在年轻、长期不排卵的 PCOS 患者中，子宫内膜增生或子宫内膜癌的发生明显增加，应引起重视。进入围绝经期后，因无排卵导致的孕激素缺乏会增加子宫内膜病变的发生风险，而雌性激素的下降则会在已有的基础上加重代谢异常。使用 MHT 时应格外注意 PCOS 患者。除按内科原则或妇科方法处理外，PCOS 患者需注意以下问题：①监测体重，控制体重在正常范围；②注意监测血压的波动及血脂的测定。空腹血脂水平达 TG>50mg/dL，LDL–C>3.38nmol/L（130mg/dL），HDLC<0.91nmol/L（35mg/dL）时，即应根据内科原则给予治疗；③筛选患者有无糖耐量不全的迹象（过于肥胖、糖尿病家族史、黑棘皮症）；④如发生胸痛，PCOS 患者应考虑到有冠心病的可能，按内科原则进行诊断及治疗，代谢综合征的治疗原则是避免应用诱导或加重胰岛素抵抗的药物。

（一）抗高血压药物

胰岛素抵抗合并高血压的 PCOS 的治疗推荐应用血管紧张素转换酶抑制剂、血管紧张素受体拮抗剂、α_1 受体阻滞剂，既可降压又可治疗胰岛素抵抗；钙离子通道阻滞剂对血糖及胰岛素抵抗无明显不良影响，可考虑应用；β 受体阻滞剂和大剂量利尿剂可治疗高血压，但因能加重胰岛素抵抗，故不推荐应用。患者血压以维持在 18/11.3kPa（135/85mmHg）为宜。

（二）降血脂药物

PCOS 合并高脂血症患者推荐应用苯氧芳酸类（力平脂及诺衡）、hMGCoA 还原酶抑制剂（辛伐他汀及普法他汀）和烟酸类、胆酸结合树脂及丙西酚治疗。前两类药物主要治疗高 TG 血症，后三类主要治疗高 LDLC 血症，烟酸类调脂药可能加重胰岛素抵抗的作用，在 PCOS 治疗中应慎用。

（三）子宫内膜癌和乳腺癌

在 PCOS 诊断过程中应注意监测子宫内膜和乳腺组织的变化，如发现子宫内膜过度增厚或内膜异常变化均应进行诊刮和子宫内膜病理检查，以尽早发现及预防子宫内膜癌。对于青春期 PCOS 患者若临床表现为功能失调性子宫出血者，诊断性刮宫在其诊治中的应用价值是确定无疑的，但需严格掌握其适应证和禁忌证，合理应用诊断性刮宫术。乳腺良性病变（如乳腺小叶增生和乳痛症）可给予抗孕激素或抗催乳素治疗。

第十节　青春期 PCOS 的治疗

对于青春期女性的 PCOS，目前国内外尚无公认的统一诊断标准，且治疗方案的选择也不尽相同。为使国内各级妇产科医师更好地诊治和管理青春期 PCOS 患者，更新知识，并与国际接轨，国内该领域的专家在参考国外相关共识及指南后，结合我国的具体情况，编写了《青春期多囊卵巢综合征诊治共识》，以改变临床医生对 PCOS 的传统认识，达到规范诊断和治疗青春期 PCOS 患者的目的。

PCOS 是育龄女性常见的一种由多种神经内分泌及糖代谢异常引起的卵巢病变，以雄性激素过多和长期无排卵为特征。近期可引起慢性无排卵、月经失调（闭经或月经稀发）、多毛、痤疮、肥胖和不孕，远期可引起子宫内膜癌、2 型糖尿病、高血压、高血脂、心血管疾病（如冠心病、心肌梗死等）的发病，有报道证明 PCOS 多起病于青春期，青春期 PCOS 患者多在月经初潮前出现肥胖、多毛症状，并伴有雄性激素升高，B 超检查可见卵巢增大成多囊性变。询问病史常有高血压、糖尿病、高血脂、多毛和肥胖家族史，部分青春期 PCOS 患者随年龄增长可逐渐改善为正常，但多数会继续发展。所以早期诊断和早期治疗对青春期女性至关重要。青春期 PCOS 多以月经失调（闭经、月经稀发及青春期功血）、多毛、痤疮和肥胖就诊于妇科、皮肤科及内分泌科。因此，青春期 PCOS 的治疗目标为治疗多毛、痤疮，调整月经周期，控制体重，预防子宫内膜癌、糖尿病、高血压、高血脂、心血管疾病及达到不影响以后生育的目的等。主要根据患者的主诉、需求及代谢变化采取规范化和个体化的对症治疗，并积极预防远期风险。治疗时需考虑其年龄、生理特征以及青春期少女的社会心理因素，但不常规促排卵治疗。

1. 调整生活方式

此为一线治疗方法，尤其对于超重（BMI 为 23~24.9kg/ ㎡）和肥胖（BMI ≥ 25kg/ ㎡）的青春期 PCOS 患者。调整生活方式，包括饮食控制、运动、行为训练和减重。雄性激素过多导致腹部脂肪沉积，从而加剧胰岛素抵抗，过多的胰岛素分泌会进一步增加卵巢雄性激素分泌，形成了 PCOS 病理生理的恶性循环。因此，改善腹型肥胖和减少多余体量可能会控制这种恶性循环，改善 PCOS 的代谢并发症，同时也能减少雄性激素的过多分泌。但减轻体重不宜过快，应循序渐进，以不影响青春期正常生长发育为原则。

2. 调整月经周期

月经稀发在青春期 PCOS 患者中最常见，需要长期治疗以调整月经周期并预防子宫内膜病变。

（1）周期性使用孕激素：青春期 PCOS 患者体内常由于不排卵或排卵不好导致孕激素缺乏或不足，子宫内膜受单一雌性激素作用而发生子宫内膜过度增生，应周期性使用孕激素对抗雌性激素作用。该治疗方案的优点在于对代谢影响小、不抑制或轻度抑制下丘脑垂体，但不能降低血雄性激素水平、无治疗多毛及痤疮的作用。此方法适用于无高雄性激素血症、多毛、痤疮症状及无胰岛素抵抗者。用药时间一般为每周期10~14d。具体药物有地屈孕酮（10~20mg/d，10~14d/月）、微粒化黄体酮（100~200mg/d，10~14d/月）、醋酸甲羟孕酮（10mg/d，10~14d/月）、肌注黄体酮（20mg/d，3~5d/月）。推荐首选口服制剂。

（2）短效口服避孕药（COC）：适用于有多毛、痤疮、月经量过多或经期延长及有高雄性激素血症的PCOS患者。国际循证指南（2018版）认为，目前，不推荐成人和青少年PCOS患者使用特定类型或剂量的孕激素、雌性激素或COC，医疗专业人员应遵循针对一般人群的实践指南进行推荐，炔雌醇环丙孕酮片（乙炔雌二醇加醋酸环丙孕酮）35μg具有静脉血栓、栓塞等不良反应，不应被视为PCOS的首选药物。在成人和青少年PCOS患者中使用COC时应注意以下几点：

①各种COC制剂在治疗多毛症方面具有相似的功效，在平衡疗效、代谢风险、不良反应、成本和药物供应量基础上，选择最低有效剂量的雌性激素（如20~30μg的乙烯雌二醇等）或天然雌性激素制剂。

②医疗专业人员应意识到COC对PCOS的疗效大都证据有限，应根据一般人群的指南方针（世界卫生组织指南）使用。

③向PCOS患者推荐COCP时，应考虑COC的相对和绝对禁忌证和不良反应，并与患者一对一讨论。

④需要考虑PCOS患者特异的危险因素，如超重、高脂血症和高血压。

用法：从月经第3~5天开始服用，每日一片，连续服用21d为1个周期。3~6个周期后可停药观察，症状复发后可再用药。青春期PCOS患者常常存在肥胖、糖脂代谢紊乱，应用COC之前需对糖脂代谢进行评估。有重度肥胖和糖耐量受损的患者长期服用COC可加重糖耐量受损程度，应联合二甲双胍治疗。同时注意COC的禁忌证（详见前面章节关于COC的详细内容）。

（3）雌/孕激素序贯治疗：适用于雌性激素水平偏低的患者。少数PCOS患者雄性激素水平较高、胰岛素抵抗严重，使子宫内膜对单一孕激素无撤药出血反应。该类患者常需要采取雌/孕激素序贯治疗。可口服雌二醇2mg/d，21~28d/月，后10~14d加用孕激素。

3.高雄性激素血症及多毛、痤疮的治疗

抗雄性激素治疗一般需要3~6个月，治疗多毛症在6个月以上有效。

（1）短效口服避孕药：低剂量COC可通过多种途径降低雄性激素水平、减轻多毛症。首先，COC通过负反馈调节，抑制内源性促性腺激素分泌；其次，COC还可直接抑制卵巢内雄性激素生成；再次，COC增加血浆性激素结合球蛋白（SHBG）水平，因而降低血中游离雄性激素水平；最后，COC可抑制双羟睾酮与雄性激素受体结合从而降低雄性激素活性。建议 COC 作为青春期 PCOS 患者高雄性激素血症及多毛症、痤疮的首选治疗。

（2）螺内酯：为一种最常用的雄性激素受体拮抗剂，主要抑制 5α - 还原酶而抑制双羟睾酮的合成，在皮肤毛囊竞争结合雄性激素受体而阻断雄性激素的外周作用。适用于 COC 治疗无效、有 COC 禁忌或不能耐受 COC 的患者。每日剂量 50~200mg，推荐剂量为 100mg / d，至少使用 6 个月见效。螺内酯是一种安全的抗雄性激素药物，但在大剂量使用时，会发生乳房胀痛、月经紊乱、头痛或多尿症等，也可导致高钾血症，需定期复查血钾。

（3）氟他胺和非那雄胺：氟他胺和非那雄胺系非类固醇类抗雄性激素类药物，为 5α - 还原酶竞争性抑制剂。非那雄胺 5mg / d 能安全有效治疗多毛症，但目前尚未被广泛使用。氟他胺因具有肝脏毒性，用药有效性和安全性仍存在质疑。

（4）地塞米松：主要用于治疗高雄性激素来源于肾上腺的 PCOS 患者。根据高雄水平，每日口服 0.375~0.75mg（半片 ~1 片），建议定期复查雄性激素，及时减量与停药。

（5）物理治疗：青春期女性多毛症状主要造成患者巨大的心理负担，加之毛发本身生长周期的特性及药物治疗周期较长的特点（一般需要 6 个月以上），患者往往更愿意采用物理治疗方法快速解决问题。主要方法有刮除、蜡除、拔除及脱毛剂，均可有效改善外观，且并不会加重多毛症状。此外，激光及电凝除毛也能有效治疗多毛症。

4. 高胰岛素血症的治疗

二甲双胍是目前应用最为广泛的胰岛素增敏剂，对于肥胖的青春期 PCOS 及糖耐量减退患者可明显改善糖耐量，同时降低较高的雄性激素水平。常规用法为 500mg，2~3 次 / d，治疗时每 3~6 个月复诊 1 次。主要不良反应有腹胀、恶心、呕吐及腹泻等胃肠道症状，该类症状为剂量依赖性，可通过逐渐增加剂量或餐中服用而减轻。噻唑烷二酮类为 PCOS 患者中应用的另一种胰岛素增敏剂，包括曲格列酮、罗格列酮及吡格列酮，但在青春期 PCOS 的应用较少，有待于进一步研究。

5. 社会心理因素的调整

青春期女性具有特殊的社会心理特点，多毛症、痤疮及肥胖对青春期 PCOS 患者的心理健康产生负面影响，一些患者会出现焦虑和抑郁，应关注青春期 PCOS 的心理健康，必要时给予积极治疗及专科处理。

6. 青春期疑诊为 PCOS 女性的治疗

对于青春期女性出现可疑 PCOS 症状时并不急于对她们作出 PCOS 诊断，不诊断并不意味着不治疗，对可疑诊断为 PCOS 的青春期女性的干预主要依据她们的临床症状和体征进行，如月经紊乱的治疗、高雄性激素血症及肥胖的治疗等。

对于月经紊乱应进行积极治疗，尤其要重视青春期功血的治疗，青春期功血的内分泌改变与 PCOS 类似，青春期无排卵周期中睾酮、雄烯二酮和 LH 的水平高于有排卵周期，这种生理的激素类型，与 PCOS 中所见到的相似。月经失调可以给予复方口服避孕药或孕激素治疗，不但可以降低雄性激素及 LH，还可以调整月经周期，对于青春期患者如果有避孕要求将尤为推荐复方口服避孕药。肥胖伴有代谢综合征的患者，不论是否诊断 PCOS，均应进行治疗，对于肥胖的青春期女性的干预治疗首先应该集中在降低体重上，生活方式调整、控制饮食及运动可以降低体重，体重的下降可以减轻月经紊乱、多毛和痤疮等症状，改善患者代谢综合征的表现，预防心血管疾病和 2 型糖尿病的风险。需要强调的是，健康的饮食方式及生活习惯的从小养成是对于预防青春期女性长期代谢风险的最有效方法。针对高雄性激素血症导致痤疮和多毛，可以应用含有降低雄性激素作用的复方口服避孕药，如复方醋酸环丙孕酮等可以治疗痤疮和多毛。螺内酯也被推荐用于治疗多毛。如果存在胰岛素抵抗，建议应用胰岛素敏感制剂——二甲双胍，二甲双胍可以降低胰岛素水平，提高胰岛素的敏感性，而且可以提高性激素结合球蛋白水平，并可以降低雄性激素水平，诱导排卵，使月经恢复正常。对于青春期女性的肥胖、多毛以及黑棘皮征的体征，给她们对自我形象的认同带来了不利的心理影响，及时地干预、治疗，有利于确保她们成年期的健康并恢复自信。

PCOS 已经超出了妇科内分泌疾病的范畴，是一组涉及多系统的慢性内分泌紊乱，不同 PCOS 亚型代谢异常风险不同，雄性激素过多是脂代谢异常的危险因素。PCOS 作为多因子综合征在青春期甚至青春期前即可出现，而它所导致的心血管和代谢并发症可以持续存在，必须重视 PCOS 对代谢及心血管疾病潜在的、长期的影响，对青春期可疑 PCOS 患者进行治疗的同时，还要对她们进行长期、严密监测，改善不良的健康习惯，提高生活质量。青春期及早干预可以推迟甚至阻止很多疾病在成人期的发生。

7. 容易与 PCOS 混淆的几个问题

（1）神经性厌食：女性生殖功能与营养状况紧密相关，营养不良将影响月经。神经性厌食是一种非常特殊的心理神经内分泌疾病，多见于青春期女孩，因过分追求苗条身材，严酷节食，导致过度消瘦，由于营养不良，出现中枢抑制性闭经，因雌性激素水平低，而表现为雄性激素水平相对较高：一些神经性厌食患者卵巢内可有卵泡发育，但不能成熟、排卵，而表现为 PCOS，因神经性患者的临床表现可有闭经、高雄性激素血症及 PCO 而易误诊为 PCOS。因此对 PCOS 患者的青春期要注意营养状况和体重，避免将神经性厌食的患者诊断为 PCOS。

（2）肥胖：青春期女性常有肥胖和代谢问题，而无高雄性激素血症及高雄性激素症的临床表现，加之女性在青春期常常月经不规律因而易与 PCOS 混淆，对肥胖患者尤其中心性肥胖患者，因其将导致代谢紊乱，因此无论是否是 PCOS 均应进行治疗，包括生活方式调整、代谢紊乱治疗和胰岛素抵抗的治疗等。诊断 PCOS 时，要对单纯肥胖患者进行鉴别，以免过度诊断。

PCOS 是从青春期开始发病的，虽然 PCOS 多数在青春期即发病，但是因为青春期的生理特征与 PCOS 的特点不易区别，而导致在青春期 PCOS 诊断困难，对于青春期女性，不能因对其不做 PCOS 的诊断而对其不治疗，也不能误将青春期的生理特点诊断为 PCOS，造成患者及家属的恐慌。对于青春期女性应着重解决患者肥胖、月经失调及高雄性激素血症的临床表现。此外对于青春期常见的其他疾病，如神经性厌食症和单纯肥胖等，我们要加以鉴别，不要误诊为 PCOS。

第十一节　中青年女性 PCOS 的综合管理

一、中青年女性体重管理

很多因素都会打乱中青年女性体内的能量代谢平衡，而且如果这些因素之间相互作用，较之单一因素对体重的影响更要大很多。其中非常重要的一个影响因素是生活方式，例如日常运动和饮食是对体重影响最大的两个因素，当然生活方式也受年龄、性别、不同的生活阶段、社会经济条件以及个体的生理代谢差异的影响。

人生中不同的生活阶段或者某个生活事件有可能导致女性出现体重增长，特别是中青年女性受影响的可能性更大。其中缺乏运动是一个非常不利的影响因素，在中青年女性中却是一个非常普遍的现象。在美国的一项调查中，18~24 岁和 25~44 岁这两个人群中，大概有 30%~33% 的人声称自己在过去两周内没有进行过任何运动。运动频率和个人闲暇时间的多少有密切的关系，但闲暇时间的多少却明显会受到一些生活事件的影响，比如说怀孕和生产。还有一些常见的原因，比如缺乏动力、需要照顾家庭和孩子、缺乏家庭社会的支持、经济困难、工作时间较长等。总体来说，中青年女性会较之于老年女性更没有时间来进行运动和为自己准备健康的食品。在美国一项长达 5 年的研究显示，在过去的 5 年中大概 40% 的中青年女性改变了她们原有的生活模式。导致改变的原因很多，包括了结婚、生孩子、开始工作或者工作出现变动等。另一项澳大利亚的长期研究也发现 35~44 岁有孩子的中青年女性较老年女性体重增长更多。一项护理方面关于女性健康的研究报告指出，如果将生活方式改变得更加健康积极，大概 30% 的新增肥胖病例和 43% 的新增 2 型糖尿病病例可以免于发生。其实实施这些积极的生活方式并不困难，例如每天 2 小时的电视时间可以导致肥胖的概率增加 23%，2 型糖尿病的发生概率增加 14%。而如果每天 1 小时的步行却可以将肥胖的概率降低 24%，2 型糖尿病的发生概率降低 34%。所以如果喜欢看电视的人群主动减少 1 小时的电视时间，转而增加 1 小时的步行时间，那么就可以更好地预防肥胖和一些相关疾病的发生，改变身体的健康状况。但如果人群对这些和健康生活方式相关的行为意识认知不足，甚至拒绝改变，对于体重控制来说将会是一个非常大的障碍。而这也是导致肥胖的主要原因之一。

怀孕和生产常常会导致过多的体重增长，特别是那些过早停止母乳喂养，或者有"坐月子"习俗的女性，产后肥胖会持续很长一段时间，甚至从此就成为超重或者肥胖的人群。有很大一部分人会认为怀孕和产后导致的超重和肥胖是一种正常的现象，甚至会认为怀孕期间是一生中难得的可以胡吃海喝的美好时光，所以有很大一部分带着这种错误认知的女性，在怀孕期间会毫无节制地进食，从而导致整个孕期体重过度增长。而对于产后哺乳阶段，绝大部分人群和家庭认为产妇需要大量进食高热量、高油脂的食物来保证母乳质量，所以产后体重迅猛增长也是一个相对普遍的现象。在WHA 一项 10 年的长期观察中发现，那些经历了怀孕和生产的中青年女性在过去 10 年中体重平均增长了 4kg，而没有生育孩子的同龄女性体重平均增长 1~2kg。这个调查也说明怀孕和生产是导致中青年女性发胖的一个重要原因，甚至是一个转折点。

体重控制的另一个障碍是年龄。研究发现随着年龄的增长，女性体脂含量增加以及发生肥胖的概率是成正比增加的。特别是围绝经期的女性，体重增加会更快一些。绝经后的女性因为雌性激素水平的下降会导致腹部脂肪增长得更多，也就是发生腹型肥胖的概率会更高。中年女性体重持续增长的风险更大，同时一些相关的慢性疾病的发病风险也会相应增加，例如冠状动脉粥样硬化性心脏病、骨质疏松、2 型糖尿病以及高血压等。所以在围绝经期，进行一些激素干预治疗，对预防和减缓体重增长是有一定帮助的。

还有一个对体重控制非常重要的障碍是心理因素。PCOS 患者更容易合并抑郁和焦虑。而情绪的不稳定可能会导致生活质量的进一步下降，进而发展为体重迅速增长或难以控制。因为女性较之于男性，更喜欢采用进食来舒缓情绪，特别是在心情沮丧或者压抑的时候，进食可以让她们暂时从现实中抽离出来，得到心理的安慰。据调查，在女性群体中，压力性进食和肥胖有非常明确的关系。在美国，一项对年龄在 18～35岁，收入较低，而且是超重或者肥胖的女性进行的调查显示，这组人群为了应对日常生活中的压力，较之于其他人群每日平均摄入了更多的高热量食物来作为安慰剂，例如冰淇淋和巧克力。所以来自社会、家庭特别是伴侣的支持，包括心理支持对于中青年肥胖女性的体重管理是至关重要的。

二、中青年女性 PCOS 的管理

中青年肥胖女性，在减肥过程中估计都经历过不止一次的失败。但是对于这一群体，特别是合并有 PCOS 的患者，减重和预防体重反弹却是非常重要的功课，甚至被视为一线治疗方案。这就带来了一个课题，何种方式才能有效地减轻体重和长期预防体重反弹。

目前认为针对不同的人群进行分层管理可以取得更好的效果。对于正常体重的PCOS 患者来说，让她们了解什么是超重、什么是肥胖，同时肥胖会带来什么样的健康危害是非常重要的，也就是说健康教育，让她们建立正确的健康意识，对于正常体重的 PCOS 患者是首要的功课。而已经超重的 PCOS 患者，除了健康教育，预防她们从超重进一步增重到肥胖是非常重要的一个任务。对于那些已经减重成功的 PCOS 患者，预防体重反弹是这一人群重中之重的目标。

除了分层管理，目前认为多种方式的组合是最有效的体重控制方法：例如饮食控制、运动、专业人士或心理医生的心理情绪疏导以及家庭社会支持相结合的方式。目前有很多研究都是针对中青年女性如何有效地减重和预防体重增长的。在瑞士有一项为期一年的研究，纳入的研究对象都是 18~28 岁的成年女性，而且她们的父母至少有一方是肥胖体型。研究中采用的减肥方法其实很简单，就是通过自我饮食控制和加强运动。但在整个减重过程中，受试者都必须通过记录饮食日记和运动日记来实现自我监督，同时需要预先设定不同阶段的减重目标，减重过程中全程有研究人员的支持，比如提供 24 小时电话咨询服务，在遇到困难时可以和同组研究人员进行及时的讨论，从而获得有效的解决方案，在减重成功后，研究人员还会和受试者共同探讨如何预防体重反弹，并制定有效的饮食运动计划。这项研究的结果显示，受试者的 BMI、腰围以及腰臀比相较于对照组都有显著的下降，不同程度地实现了体重减轻。这项研究的成功，显示了外界的支持和自我认知的觉醒以及自我监督在减重过程中是非常重要的。行为精神支持对那些有情绪波动或者是合并有焦虑、抑郁的 PCOS 患者尤为重要。一些特殊的行为支持技巧将对患者有很大的帮助，例如通过微信朋友圈的每日运动打卡，可以实现自我和他人（微信朋友们）的共同监督。寻求心理医师的帮助也是非常重要的支持手段，在心理医师的疏导和指导下可以更加积极地应对负面情绪、克服不利的周围环境，善于在周围环境中找到或发现积极榜样。

正如前述，在减重过程中，生活方式的改变以及增加运动是非常重要的一个环节。虽然我们都会对需要减重的 PCOS 患者强调运动的重要性，但患者在具体实施方面却总是差强人意。目前越来越多的证据显示，如果只是单纯采用增强运动这一方式，相较于男性，女性在减轻体重方面收效甚微。尽管如此，运动对于改善机体的代谢是非常有帮助的。很多针对肥胖女性的研究发现，无论是否合并了 PCOS，运动对减少体脂、增加机体肌肉含量是非常有帮助的。同时运动还可以增加胰岛素的敏感性以及降低血清同型半胱氨酸水平。所以目前学者们建议，增强运动应该是纳入减肥计划的一部分，特别是在每日减少能量摄入的同时，运动可以更好地帮助机体减少体脂，增加肌肉含量。

对于合并有超重或者肥胖的 PCOS 患者，减重对于改善其体内的代谢、激素水平以及一些异常生理反应都是十分有益的。目前的共识认为生活方式的改变和减少每日能量的摄入是 PCOS 患者的基础治疗方法。但饮食控制得以长期坚持下去的关键因素是安全和可接受度高。尽管目前有很多特殊饮食用于 PCOS 患者，尚未发现哪一种饮食方法在体重控制方面特别突出，但这些方法在改善机体代谢和增加受孕概率方面都有积极的作用。这些特殊饮食方法总的原则基本相同，包括了降低食物的升糖指数和糖负荷、减少碳水化合物的摄入、增加饮食蛋白质的含量、增加瘦肉的比例以及调整脂肪酸的摄入含量等。进一步的减重研究还要求给予超重或肥胖 PCOS 患者按精确宏量营养素配比的饮食食谱，同时在减重后为患者提供最佳的饮食方案用于体重的保持，预防反弹。

加强超重和肥胖PCOS患者的门诊随诊和管理，对于是否能减重成功是十分重要的。有研究显示，两组受试人员在饮食管理和运动强度一样的情况下（饮食中脂肪比例均减少到25%以下，同时通过加强运动来增加能量消耗，每日1000~1500kcal），得到专业营养医师或者妇科医师的支持，包括门诊，甚至通过医师微信或电话支持的组别，患者在体重、血清胆固醇、甘油三酯、血压以及血糖方面都较无明确监督的患者下降得更多。另一项是德国针对PCOS患者减重障碍方面的研究，邀请了患者的家庭成员一起参与到保持患者体重的计划中，研究者为受试者尽可能地扫清在减重过程中可能遇到的障碍，比如减少了体育运动的难度、为交通不便的受试者提供交通工具、为经济困难的受试者提供适当的经济支持、为受试者的孩子提供保育服务以及提供提神的食品（例如黑咖啡或茶）。在扫清障碍后，发现受试者参与这项计划的积极性以及坚持完成计划的比例大大提高了。所以一个对于PCOS患者成功有效的减重方法，除了制定饮食计划外，个人在各方面对于减重有阻碍的困难，我们都需要详细地了解清楚，争取取得其家人以及社会的支持，尽可能地帮助其扫清障碍，这样，减重计划才能得以顺利的实施。

目前大量的研究显示，对于年轻PCOS患者来说，生活工作繁忙是最大最常见的一个减重障碍。因为她们没有充裕的时间来张罗一顿健康的食物。很多职业女性，甚至没有规律的进食时间，经常出现跳餐和暴饮暴食相交替的情况。所以目前越来越多的指南建议，在帮助患者减重之前，先要建议患者调整自己的时间分配和改变生活工作方式，预留出一定的时间来关注自己的饮食，比如能有时间为自己准备食物。同时也建议患者能尽量预留出每日运动的时间。简单的减重方法，适合那些比较忙碌的职业女性，这样她们更容易实施。而对于那些时间相对充裕的PCOS患者，可以为她们制定出更详细、更复杂一些的减重计划。

目前越来越多的证据显示，压力对于女性来说是不良生活方式的一个主要原因之一。压力导致的情绪化进食使她们摄入了过多的热量。所以，成功的减重方法，可能还需要加入心理疏导，甚至专业医生的心理咨询。因此，我们更不能让患者的减重过程变成另外一个日常生活中的新增压力。对于一些患者来说，密切的随诊可能都会变为另一个压力的来源，所以随诊的频率和内容需要根据患者的反馈及时作出调整。来自家庭成员或者是身边亲密伙伴的支持能很好地帮助其进行不良生活方式的改善。所以在对患者的随诊过程中，了解其日常生活以及生活工作环境是十分必要的，比如了解其家庭情况和工作伙伴相处情况、工作强度、减重计划是否会获得身边人的支持等。

目前在肥胖人群急速增长的年代，对那些育龄期的女性，如何通过科学改变饮食结构和生活方式来达到减轻和维持体重是一个重要的课题。对于那些合并有并发症，例如，对患有PCOS的中青年女性来说，最佳的减重时期是怀孕前。但还是会有一些孕妇是非计划妊娠，错过了孕期体重管理的最优时机。所以建议育龄期超重或肥胖的女性，在这段时期，尽快根据自身的条件和需求咨询营养师和医师（包括心理医师和妇科、内分泌科等医师），从而制定出一个适合自身的、易行的体重管理计划。同时我们的医师和营养师也要确立明确的意识，对患者的帮助支持并不仅仅是她们来诊室的那段时间，而是一个长期不间断的过程。在众多联合多学科的研究中，对于中青年女性来说，交通和花费精力是两大主要的障碍，所以在制定减重方案的过程中，这两点需要考虑进去，尽可能帮助她们克服。比如通过微信语音、视频等线上的方式解决其交通不便的问题。医师会帮助患者更加个体化地合理安排日常事务，预留出更多的闲暇时间，或者是通过改变咨询的方式（比如线上辅导）和时间（比如安排在晚上或非工作日）来帮助患者。心理医师会通过交谈来帮助患者积极疏导一些负面情绪，如果发现是需要服用抗抑郁焦虑药物治疗的患者，心理医师也会及时鼓励患者服用治疗。

三、PCOS 患者的食物疗法

因为控制 PCOS 患者的体重较为困难，同时有很多障碍，所以我们就更需要对这一人群推荐特殊的饮食控制方法和生活方式干预手段。目前有很多种饮食干预方法在试验研究中。其中很大一部分研究提示采用特殊饮食方法的 PCOS 患者，在体重控制、降低雄性激素水平、降低影响食欲的激素水平以及增加机体的代谢能力方面都较正规饮食控制的患者效果更好。

其中最流行的一种特殊饮食控制方法名为"生酮饮食"，有两个小样本研究采用了生酮饮食方法治疗 PCOS。研究纳入的超重或肥胖的 PCOS 患者需每日进食低碳水化合物食物，在严格饮食管理 24 周后，研究人员评估受试者的前后体重变化、空腹血糖和睾丸素水平，结果发现均有明显地下降，说明效果显著。

另一项研究是纳入了体型正常和超重的 PCOS 患者，受试者食用的是减少血糖负荷的饮食（也就是低 GI 食物），饮食构成为 40%~45% 的碳水化合物、30% 的蛋白质，在试验结束时测量受试者的体重和腰围。另外两个研究是对比高蛋白质饮食（饮食构成为 30% 的蛋白质和 40% 的碳水化合物）和低蛋白质饮食（15% 的蛋白质和 55% 的碳水化合物）的减重效果，在试验结束时测量受试者的体重、空腹血糖、性六项以及受孕的比例。以上三个研究证明摄入高蛋白质饮食的受试者，体重下降后餐后血糖水平有明显的下降，但高密度脂蛋白和血清雄性激素水平没有明显的变化。研究还发现在减少每日摄入能量的基础上，高蛋白饮食较低蛋白饮食在减重、腰围、减少体脂、降低胆固醇、高密度脂蛋白浓度方面都有更显著的疗效。

目前有减肥机构推崇吃肉减肥法，让减重的患者每日仅食用肉类，杜绝任何碳水化合物。调查显示吃肉减肥法和适当地减少饮食中的油脂或者碳水化合物的方法相对比，两组在减重、提高受孕概率以及提高代谢方面，都没有明显的差异。但吃肉减肥法因为摄入了超大量蛋白质和油脂，其代谢产物会明显加重肝、肾负担，同时导致心脑肾血管加速发生粥样硬化，所以单纯的吃肉减肥法并不推荐。

目前，没有一种特殊饮食方法在减重和防止体重反弹方面有特别突出的优势，其中的生酮饮食相较于其他方法在维持减重成果、增加受孕概率以及改善代谢方面似乎效果稍好一些。但生酮饮食也会出现不良反应。短期的不良反应包括腹痛、脱水、呕吐、腹泻、便秘、嗜睡、厌食等。严重的不良反应可以导致患者出现电解质紊乱、糖尿病、呼吸系统的脂质肺、急性肝功能损害、顽固性代谢性酸中毒、酮症酸中毒。因为高脂高蛋白饮食，还会诱发急性胰腺炎、急性胆囊炎的发生，严重时可威胁生命。如果长期采用生酮饮食减重，可导致机体出现骨质减少、骨质疏松、心肌病、继发性肉碱缺乏、缺铁性贫血、非酒精性脂肪肝、肝纤维化、全身葡萄糖不难受、中性粒细胞功能障碍、高尿酸血症、低钙血症、微量元素缺乏以及生长发育障碍等。罕见的并发症还会发生蛋白质丢失性肠病、心肌病等。短期使用生酮饮食会有效地减轻体质量，对人体健康有一定的帮助，但长期使用该方法，可能会导致很多并发症的发生。所以在采用生酮饮食减重时，对患者规范的管理是十分重要的。对于初次治疗的患者应该加强不良反应的监测，并对患者进行正确的健康宣传教育，告知患者该饮食方法仅适合于短期快速减肥，并不是长期健康的减肥方法。特别需要告知患者的是，如果长期使用生酮饮食将导致的危害。在使用该方法时，一旦出现严重不良反应，应立即停用。我国的专家学者也针对生酮饮食治疗 PCOS 进行了深入的研究，在此附上生酮饮食干预多囊卵巢综合征中国专家共识（2018 版）。

目前很难明确造成 PCOS 患者减重困难的确切原因。有研究认为中青年女性是减重最困难的群体，而罹患 PCOS 的患者更多是相对年轻的这一人群，所以年龄是减重困难的原因之一。但也有学者认为，可能减重困难完全是因为 PCOS 患者体内的生理异常造成的。澳大利亚妇女健康协会的一项长达 8~10 年，对比全年龄段女性和中青年女性在体重方面是否有不同的跟踪调查研究发现，18~23 岁的年轻女性平均体重较前增加了 6.32kg，中年女性的平均体重增加了 3.43kg，而老年女性的平均体重反而下降了 1.69kg。这项调查从某种程度上印证了中青年女性更容易发胖这一理论。虽然目前像这样的研究探讨并不多，不过很多学者认为中青年女性相较于其他年龄段减重更为困难，他们认为年龄在 25~44 岁的女性是体重增长最快、最多的年龄。目前，尚没有长期针对 PCOS 患者专门按年龄分层的研究，不过既然正常中青年女性是最容易增重的年龄，那对于 PCOS 患者中的这一年龄段人群，体重管理就显得更为重要了。

第十二节　中医中药治疗 PCOS

PCOS 是一种多起因、临床表现多样性的女性生殖内分泌系统疾病，该病常在青春期发病，不仅有月经稀发、闭经和雄性激素过多等卵巢生殖功能障碍，而且有肥胖、糖耐量减低、脂代谢异常等代谢障碍的表现。中医虽无 PCOS 这一病名，但对其主要临床特征如肥胖、多毛、闭经、不孕等相关症状及病因病机都有较详尽的描述和认识。

近 30 多年来，中医研究认为，PCOS 主要是肾－冲任－胞宫之间生克制化关系失调，其病机与肝、肾、脾三脏功能失调及痰湿、血瘀密切相关。目前对 PCOS 尚无统一的诊断及辨证分型标准。主要采取脏腑辨证为主，根据其兼证不同辨证分型，分为肾虚痰实、肾虚血瘀、肾虚或肾虚兼血瘀痰阻、肾虚兼肝胆郁热、肝火旺、痰实、脾肾阳虚夹痰和脾肾阴虚兼郁等不同证型。治疗上采用预防、治疗相结合，辨证辨病相结合的方法，将中医、西医治疗作用的特点有机结合进行治疗。

一、中医的生殖理论

（一）脏腑功能与生殖

中医学认为人体是一个以五脏为核心，由脏腑、经络、气血共同组成的结构严密、分工有序的有机整体，人体的结构互相联系，不可分割；人体的各种功能互相协调，彼此为用，在患病时，体内的各个部分亦相互影响。同样，中医亦认为，脏腑与生殖功能密切相关，其中肾、肝、脾最为重要。我们运用中医特有的整体观理论，认识人体的生理活动和病理变化，指导中医的临床诊断和治疗。

1. 肾主生殖

中医学认为肾为先天之本，肾藏精，主骨生髓而主生殖，是人体生长发育和生殖的根本。肾主生殖的理论早在春秋战国时期的《黄帝内经》中就有记载，《素问·上古天真论》说："女子七岁，肾气盛，齿更发长，二七而天癸至，任脉通，太冲脉盛，月事以时下，故有子，三七肾气平均，故真牙生而长极，四七筋骨坚，发长极，身体盛壮；五七阳明脉衰，面始焦，发始堕，六七三阳脉衰于上，面皆焦，发始白；七七任脉虚，太冲脉衰少，天癸竭，地道不通，故形坏而无子也。"深刻认识到女性生殖功能的时限性。即女子二七，肾气盛，天癸至，任通冲盛，月经按时来潮标志着女性生殖器官发育成熟，具备了生育能力。"七七任脉虚，太冲脉衰少，天癸竭，地道不通，故形坏而无子也。"说明了肾气在人体生殖功能存在的过程中对月经的产生和周期调节起主导作用。因此说"肾为生殖之本"。

2. 肝与生殖

肝藏血，主疏泄，体阴而用阳。女子以血为本，以血为用，肝所载之血，除供机体功能活动之外，其有余则下注血海，参与月经的形成，月经的量之多少，期之长短，行止之规律以及胎孕、乳汁的生成等均有赖于肝藏血和疏泄功能的协调平衡，故有"女子以肝为先天""肝司血海"之说；再则肝主疏泄，调畅气机，一方面促使脾胃的运化，使经血化生有源；另一方面使气血平和，冲任顺畅，月经和调，且肝主疏泄，使肾之封藏开合有度，促使精卵的排出及输送，并调畅气血，促进受孕。《格致余论》云："主闭藏者，肾也，主疏泄者，肝也。"肝肾二脏，一岁一泄，调节天癸，有利于冲任气血之畅达、月经按时来潮及卵子规律排出，因此，"天奏既行，皆从厥阴论之"，肝在女性生殖生理方面起着重要的调节作用。

3. 脾与生殖

脾具有运化水谷及水湿、升清及统摄血液的功能，脾和胃为气血生化之源，内养五脏，外满肌肤，是维持人体后天生命的根本。脾气健运，运化水谷精微功能正常，则气血化源充盈，可以源源不断需养肾精，肾精充盛，肾气旺盛，天癸克盈，通达于冲任，血海满盈，溢于胞宫，月经按时来潮，生殖功能正常。同时，脾主运化水湿，脾气能将人体摄入的水液吸收并转化布散于全身而发挥滋养需润的作用，又能防止水液在体内发生不正常的停留，从而维持人体水液代谢的相对平衡。如果脾气运化水谷、运化水湿的功能失调，则不能将水谷转化为人体所需要的精微津液物质，输布于全身而产生湿浊、痰仗等病理产物。若这种病理产物又成为一种致病因素，则可影响胞宫的生理功能而出现生殖障碍。

（二）冲任调节生殖

冲、任二脉下起胞宫，上与十二正经相连，而与胜腑相通，从而把胞宫与脏腑联系在一起，所以冲、任二脉在女性生殖过程中起着联系脏腑与胞宫的作用，使得冲任二脉在女性生理中具有特殊的作用，在肾、肝、脾等脏腑功能正常的情况下，冲任二脉蓄存气血阴精，通过相互作用、相互协调使胞宫发挥正常的生理功能，并维持妇女的生殖功能正常。

（三）现代中医对 PCOS 的认识

现代研究认为"强脾健胃"是治疗 PCOS 胰岛素抵抗所致代谢异常及内分泌紊乱的关键。中医学认为人体物质能量的代谢与各脏腑的功能协调有关，其中与脾胃的关系最为密切，脾胃功能失常，水谷精微不使化生输布，蓄积体内而为痰湿脂浊，躯脂满溢则为肥胖。"脾虚不运，痰湿阻港"是肥胖之根本，也是 PCOS 胰岛素抵抗所致能量代谢异常之根本。因此，"强脾佳胃"是治疗脾虚不运、痰湿阻滞的关键，也是治疗胰岛素抵抗所致代谢异常及内分泌紊乱的关键。现代研究表明健脾益气法可以提高营养性肥胖大鼠胰岛素敏感指数，降低脂肪细胞 TNF2α 表达，从而改善胰岛素抵抗。治疗代谢紊乱，我们的临床实践和实验证明"补肾化痰"药物不仅能改善 PCOS 患者的糖脂代谢异常，同时也能调节生殖功能。

二、PCOS 中医病因病机

（一）病因

1. 肾虚

先天禀赋不足，肾精亏虚，或房事不节，或惊恐伤志，或早婚多产，损伤肾气，肾气不足，生精化气生血功能不足，冲任亏虚，血海不能按时满溢或满溢不多，遂致月经后期量少，甚至闭经或冲任虚衰，胞脉失于温照，不能摄精成孕而致不孕。或肾阳蒸腾汽化失司，津液代谢失嵩，水湿内停，聚而成痰，痰湿流注下焦，班塞胞宫，遂致月经后期甚或闭经，不孕。《医学正传》亦云：月经全借肾水施化。《圣济总录》

曰："妇人无子，由于冲任不足，肾气虚弱故也。"

2.脾虚

素体肥胖或恣食肥甘厚味，或饮食不节，损伤脾胃，脾虚痰湿内生，或肾阳虚，气化失司，脾阳失于温煦，水液代谢失常，湿聚成痰，痰湿脂膜下注，壅塞冲任，气血运行受阻，血海不能按时满溢，遂致月经后期，甚至闭经，或冲任失司，躯脂满溢，闭塞胞宫，而致不孕，或痰湿脂膜积聚体内蕴结，而致体胖多毛。

3.肝郁

女子以肝为先天，以血为用，肝藏血，主疏泄，性喜调达恶抑郁，若气之有余，血之不足，素性忧郁，情志不畅成易怒伤肝，肝气郁结，疏泄失常，郁久化火，湿热互结，阻滞气机，气血不和，冲任失调，导致月经失调、不孕或痤疮、多毛等。清代名医陈修园在《妇科要旨·种子》篇中论述："妇人无子，皆因经水不调，经水所以不调者，皆由内有七情之伤……妇人以血为海，每多忧思愤怒，郁气居多；忧思过度则气结，气结则直办结，愤怒过度则气逆，气逆则血亦逆，气血结逆于脏塘经终，经事是乎不调臭。"万全在《万氏女科》中云："忧愁思虑，恼怒怨恨、气郁血滞而经不行。"

4.体质因素

中医体质是指人体生命过程中，在先天禀赋和后天获得的基础上所形成的形态结构、生理功能和心理状态方面综合的、相对稳定的固有特质。古代医家早就认识到生殖功能的正常与否最受体质因素的影响，《脉经》中认为三种体质易患不孕症，其一，"妇人少腹冷，恶寒久，年少者得之，此为无子。年大者得之，绝产"。其二，"少阴脉浮而紧，紧则疝瘕，腹中痛，半产而堕伤，浮则亡血，绝产，恶寒"。其三，"肥人脉绍，胞有寒，固令少子。其色黄者，胸中有寒"。元代朱丹溪首创"肥人痰多，瘦人火多"的理论，认为体质因素可以影响机体对某种致病因素的易感性，并与发病类型有着密切的关系，故成为影响受孕的重要内在因素。

（二）发病机制

古代医家多认为脏腑功能失常、气血失调是使体内水液代谢紊乱而引起痰浊塞盛所致生殖功能障碍的根本原因。其中以肾虚血瘀、脾虚痰湿、气机不畅致痰，痰瘀互结理论多见。

1.肾虚致瘀

肾为先天之本，藏精而主生殖，著先天禀赋不足，精亏血少，水不涌木，则肾虚肝郁，因虚致郁，因郁致瘀，则出现月经稀发、量少、闭经、不孕、事毛、痤疮等，肾义为生痰之本，若肾阳虚衰，可引起水湿内停。

2.脾虚痰湿

脾为后天之本，气血生化之源，主运化水谷精微及水湿，升清降浊，脾又为生痰之源。若脾胃虚弱，或饮食劳倦，或忧思过度，脾气虚衰，升降失常，运化功能减弱，水湿代谢失常，则停聚为痰，痰浊阻滞胞宫，从而引起生殖功能障碍。

3. 气机不畅致痰

气具有维持人体正常活动的生理功能，具有温煦、防御、固摄、气化等作用，若气机的升降出入运动失去协调和平衡作用，则机体的水、津、液、血、脏腑等均会发生病理性改变而导致痰浊内生，从而影响生殖功能。

4. 痰瘀互结

女子以血为本，若离经之血没有及时吸收或排出体外，而整结于体内，可导致月经不调、闭经、瘢痕从而影响生殖功能，而中医认为痰病致痛，淤病生痰，互为病因，并且痰瘀相互依存、相互转化、共同消长。

隋代巢元方指出瘢痕积聚、气滞血瘀可致不孕。

经现代医学研究表明：PCOS 的病理基础是胰岛素抵抗。已有研究证明胰岛素抵抗不但累及肝脏、皮肤、脂肪、骨骼等，还可以累及卵集组织，可以构成不孕症"痰湿型"。患者表现为代谢异常和卵巢障碍的关键病机，故我们提出"痰癌胞宫"理论，认为其是 PCOS 排卵障碍的重要病机，并提出"痰瘀胞宫"的重要病机内涵是"卵巢胰岛素抵抗"的新理论，为中医临床从痰论治 PCOS 开辟了新的途径。

三、PCOS 分证论治

中国 PCOS 诊疗指南（2018 版）推荐以下三种治疗方法：

（1）中医辨证分型治疗：以辨病与辨证结合的中医基础理论为依据进行中医辨证、中药序贯周期治疗，选方用药上以补肾调经、疏肝清热、化痰通络、活血祛瘀等为主。

（2）中医专方专药治疗：在辨证的基础上选用经典方剂，如六味地黄丸合苍附导痰丸、左归饮合二仙汤、四逆散和四物汤、启宫丸、龙胆泻肝汤、葆癸胶囊等治疗。

（3）中医的其他疗法结合西医治疗：使用针刺促排、艾灸、耳穴压豆、中药外敷等配合治疗。

参考文献：

[1] Lin JF. Lifestyle intervention for patients with polycystic ovary syndrome[J]. China J Reprod Contracep，2019，39（3）：173-176.

[2] 中华医学会妇产科学分会内分泌学组及指南专家组 . 多囊卵巢综合征中国诊疗指南 [J]. 中华妇产科杂志，2018，53（1）：2-6.

[3] 阮祥燕，谷牧青 . 多囊卵巢综合征患者生活方式的调整与 减重治疗 [J]. 中华生殖与避孕杂志，2017，37（12）：1024-1027.

[4] Nybacka Å，Carlström K，Ståhle A，et al. Randomized comparison of the influence of dietary management and/ or physical exercise on ovarian function and metabolic parameters in overweight women with polycystic ovary syndrome[J]. Fertil Steril，2011，96（6）：1508-1513.

[5] Moran LJ，Hutchison SK，Norman RJ，et al. Lifestyle changes in women with

polycystic ovary syndrome[CD]. Cochrane Database SystRev, 2011（2）：CD007506.

[6] Hulchiy M, Nybacka Å, Sahlin L, et al. Endometrial expression of estrogen receptors and the androgen receptor in women with polycystic ovary syndrome： a lifestyle intervention study[J]. J Clin Endocrinol Metab, 2016, 101（2）： 561-571. DOI： 10.1210/jc.2015-3803.

[7] 丁文，郭艺红. 调整生活方式对多囊卵巢综合征女性妊娠结局的影响 [J]. 生殖医学杂志, 2018, 27（4）： 378-383.

[8]Teede HJ, Misso ML, Costello MF, et al. Recommendations from the international evidence-based guideline for the assessment and management of polycystic ovary syndrome[J]. Hum Reprod, 2018, 33（9）： 1602-1618. DOI： 10.1093/ humrep/dey256.

[9] Stepto N K, Cassar S, Joham A E, et al. Women with polycystic ovary syndrome have intrinsic insulin resistance on e μ glycaemic － hyperinsulaemic clamp [J]. Human Reproduction, 2013, 28（3）： 777 － 784.

[10] Legro R S, Kunselman AR, Dodson WC, et al. Prevalence and predictors of risk for type 2 diabetes mellitus and impaired glucose tolerance in polycystic ovary syndrome： a prospective, controlled study in 254 affected women [J]. J Clin Endocrinol Metab, 1999, 84（1）： 165-169.

[11] Balen A H, Conway G S, Kaltsas G, et al. Polycystic ovary syndrome： the spectrum of the disorder in 1741 patients [J]. Human Reproduction, 1995, 10（8）： 2107 － 2111.

[12] Kiddy D S, Sharp P S, White D M, et al. Differences in clinical and endocrine features between obese and non － obese subjects with polycystic ovary syndrome： an analysis of 263 consecutive cases [J]. Clinical Endocrinolog, 1990, 32（2）： 213 － 220.

[13] Ehrmann D A, Liljenquist D R, Kasza K, et al. Prevalence and predictors of the metabolic syndrome in women with polycystic ovary syndrome [J]. The Journal of Clinical Endocrinology and Metabolism, 2006, 91（1）： 48-53.

[14] Clark A, Thornley B, TomLinson L, et al. Weight loss in obese infertile women results in improvement in reproductive outcome for all forms of fertility treatment [J]. Human Reproduction, 1998, 13（6）： 1502 － 1505.

[15] Huber － buchholz M C, NORMAN R. Restoration of reproductive potential by lifestyle modification in obese polycystic ovary syndrome： Role of insulin sensitivity and luteinizing hormone[J]. Journal of Clinical Endocrinology & Metabolism, 1999, 84（4）： 1470-1474.

[16] Moran L J, Norkes M, Clifton P M, et al. Dietary composition in restoring reproductive and metabolic physiology in overweight women with polycystic ovary syndrome [J].

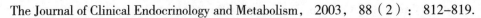

The Journal of Clinical Endocrinology and Metabolism，2003，88（2）：812-819.

[17] Thomson R L，Buckley J D，LIM S S，et al. Lifestyle management improves quality of life and depression in overweight and obese women with polycystic ovary syndrome [J]. Fertility and Sterility，2010，94（5）：1812-1816.

[18] Glueck C J，Dharashivkar S，WANG P，et al. Obesity and extreme obesity, manifest by ages 20 ~ 24years，continuing thro μ gh 32 ~ 41 years in women，should alert physicians to the diagnostic likelihood of polycystic ovary syndrome as a reversible underlying endocrinopathy [J]. European Journal of Obstetrics & Gynecology and Reproductive Biology，2005，122（2）：206- 212.

第四章　多囊卵巢综合征患者的护理

PCOS是一种生殖功能障碍与糖代谢异常并存的内分泌紊乱综合征，是临床常见的内分泌紊乱疾病，多发于育龄期的女性，其主要症状表现为卵巢多囊性变化、高雄性激素血症、胰岛素抵抗、月经不调等，不仅直接影响患者的生育功能，还会增加患糖尿病、心血管疾病，以及肿瘤的风险。此类患者往往需要经过长期的药物治疗、饮食控制及体重管理，由于病程长，自身形象受影响，育龄期妇女无法完成生育要求，患者常常经受着身心双重的压力，由此引起的不良心理因素可能对治疗效果产生消极的影响，长此以往形成恶性循环。因此，在给予患者积极治疗的同时，我们还应采取有效、恰当的护理教育及护理措施，以解决患者生理、心理等方面存在的问题，让患者在得到有效治疗的同时，能更好地接受疾病，配合治疗，而科学合理的护理方式对治疗的效果意义重大。

哪些人容易得PCOS？

对于出现月经失调或者是初潮后2~3年仍无规则的月经周期者，如有以下情况，应注意有无PCOS的可能。①高血压、糖尿病、肥胖、母亲伴有高雄性激素表现的月经失调等家族史；②超重或肥胖，尤其有青春期前肥胖史；③低出生体重或巨大儿、早产儿；④性早熟病史，如乳房发育过早、阴毛出现早、初潮年龄提前；⑤上唇、下颌、腹部、小腿、乳晕旁毛发增多、增粗，反复严重痤疮；⑥有胰岛素抵抗的表现，如颈后、皮肤皱褶、指关节及皮肤发黑或黑棘皮症。以上均是发生PCOS的独立危险因素。

得了PCOS的患者往往表现为对疾病认识少、自身形象受损、就医时不知道如何配合治疗，那么我们在接诊到患者时，就需要有计划、有针对性地对就诊患者进行健康教育，在帮助患者完成疾病诊疗的同时，让患者能认识疾病，了解饮食、运动、作息、情绪等方面对疾病的影响。由此，我们制定了关于PCOS疾病的护理。

第一节　PCOS 患者护理评估

1. 对就诊患者进行护理评估

（1）护理评估的必要性

护理评估是针对患者进行有计划、有目的、系统地收集患者资料的过程，是护理程序的第一步，也是护理服务中最重要的一步，全面的护理评估可以掌握患者的健康情况、身体状况，并对患者进行心理、社会支持系统的评估，是制定护理诊断和护理计划的依据。

（2）护理评估的内容

健康史：询问年龄、月经史、婚育史、既往史、有无慢性疾病、诊治经历、所用激素名称和剂量、效果等。

身体状况：①症状：稀发排卵或无排卵；高雄性激素的表现；临床多囊改变；②体征：肥胖、多毛、痤疮等。

辅助检查：基础体温测定、B型超声检查、诊断性刮宫、腹腔镜检查、内分泌测定。

心理－社会评估：年轻人容易产生恐惧和焦虑，影响身心健康和工作学习。不孕及月经失调可致病人及家属产生焦虑，期盼怀孕。

2. 患者常存在的护理问题

（1）自我形象紊乱：与月经失调、肥胖、多毛、痤疮有关。

（2）焦虑：与内分泌改变、不孕等有关。

第二节　PCOS 疾病的护理措施

1. 疾病知识宣教

PCOS 是青春期和育龄期妇女最常见的妇科疾病，临床表现为月经失调、不孕、肥胖、多毛、痤疮、黑棘皮征等，而且随着病情的迁延还常伴有胰岛素抵抗，诱发糖尿病、高血压等，严重威胁育龄期妇女健康。作为一种生殖功能性障碍合并糖代谢异常的内分泌紊乱综合征，临床上通常采用药物治疗，调节生活方式、合理控制膳食、加强有氧锻炼等方式改善月经不调和多毛等症状。

2. 基础体温测定

基础体温（BBT）的记录是测定卵巢功能的一种方法。正常女性体内温度的平衡，是受神经－内分泌系统的影响。卵巢周期性的分泌雌性激素和黄体素，可在基础体温的变化上反映出来，由于体温调节中枢对黄体素的作用非常敏感，当排卵后，卵泡形成黄体，分泌黄体生成素并作用于丘脑体温调节中枢，使基础体温上升到一定水平，一般在 37~37.2℃，并持续 14 天。故黄体期较卵泡期的基础体温高，称作高温相。而在排卵前（卵泡期）的基础体温仍维持在 36.4~36.6℃，称作低温相。排卵时基础体温突然下降，排卵后体温又急剧上升，因此，有排卵月经周期的基础体温呈由低到高的"双相型"，但其高、低温差必须在 0.5℃ 以上。而无排卵性月经周期的基础体温为"单相型"，即在整个月经周期内无高温相期，体温波动在 36.4~36.6℃。

基础体温测定简便易行，患者可于家中自行操作，可观察是否排卵及卵巢黄体功能如何，对不孕症、功能性子宫出血、闭经等常见妇科疾病的诊断、治疗和疗效都有一定的临床参考价值，而广泛应用于妇科门诊。但由于大部分患者不了解基础体温的正确测定方法及注意事项，为更好地协助医生与患者，更准确地治疗疾病，我们需对患者进行基础体温测定的指导。

（1）首先需准备一只专用的基础体温计，该体温计的刻度要细密，测量起来较之普通的温度计更加精准。

（2）通常以口腔温度为准，因为口温比起腋下温度要更加稳定一些，测量起来更可靠。

（3）因为测量基础体温的要求比较严格，比如不能进行任何会使体温上升的运动，像甩体温计使水银下降这种行为也不可以有，所以要在每晚临睡前就将体温计甩好备用。

（4）将体温计放置在枕边最容易也最快捷能够拿到的地方，并且还要事先准备专门用来记录基础体温数值的纸和笔，最好是曲线图，以能够直观地进行数值的比对。

（5）早晨醒后，禁止起床，不要说话，也不要上厕所，禁止进食及吸烟，应马上把体温计放到嘴里，要放在舌下，计时 5 分钟后再取出读数。

（6）如测量时有身体不适，像感冒、失眠、迟睡、发烧、服药及治疗等会影响体温的因素，需在记录的纸上注明，有无同房也要标记出来。

3. 内分泌测定的时机

在 PCOS 治疗前，医生希望能够了解患者基础的激素水平，要求患者在月经来潮的 3~5 天进行激素检测。对于闭经的患者，通常是先用 5 天的黄体酮，然后在撤退性出血的第 3~5 天进行检测，但也有患者由于长期服用避孕药治疗或其他某种因素导致卵巢功能减退者，单用黄体酮并不能引起撤退性出血，此时我们会先用少量雌性激素 + 黄体酮治疗 5 天，等有撤退性出血的第 3~5 天进行检测，一般不在闭经中检测激素，即使是 B 超提示无大于 10mm 的卵泡，内膜厚度小于 5mm 的情况下，也尽量让患者有撤退性出血后再检测。

4. 营养和体重管理

（1）减肥对 PCOS 的治疗有好处吗

减肥可以增加患者对药物治疗的敏感性和效果，减少激素类药物和二甲双胍类药物的用量，从而避免了因此而带来的临床副作用。体重控制对于 PCOS 具有非常重要的意义，它是非侵害性，可以减轻病情、降低成本，可以由患者自己来控制，可以说是 PCOS 治疗中最经济、最安全的治疗方法。

（2）肥胖的诊断

①体脂测定法：测量方法有水下测定身体密度法、生物电阻抗分析法、双能 X 线吸收法、整体电传导法、超声波检查法、计算机 X 线断层摄影术（CT）、磁共振显像法等多种方法。体脂测定法准确，但测量困难，多应用于临床基础研究中。用仪器测量人体脂肪量是判定肥胖的最确切的指标，为人体脂肪的绝对含量（kg）或可表示为脂肪占体重百分率（Fat%）。Fat%（脂肪占体重比例）的正常范围：18 岁男性为 15%~18%，女性为 20%~25%；肥胖的标准是男性 >20%，女性 >30%。

②体重测定法

体重指数（Body Mass Index，BMI）的测量

BMI ＝体重（kg）/ 身高（m）的平方。

表 4-1　WHO 根据 BIM 对体重的分类

分类	BIM（kg/ m²）	相关疾病的危险性 *
体重过低	＜ 18.5	低（但其他疾病危险性增加）
正常范围	18.5~24.9	平均水平
超重	≥ 25	
肥胖前期	25~29.9	增加
Ⅰ度肥胖	30~34.9	中度增加
Ⅱ度肥胖	35~39.9	重度增加
Ⅲ度肥胖	≥ 40	极度增加

注：* 疾病危险：糖尿病，高血压，CAD

标准体重计算法

身高 <165cm 者：标准体重（kg）＝身高（cm）－100

身高 166~175cm 者，标准体重（kg）＝身高（cm）－105

身高 176~185cm 者，标准体重（kg）＝身高（cm）－110

标准体重（kg）＝［身体（cm）－110］×0.9

正常人体重波动范围在 10% 左右，标准体重的 120% 为肥胖，BMI ≥ 120% 为轻度肥胖，BMI ≥ 150% 为重度肥胖。

PCOS 肥胖的患者需调整生活方式，控制饮食和增加运动，增强胰岛素敏感性，降低胰岛素、睾酮水平，恢复排卵及生育功能。

PCOS 患者生活方式干预的意义：生活方式干预主要是饮食、运动和行为等多种方法的适当组合干预。一方面可以直接减轻体重并长期保持，以减少肥胖对 PCOS 的治疗干扰；另一方面可以直接改善患者的内分泌紊乱、多毛、痤疮等症状，提高生活质量。肥胖和 PCOS 互为因果，成年前的肥胖可导致月经异常和稀发排卵，从而导致 PCOS 的发生，而肥胖可导致 PCOS 患者更严重的高雄性激素血症、胰岛素抵抗（IR）、生殖内分泌紊乱及不良妊娠结局。有研究显示，有超过 50% 的 PCOS 患者会出现超重和肥胖，PCOS 的患病率也会增高。通过生活方式干预超重或肥胖的 PCOS 的患者减重 5%~15%，改善雄性激素增多、月经稀少、无排卵、IR 和高脂血症，其自然妊娠率、辅助生殖临床妊娠率及活产率均升高。有研究证实：生活方式干预能降低 PCOS 患者的 BMI、改善内分泌及代谢情况、恢复正常月经周期、提高生活质量并改善不良妊娠结局。因此，对 PCOS 患者实施生活方式的改善对于控制体重、改善临床症状、代谢指标、妊娠结局及远期并发症是十分必要的，也是经济可行的。

PCOS 患者生活方式干预措施：

有专家针对饮食干预提出，在 PCOS 患者中，不恰当的饮食行为是所有年龄段肥胖最重要的风险因素，饮食控制和调整可明显降低 PCOS 患者的体重，改善糖脂代谢，控制内分泌紊乱，改善卵巢功能。①控制总能量摄入。多数 PCOS 患者均存在不同程度的肥胖，控制热量是主要方法。根据每日摄入的热量，国外将饮食疗法分为减食疗法、半饥饿疗法和绝食疗法；国内饮食疗法分为饥饿疗法、超低能量饮食疗法和低热量饮食。我国临床常采用低热量饮食，即每日每千克理想体重摄入热量 41~83kJ，计算理想体重 [理想体重（kg）= 身高（cm）− 105]，从而计算全日能量供给 [理想体重（kg）× 每千克体重所需要的热量标准]，对 PCOS 患者国内参考以上控制热量的方法。也有研究提出，对于超重的 PCOS 患者，为减轻体重，每天应在低热量饮食的基础上减少 30% 或 500~750kcal（1kcal=4.184kJ）的能量，具体数值可个体化灵活定制。因此，在参考以上的基础上，应在评估个体后确定热量摄入，并根据患者的情况及时调整；②调整饮食结构。PCOS 患者的饮食结构应采用低热量、低碳水化合物、高蛋白质和高不饱和脂肪酸饮食，总热量中糖类占 50%~55%、蛋白质占 18%~33%、脂肪占 8%~14%。同时增加膳食纤维蔬菜和水果的摄入，忌食甜腻食物、限制动物内脏、动物油脂、油炸食品的摄入。饮食模式对体质量减轻的同时还有其他不同的效果：低碳水化合物饮食（生酮饮食），可改善血糖和血脂状态；低升糖指数（GI）饮食可改善血糖和餐后胰岛素反应；低脂肪饮食对血脂的改善有益，因为高脂肪饮食可能是 PCOS 发病的诱因之一；地中海饮食可减少心血管代谢危险因素和代谢综合征的发生率；终止高血压饮食是一种为预防高血压而设计的长期健康的饮食方式。在饮食干预方面，控制总能量摄入及调整饮食结构是关键，在干预过程中，可根据个体化营养需求及患者生活习惯制定食谱、发放 PCOS 健康饮食小册或患者交换表格、指导记录饮食日记等。

PCOS 患者运动方式干预的意义：

运动干预在多项研究中被证实可以改变 PCOS 患者临床症状与生理指标，适量的有氧运动可有效改善胰岛素抵抗状态，降低雄性激素水平，调节下丘脑—垂体—卵巢轴功能，恢复自然排卵。《国际循证指南对多囊卵巢综合征的评估和管理的建议》中指出，预防体重增加，维持健康的运动为：18~64 岁的成年人，每周至少进行 150min 中等强度或每周 75min 剧烈强度的体育锻炼或两者的等效组合，包括每周 2d（非连续日）的肌肉增强活动；对于需适量减肥减轻体重者，应鼓励并建议：每周至少 250min 中等强度或 150min 剧烈强度的体育锻炼或两者的等效组合，以及每周 2 次非连续的涉及主要肌肉群的肌肉增强活动。

虽然胰岛素抵抗不是 PCOS 的唯一致病因素，但已被证实对大多数女性来说是重要的。当细胞对胰岛素的作用具有抗性时，葡萄糖不会从血流中除去到可用作能量的细胞中。胰岛素抵抗的代偿机制是胰腺过度支持胰岛素，称为高胰岛素血症。PCOS 中胰岛素抵抗的确切机制尚不清楚。一种理论认为，患有 PCOS 的女性的肌肉和脂肪细胞是胰岛素抵抗的，而其他类型的细胞和器官仍然对胰岛素敏感。作为一个结果，胰岛素抵抗患者的垂体和卵巢可能被更高水平的胰岛素刺激。其后果导致雄性激素和 LH 的激素水平升高。这种状态称为选择性抗性。据调查，多达 80% 的 PCOS 女性患有胰岛素抵抗。然而，肥胖会加剧胰岛素抵抗。胰岛素抵抗是 PCOS 的致病因素之一。

增加胰岛素抵抗的因素：①肥胖（肥胖与胰岛素抵抗的增加有关，50%~60% 的 PCOS 患者存在肥胖。许多患有 PCOS 的女性都有体重问题）；②身体不活动；③摄入高碳水化合物；④非常低脂肪的饮食；⑤某些药物；⑥抽烟。

为什么患有 PCOS 的女性肥胖患病率会增加？

确切的答案不清楚。但是，有几种可能的解释。专家认为，与没有 PCOS 的女性相比，这些女性在减肥方面更加困难，这可能是由于对碳水化合物的渴望增加。PCOS 患者对碳水化合物的渴望和饥饿很常见，并且至少部分由增高的胰岛素水平引起。此外，女性 PCOS 患有抑郁症和自尊心低的情况并不少见，这可能导致情绪化饮食和减少运动，这两者都会导致体重增加或体重减轻。隐性流行病的作者 Samuel Thatcher 博士也认为，过量的胰岛素可以促进体重增加。在他的书中，他解释说胰岛素不仅可以促进脂肪和糖原的储存，还可以延缓脂肪（脂肪分解）和糖原（糖原异生）的分解。这具有节约能量的效果，并且可以导致体重增加。

总之，运动是帮助提高胰岛素敏感性和促进减肥的关键。理想的健身计划包括阻力和有氧成分。然而，优先考虑的是帮助患有 PCOS 的妇女找到她喜欢的体育活动。

如果存在肥胖，减肥是至关重要的。未达成一致的是饮食的构成，减少卡路里是唯一的考虑因素，饮食的营养分布也很重要。迄今为止，还没有很多关于饮食和 PCOS 的研究。大多数研究都是关于饮食和胰岛素抵抗。看来胰岛素敏感性可能会受到饮食的影响。因为大多数患有 PCOS 的女性都具有胰岛素抵抗，所以除了促进减肥之外，建议改善胰岛素敏感性的饮食是合乎逻辑的。患者的血脂特征也应该在决定饮食的营养成分中起作用。

糖类：

对于患有 PCOS 的胰岛素抵抗女性，典型的低脂肪高碳水化合物饮食可能不是最佳选择。高摄入量的碳水化合物，尤其精制碳水化合物，会导致身体分泌更多的胰岛素被认为是 PCOS 症状的根源，所以更合适的饮食将是不会导致胰岛素过量产生的饮食。

如上所述，大多数患有 PCOS 的女性三酰甘油升高，HDL 水平低。低脂肪高碳水化合物饮食对胰岛素分泌的增加会加剧血脂异常。高水平的胰岛素导致肝脏增加极低密度脂蛋白（VLDL）的产生，这将增加三酰甘油水平。三酰甘油水平与降低的 HDL 水平相关。除了提高甘油三酯和降低 HDL 水平外，高碳水化合物或低脂肪饮食已经被证明会增加小密度 LDL 颗粒的数量，这是心脏病的另一个危险因素。

脂肪：

饱和脂肪和反式脂肪可以通过提高 LDL 胆固醇来增加患心脏病的风险。由于患有 PCOS 的女性被认为患心脏病的风险增加，因此建议在饮食中限制饱和脂肪和反式脂肪。如上所述，不建议用碳水化合物代替饱和脂肪，因为这只会增加胰岛素水平并恶化血脂异常。除了对 LDL 胆固醇的影响外，一些研究表明饱和脂肪和反式脂肪加剧了胰岛素抵抗。

教育：

对于 PCOS 患者来说，教育很重要。大多数女性从未接受过 PCOS 的详细教育。她们还需要了解与 PCOS 相关的潜在长期健康风险，并了解她们的食物选择如何影响这些风险。一旦她们意识到她们可以通过减肥、运动和低血糖指数饮食来改善症状，她们就会被赋予权力。

许多患有 PCOS 的女性终身有节食的历史，并且对健康饮食的观点产生了扭曲的看法。通常会发现那些厌氧的女性并将其饮食基于碳水化合物通常是"在运行中"的精制碳水化合物。这些女性必须接受有关极低脂肪高碳水化合物饮食增加胰岛素水平的潜在危害的教育。营养顾问应该教育她们各种食物对血糖的影响以及如何选择低血糖指数的碳水化合物。她们的饮食往往富含蛋白质和脂肪，特别是饱和脂肪。同样，需要教育来改善饮食的营养成分。

支持 PCOS 可以对女性的健康，自尊和身体形象产生重大影响。女人可能会对她的体重、头发和皮肤变化感到压力。凯文·凯利博士是一名精神科医生，曾在纽约市从事与 PCOS 女性的合作。他看到了围绕不孕问题，性活动扭曲和女性身份紊乱的其他压力区域。许多患有 PCOS 的女性也受处理激素和药物的生理影响，包括烦躁、流泪和情绪波动。

许多患有 PCOS 的女性多年来一直忽视症状，从未接受过适当的诊断或治疗。许多患者对这些症状被忽视多年都非常愤怒。由于她在减肥方面遇到困难，并且被告知要更加自律，少吃，女士可能会被她的医生告诫。PCOS 患者可以从营养顾问中获益最多，营养顾问在咨询期间提供支持性环境，并花时间倾听她的感受。在会议中解决压力和情绪化饮食可能会有所帮助。患者也可以转介到当地支持小组或聊天室。

5. 药物治疗护理

（1）常用药物

调节月经周期：口服避孕药、孕激素。

降低血雄性激素水平：糖皮质类固醇、环丙孕酮、螺内酯。

改善胰岛素抵抗：二甲双胍。

诱发排卵：氯米芬。

（2）指导患者正确用药

先让患者了解到需长时间地开展治疗，可能会影响生活及工作，使患者能够在治疗开始前做好充分的思想准备，护理人员必须对这些药物的用药剂量、用药时间严格掌握，保证服药的准确性，预防突破性阴道出血或不规则出血的发生。向患者详细地讲解用药后可能发生的头晕、恶心等不良反应，并讲解相应的缓解、应对措施，减轻患者用药后的不适感，嘱咐患者不可私自停药，以免治疗效果受到影响。另外，达英 –35 属于短效避孕药，部分患者可能会怀疑或误解治疗方案，对此，护理人员要将药物知识、用药目的等详细介绍给患者，提高患者用药依从性。

二甲双胍是双胍类降糖药，是肥胖型 2 型糖尿病患者的首选用药，其作用机制有两个方面：一是增强胰岛素受体对胰岛素的敏感性，让血液中胰岛素发挥更大的效能；二是二甲双胍能够降低患者食欲，增强饱腹感，使患者的进食量减少。二甲双胍的作用效果与患者的生活方式、治疗依从性关系密切，因此减少糖类摄入，促进糖类代谢，二甲双胍的减重效果才更明显。在护理干预中，首先让患者了解 PCOS 是一种危害性极大的疾病，重视 PCOS 的治疗；然后为患者制定个体化的生活管理方案，减少糖类、脂肪摄入量，多运动促进脂肪和糖类的消耗，保持规律作息，促进内分泌调节轴恢复正常。

众所周知，氯米芬是临床上促排卵治疗首选药，它主要是通过竞争雄性激素受体，从而反馈性引起中枢促卵泡素和促黄体素的产生，使卵泡发育并排卵。遵医嘱于月经或撤退性出血的第 5 天开始每天口服氯米芬，共 5 天，同时嘱患者进行基础体温测量或卵泡检测。

氯米芬实验：一种是在服药后抽血测定促卵泡素和黄体素，正常反应是氯米芬 3 天后促卵泡素上升 50%，血促黄体素上升 80%，停药后下降。还可根据患者的基础体温来判断，如果在停药后 3 周内基础体温有典型的双相，可认为是氯米芬试验阳性，说明体内有一定的雌性激素水平。还有一种方法是 B 超监测，如果监测到成熟卵泡并排卵，可认为是氯米芬试验阳性。氯米芬试验的结果，可以作为我们临床选择用药的依据，对于氯米芬阴性的患者，相对来说用药量要适当加大。

6. 皮肤护理

痤疮是皮肤毛囊皮脂腺的一种慢性炎症，青春期女性为好发人群。近几年来，痤疮患者中育龄期妇女的比例呈增长趋势，且治疗时间较长、临床症状较重、反复难愈，临床常规治疗方法效果较差。随着年龄的增长痤疮的致病原因愈加复杂多样，包括遗传因素、饮食偏食、社会环境因素、精神心理因素、妇科内分泌疾病、化妆品的过度使用、治疗失当等。

目前众多研究发现女性痤疮的发生与其体内雄性激素过多，致皮脂腺活动旺盛有关。在致病原因、发生机制等多个方面 PCOS 与痤疮都具有内在的关联性，痤疮亦是 PCOS 常见的、有特征性的临床症状。现代医学认为 PCOS 患者体内雄性激素过高与痤疮的发生有着密切的关系，而一部分痤疮患者亦表现有 PCOS 的某些特征，刘玉梅等对痤疮组 50 例患者进行了妇科经阴道超声检查，其中 28 例痤疮患者的超声显示卵巢有多囊样改变，占所有患者的 56%，与正常对照组相比差异有统计学意义（$P<0.01$）。随着社会的发展，女性生活、学习、工作等压力不断地增加，且女性愈加重视自身外在形象，使痤疮成为 PCOS 患者平日生活、工作中最懊恼且最关注的问题，PCOS 伴有痤疮的患者在治疗中愈加关注痤疮的治疗。

雄性激素过多使皮脂腺增生肥大，毛囊皮脂腺导管角化过度，过多的皮脂与毛囊壁上脱落的上皮细胞相混合，导致毛囊口栓塞而形成粉刺，再加上致病微生物（如细菌、真菌等）进一步感染即形成痤疮。

以下引用中国痤疮治疗指南（2019 版）。

（1）痤疮发病机制仍未完全阐明。遗传背景下激素诱导的皮脂腺过度分泌脂质、毛囊皮脂腺导管角化异常、痤疮丙酸杆菌等毛囊微生物增殖及炎症和免疫反应等与之相关。遗传因素在痤疮尤其重度痤疮发生中起到了重要作用；雄性激素是导致皮脂腺增生和脂质大量分泌的主要诱发因素，其他如胰岛素样生长因子 –1（IGF–1）、胰岛素、生长激素等也可能与痤疮发生有关；皮脂腺大量分泌脂质被认为是痤疮发生的前提条件，但脂质成分的改变如过氧化鲨烯、蜡酯、游离脂肪酸含量增加，不饱和脂肪酸比例增加及亚油酸含量降低等也是导致痤疮发生的重要因素；痤疮丙酸杆菌等毛囊微生物通过天然免疫和获得性免疫参与了痤疮的发生发展。毛囊皮脂腺导管角化异常、炎症与免疫反应是痤疮的主要病理特征。

（2）痤疮的分级。痤疮分级是痤疮治疗方案选择及疗效评价的重要依据。目前国际上有多种分级方法，本指南主要依据皮损性质将痤疮分为 3 度、4 级，即轻度（Ⅰ级）：仅有粉刺；中度（Ⅱ级）：有炎性丘疹；中度（Ⅲ级）：出现脓疱；重度（Ⅳ级）：有结节、囊肿。

（3）痤疮的外用药物治疗：外用药物治疗是痤疮的基础治疗，轻度及轻中度痤疮以外用药物治疗为主，中重度及重度痤疮在系统治疗的同时辅以外用药物治疗。

外用药物主要包括：维 A 酸类药物、抗菌药物等。

（4）痤疮的系统药物治疗，包括抗菌药物治疗、维 A 酸类、激素治疗。

抗雄性激素治疗：

作用机制：雄性激素是痤疮发生中最重要的内源性因素，抗雄性激素药物可以通过抑制雄性激素前体生成或作用于皮肤内雄性激素代谢酶和雄性激素受体，进而减少或拮抗雄性激素活性作用而减少皮脂腺分泌脂质和改善痤疮。常用抗雄性激素药物主要包括雌性激素、孕激素、螺内酯及胰岛素增敏剂等。适应证为女性痤疮患者：①伴有高雄性激素表现的痤疮，如皮损分布于面中部下 1/3，可伴月经不规律、肥胖、多毛、显著皮脂溢出、雄性激素性脱发等；②女性青春期后痤疮；③经前期明显加重的痤疮；④常规治疗如系统抗生素甚至系统用维 A 酸治疗反应较差，或停药后迅速复发者。药物选择：①雌性激素与孕激素：雌性激素和部分孕激素具有拮抗雄性激素的作用，但通常使用二者混合的复方制剂（短效避孕药），常用的包括 2mg 醋酸环丙孕酮和 0.035mg 炔雌醇、屈螺酮 3mg 和炔雌醇 0.03mg 以及屈螺酮 3mg、炔雌醇 0.02mg 等。口服避孕药的起效时间需要 2~3 个月，疗程建议在 6 个月以上。不良反应：少量子宫不规律出血、乳房胀痛、恶心、体重增加、静脉和动脉血栓、出现黄褐斑等。在经期的第 1 天开始服药有利于减少子宫出血。含屈螺酮成分的药物可减少体重增加风险。服药期间要注意防晒，以减少黄褐斑的发生。禁忌证：家族血栓史、肝脏疾病、吸烟者。相对禁忌证：哺乳期、高血压、偏头痛、恶性肿瘤。有糖尿病、凝血障碍和有乳腺癌风险的患者也尽量避免使用；②螺内酯：推荐剂量 60~200mg/d。疗程为 3~6 个月。不良反应包括高钾血症、月经不调（发生概率与剂量呈正相关）、胃肠道反应包括恶心、呕吐、厌食和腹泻，嗜睡、疲劳、头晕、头痛。有致畸作用，孕妇禁用；③胰岛素增敏剂：胰岛素增敏剂如二甲双胍具有改善胰岛素抵抗、减少 IGF-1 及其诱导的雄性激素生成，对于患有 PCOS、肥胖、胰岛素抵抗或高胰岛素血症的痤疮患者，可以用于辅助治疗。糖皮质激素生理剂量糖皮质激素可反馈性抑制肾上腺源性雄性激素前体分泌；中小剂量糖皮质激素具有抗炎作用，适用于重度炎性痤疮的早期治疗。推荐使用方法：针对暴发性痤疮、聚合性痤疮及较重炎症反应的重度痤疮，选择泼尼松 20~30mg/d 或等量地塞米松治疗，疗程不超过 4 周，并联合口服异维 A 酸治疗；严重的经前期加重痤疮，泼尼松 5~10mg/d 或等效地塞米松经前 7~10d 开始每晚服用一次至月经来潮为止，不超过 6 个月。应避免长期大剂量使用糖皮质激素，以免发生相关不良反应。

（5）物理与化学治疗

物理与化学治疗主要包括光动力、红蓝光、激光与光子治疗、化学剥脱治疗等，作为痤疮辅助或替代治疗以及痤疮后遗症处理的选择。

（6）痤疮后遗症处理

痤疮后红斑：可以选择强脉冲光、脉冲染料激光、非剥脱点阵激光（1440nm、

1550nm、1565nm）及长脉冲 1064nmNd：YAG 激光治疗。

痤疮后色素沉着：外用改善色素类药物如维 A 酸类药物、熊果苷、左旋维生素 C 等可以使用。果酸、强脉冲光及 Q 开关 1064nmNd：YAG 激光也是后遗色素沉着的有效治疗方法。

痤疮后瘢痕：①萎缩性瘢痕：首选剥脱性点阵激光如二氧化碳点阵激光治疗，其次选择离子束或铒激光治疗。其他有效的治疗方法包括非剥脱点阵激光、微针、射频治疗，一些较大的凹陷性瘢痕还可以选择钝针分离、填充或者手术切除；②增生性瘢痕与瘢痕疙瘩：治疗均较困难，目前多采用综合治疗，如激素局部注射、激光治疗（染料激光、二氧化碳点阵激光），痤疮导致的瘢痕疙瘩亦可以切除后局部放射治疗。

（7）痤疮患者的教育与管理

痤疮是一种易发于面部的损容性皮肤疾病，在按照本指南进行规范治疗的同时，需将健康教育、科学护肤及定期随访贯穿于痤疮治疗，以达到治疗、美观、预防于一体的防治目的。①健康教育：限制高糖和油腻饮食及奶制品尤其脱脂牛奶的摄入，适当控制体重、规律作息、避免熬夜及过度日晒等均有助于预防和改善痤疮发生。此外，痤疮尤其重度痤疮患者易出现焦虑和抑郁，需配合心理疏导；②科学护肤：痤疮患者皮肤常伴有皮脂溢出，皮肤清洁可选用控油保湿清洁剂洁面，去除皮肤表面多余油脂、皮屑和微生物的混合物，但不能过度清洗，忌挤压和搔抓。清洁后，要根据患者皮肤类型选择相应护肤品配合使用。油性皮肤宜选控油保湿类护肤品；混合性皮肤选择控油保湿类，两颊选择舒敏保湿类护肤品；在使用维 A 酸类、过氧化苯甲酰等药物或物理、化学剥脱治疗时易出现皮肤屏障受损，宜选择舒敏保湿类护肤品。此外，应谨慎使用或选择粉底、隔离、防晒剂及彩妆等化妆品，尽量避免化妆品性痤疮发生；③定期随访：痤疮呈慢性过程，患者在治疗中需要定期复诊，根据治疗反应情况及时调整治疗及护肤方案，减少后遗症发生。

7. 心理护理

有研究报道，情绪障碍在 PCOS 患者中的发病率高达 24%~68%，包括自我感觉不适、悲伤、抑郁情绪、不明原因的愤怒等，青春期 PCOS 患者体重超标、痤疮等影响外在形象，甚至影响婚恋和职业发展，易引起自卑。育龄期 PCOS 患者受传宗接代思想的影响，容易将不孕怪罪于自己，怀孕困难以及流产概率增加，易产生愧疚感。

PCOS 患者长期受疾病困扰，所存在的心理问题如强迫、人际关系敏感等症状，可能引起患者与配偶、亲人、朋友、同事等交往过程发生改变，患者的主、客观支持及对支持的利用度均有所减少。这强调了心理疏导以及心理护理的重要性，有效的心理护理可以减少 PCOS 患者的心理问题，从而缓解患者的人际关系敏感、抑郁等症状，改善患者的人际关系紧张问题，提高患者的社会支持。

心理护理干预属于一种以患者为中心的护理干预模式，其是根据患者的个人情况为患者制定出符合实际需求的心理干预，从而帮助患者减轻负性情绪。首先是对患者的一般资料进行调查，积极地与患者及家属进行交流，了解患者发病情况，从而为患者提出针对性的护理干预；其次通过 1 对 1、播放视频、集体讲座等方式为患者讲解有关 PCOS 的相关知识。

对患者进行心理评估：当患者住院之后评估患者的心理状态，针对存在严重焦虑心理的患者，为其制定有关心理疏导方面的干预计划。护理干预：告知患者合理地选择运动项目。护理人员应为患者提供安静、舒适的病房环境。通过为患者进行健康教育，采用合理的方法指导患者有关 PCOS 的相关知识，告知患者睡眠对疾病恢复的重要性，为患者提供舒适的住院环境，对帮助患者改善睡眠质量具有重要意义；通过对患者进行心理评估，了解患者的情绪变化，针对存在不良情绪的患者，给予一定的安慰与疏导，对帮助患者改善焦虑情绪具有重要意义；护理人员通过指导患者积极参加体育运动，可以使患者转移注意力，对帮助患者改善抑郁情绪有着极为重要的意义。本次研究结果显示，在对 PCOS 患者的护理中，进行心理护理干预对帮助患者改善负性情绪，提高睡眠质量具有重要意义。

此外，需对患者的家人提供健康教育，强调对患者进行社会支持的重要性，让患者体会到来自家庭、亲友的支持，提升患者的幸福感、满意度，从而提高患者的生活质量。多与患者沟通、交流，评估患者的心理状况，针对评估结果实施相应的心理疏导，引导患者以正确的态度面对疾病。通常，面对面直接交谈为护理人员主要采用的沟通方法，通过主动询问患者如何看待自身的疾病、对自身疾病的感受，判断不良心理产生的主要原因，进而有的放矢地干预患者的心理状况，使其不良心理得到缓解，并增强患者的承受能力，避免不良心理程度加重；社会支持系统作用要充分发挥，促进患者心理平衡恢复，患者就诊后，心理支持环境要先积极地创设，如耐心回答患者问题、给予患者鼓励等，让患者感受到护理人员的关爱，指导患者家属有效地支持患者心理，尤其患者丈夫，以沟通方式让患者丈夫尽可能地了解 PCOS、治疗预后等，使丈夫充分理解患者，给予关心及体贴，进一步强化患者的治疗信心，使受孕机会增加，另外，也可向患者介绍既往成功治疗的病例。

8. 健康教育

系统地向患者介绍疾病相关知识，让患者了解到与自身疾病密切相关的心理因素、环境因素等，而且该疾病并非不治之症，经过积极治疗后能够满足患者的妊娠要求，以帮助患者树立正确认知的方式，强化患者的遵医性，也让患者做好充足的长期治疗的准备；告知患者治疗期间心理情绪状态、饮食、运动的重要性，使患者主动调节自己的心理，并遵照医嘱纠正饮食习惯，形成科学的饮食习惯。

患者来院后首先组建微信群，再进行健康护理宣教，具体内容如下：

（1）营养指导：每月在微信群定期向患者讲解营养与饮食等知识，并且鼓励患者在微信群中发言与交流，同时在营养知识过程中，向患者重点讲解良好的饮食习惯对治疗的重要性，帮助患者纠正错误的饮食习惯，并且依据患者的实际情况，为患者制定合理的膳食方案，确保在不影响患者治疗的情况下满足患者对饮食的追求。

（2）运动指导：督促患者每日坚持运动，同时通过微信群向患者讲解控制体重对治疗与恢复的必要性，依据患者的实际情况为患者制定详细的运动计划，例如每周进行有氧运动，每周 4~5 次，时间控制在 30min。此外，叮嘱患者可适当改变运动方式，但运动宜在用餐后 1h 进行，每日定时通过微信群询问患者运动情况，指导患者分享运动的体会。

尽管运动训练的益处已得到公认，并将其推荐为 PCOS 管理的基石。在制定锻炼方案之前，重要的是要确定是否存在任何可能降低个人锻炼能力的功能限制。研究表明，PCOS 超重女性与年龄和体重指数（BMI）匹配对照者的最大有氧能力（VO2max）（功能能力指标）没有差异。肌肉力量是运动耐量的标志，可预测功能能力和参与积极的生活任务。只有一项已知的研究检查了 PCOS 对肌肉力量的影响，并发现 PCOS 女性和健康对照组的等长或等速膝伸肌力量没有差异。然而，该研究受到样本量小和组间 IR 程度差异最小的限制，许多人群的肌肉力量与 IR 之间存在反比关系，包括超重和肥胖的久坐女性以及代谢紊乱患者的肌肉力量降低，包括 2 型糖尿病。

（3）用药指导：在医生开具医嘱后，护理人员需通过微信私聊患者，详细讲解服药方法、时间与剂量等。同时，针对特殊药物应在患者取药后向患者重点讲解，或者帮助患者做好服药标记，叮嘱患者依据标记遵医嘱服用药物，严格叮嘱患者不可私自停药或是更换药物，在患者每日服药期间通过微信私聊患者，询问其服药后有无不良反应发生。

（4）健康宣教：每周通过课堂授课的方式向患者讲解关于 PCOS 相关知识，同时鼓励患者在微信群内积极发言，通过微信群为患者之间搭建交流的平台，由护理人员定时对患者进行随访，并帮助患者解答疑惑，及时为患者提供必要的帮助。

第三节　PCOS 患者延续护理

1. 如何预防肥胖

随着生活水平和生活方式的改变，肥胖人群越来越多，不光局限于 PCOS 一种疾病，肥胖是引起多种代谢疾病的原因。虽然肥胖也有一定的遗传因素，但多数还是后天因素引起的，这一点看看我们的父辈就明白。预防肥胖恐怕得从婴幼儿，甚至是胎儿时期开始。研究显示，胎儿时期的宫内不良环境与成年后的代谢疾病有关，婴幼儿时期的肥胖是导致成年后肥胖的危险因素，因此应该正确理解"健康"的概念，尤其对于婴幼儿，不能再认为越胖越健康了。从小就应该培养孩子良好的生活习惯，养成良好的饮食习惯，不偏食，荤素搭配，粗细结合；坚持运动，劳逸结合，按照现代国家对中小学生的要求，每天至少应该锻炼 1h，每个学生应至少学会 1 项终身受益的体育运动。

这 1h 的锻炼并不是东拼西凑的，持续 35min 以上的锻炼才能达到每天的基础消耗量，如上午 20min，下午 20min，晚上放学回家走路 20min，这样凑够的 1h，是达不到运动目的的。保持良好的心态，适度的紧张和竞争对人是有益的，过度、过久的紧张对人体有害，要根据自己的情况安排生活、学习以及工作，避免不切实际的追求，对心理、精神造成伤害，也会影响胰岛素和脂肪代谢，引起肥胖。作息规律，人体各种激素的分泌都有昼夜节律，晚睡熬夜，破坏机体既有的生物钟，使得胰岛素、褪黑素等分泌节律紊乱，也可引起肥胖。

2.PCOS 患者怀孕后，对胎儿有影响吗

PCOS 患者存在高雄性激素、胰岛素抵抗的现象，这种状态在怀孕后是否会遗传给胎儿，是每个 PCOS 妈妈最关心的问题。如前所述，本病确实具有一定的遗传性，有近 1/3 母亲可能患有 PCOS，家族中有高血压、糖尿病等都是遗传因素。但遗传因素只能说明一种易感性，而不是致病因素。目前众多的基因学研究还未找到导致本病发生的确切的易感病因，也说明了遗传因素并不是决定性的因素。

PCOS 的发病是遗传因素与环境因素共同作用的结果，因此即使是患者母亲，其子女也有可能通过生活方式的周期干预而避免 PCOS 的发生。

3. 生过孩子，还需要治疗吗

PCOS 是生殖内分泌失调和代谢网络系统紊乱，其发病有先天因素，也有后天因素。经过治疗后怀孕，部分患者生育后仍坚持治疗时的健康生活方式，月经转为正常；部分患者生育后只是临时的转变（尤其不注意生活方式的坚持者），并非治愈或根治，不从其根上持久处理，仍有可能引起月经失调、高血压、高血脂、高血糖、心血管等疾病，导致卵巢早衰、更年期提早出现，甚至出现子宫内膜癌、乳腺癌、结肠癌等。所以，生育后还要注意调节和巩固治疗，注意有排卵月经的持续，至少检查到 40 岁。另外，PCOS 患者雌性激素不足，在育龄期，可影响性生活，加快骨量丢失，易导致骨质疏松，因而需要及时补充钙剂。

4. 月经不规律如何把握排卵期

对于月经不规律的患者，卵泡生长时间或长或短，甚至不生长，排卵不发生在两次月经中期。临床上，患者自己可以从以下方面把握：①透明白带情况：排卵前，由于卵泡生长至优势卵泡、成熟卵泡时能分泌大量雌性激素，作用于宫颈管腺体，能分泌较多的黏液，透明而稀薄，有拉丝反应（用拇指、食指夹黏液拉开可长达 8~10cm），排卵当日或次日，透明白带可减少 80%，上述现象消失。所以患者可以自己观察透明白带情况来估测是否临近排卵期；②基础体温：排卵后黄体分泌孕酮增加，由于孕酮对体温调节中枢具有兴奋作用，基础体温在排卵后升高 0.3~0.5℃，临床以此作为排卵日的标志；③排卵试纸：详见"如何用排卵试纸预测排卵期"。

由于部分患者透明白带较少，甚至没有透明白带（而即便整个月经周期都没有透明白带，也还是有排卵可能），而基础体温易受多种因素的影响，患者自己不能明确具体排卵时间，无法肯定是否排卵（部分患者可能存在卵泡成熟后无法排出，形成黄素化囊肿），需要医生的帮助。通过阴道扩张器直接观察患者宫颈评分情况，了解黏液的量、拉丝度、宫颈开口情况，若三项评分接近 6 分，提示卵泡生长、成熟可能，此时通过 B 超下卵泡检测来明确排卵。

5. 如何用排卵试纸预测排卵

排卵试纸为测尿促黄体素（LH）试纸，尿 LH 峰比血 LH 峰迟 6~7 小时，若每隔 3 小时连续收集尿标本做测定，根据指示剂颜色深浅变化可了解 LH 峰起落及达峰顶时间的全部情况，且可避免血 LH 波动造成误差。但是由于 PCOS 患者 LH 较高，没有排卵时也可测得假阳性，故对于 PCOS 患者，单用排卵试纸无法明确排卵期。

6. 基础体温的最低点是排卵日吗

正常生殖期妇女卵泡期体温波动在 36.5℃上下，排卵后黄体期上升 0.3~0.5℃，维持 12~16 天。排卵日可达最低点，但这种典型的基础体温曲线临床并不多见，并非每个周期都有最低点，临床观察有的患者在 B 超监测到排卵后 4 天左右体温才上升，也有体温上升 4~5 天后才监测到排卵的，如果等待最低点同房，会错过最佳受孕时间。

而 PCOS 患者排卵少或卵泡生长缓慢，一个月经周期中往往数次测到以为的最低点，临床上还遇到根据最低点频繁同房，甚至整个月经周期中隔天同房，结果弄得双方筋疲力尽，毫无性趣可言。同时给双方带来很大压力，影响女方排卵，也影响男方的性功能。

其实，精子可以在输卵管壶腹部存活 4~5 天，而卵子排出后的寿命大约在 24 小时，最佳受孕时间在 12h 内，一般先同房、后排卵，受孕率高，所以临床上往往等到透明拉丝白带增多或 B 超提示卵泡成熟时开始隔天同房。

7. 吸烟与 PCOS 有关系吗

长期吸烟可引起交感神经系统活性增加，导致儿茶酚胺和其他升血糖激素释放增加，而儿茶酚胺是胰岛素作用的强力拮抗剂，吸烟可能损害胰岛素信号传递，引起胰岛素敏感性降低，导致胰岛素抵抗。

8. PCOS 患者多吃豆制品是否有益

黄豆和豆制品中含有大量雌性激素，具有一定平衡体内雌性激素的作用，但其对人体雌性激素的调节有双相作用，对儿童或绝经后妇女可能产生弱的雌性激素作用，而对生育期的妇女，可能产生抗雌性激素的作用。因此，如果 PCOS 患者雌性激素过低，最好在医生指导下根据雌性激素水平予以相对剂量的药物性治疗，仅仅通过多吃豆制品不一定有益。另外，大豆中含有抗甲状腺物质，多吃有可能导致甲状腺肥大，因此，大豆作为日常食物具有很高营养价值，但过于偏食不一定适宜。

9. 女性为什么不宜多吃寒凉食物

中医学认为，女性以血为本，血属阴，以通为用，得寒则凝，得热则行。寒也属阴，因此女性更易受到寒邪的影响，尤其在经期，"血室"正开，更易受到寒邪的侵袭。

在平时的饮食中，由于热性食物对人体的影响多易显现，如出现便秘、上火、长痘痘等现象，应引起大家的注意。而寒性食物的影响，多在长期服用后出现，容易被大家忽视，因此我们特别强调PCOS患者不宜吃寒性食物。其中既包括性质偏寒的食物，如绿豆、螃蟹、柿子等，也包括冷藏的食物，最好能放置到常温下再食用为宜，以"热无灼唇，冷无冰齿"为度。即使是在夏天，天气炎热的时候，像西瓜、苦瓜、绿豆这类清火的食物也要适可而止，没必要天天食用，在临床上还遇到一些患者夏天天天喝绿豆汤而出现闭经。冷饮、冰激凌这类食物最好不要食用，一是过于寒凉，二是含的糖分过多，不利于健康。

另外，除了注意避免吃过于寒凉的食物外，还要注意保暖。夏天不把空调开得太低，外出时带披肩或者小外套，地铁、商场内温度太低的话，适时增加衣物；冬天不要穿得太少，以免寒气侵入。

10.PCOS患者平时适合吃些什么水果

水果富含维生素、无机盐及膳食纤维，对维持人体的健康起着特殊的作用。PCOS患者多伴随有糖代谢异常、胰岛素抵抗，水果中的果糖成分并不需要胰岛素来参与代谢，但其含有的葡萄糖和蔗糖是需要胰岛素参与代谢的，因此水果的选择是有讲究的，应尽量选择含糖量较少的水果。我们将常见的水果含糖量做了整理，供大家参考。猕猴桃、梨、火龙果、柚子、樱桃、李子、杨梅等，每天食用水果重量可以在200g左右。稍微偏甜的水果如橙子、苹果、桃子、荔枝、橘子、石榴、杧果、菠萝、香蕉、甜瓜、葡萄、龙眼等宜少吃，每天控制在100g以内。糖分含量很高的水果如西瓜、甘蔗、柿饼、葡萄干、荔枝干、桂圆干、蜜枣等不宜多吃，某些水果如哈密瓜、苹果、橙子、水蜜桃、杨梅、葡萄等有些特别甜的品种也尽量避免。

11. 熬夜会影响月经吗

经常熬夜会导致月经异常。夜间是人们休息的时间，昼夜的变化建立起来的生物钟，不仅使人体兴奋与抑制交替，还与性激素分泌多少有关。由于熬夜实际增加了人们对光线的感受，影响大脑对于性激素的调控，可使女性出现月经量减少、月经周期推迟，影响正常的排卵周期，进而可能对受孕造成一定影响。

12. 晚上几点睡比较好

成人正常睡觉时间为6~8小时，睡眠的质量关键在于深睡眠，通常0：00~3：00是深睡眠时间，但不是一睡下就能进入深睡眠，有个过渡时间，一般是1~1.5小时，所以最佳上床睡觉时间应该是22：00~23：00，为深度睡眠做准备，国际上公认最佳起床时间为早上6：00，也可随季节适当调整。

13. 睡眠时间超过正常有好处吗

科学研究表明，如果人们每天晚上睡觉时间过长，其效果如同睡眠时间过少一样，可引起许多睡眠问题。成年人每天睡眠时间超过8小时和少于6小时都会有睡眠问题。

例如平时睡一次懒觉，越睡越觉得昏昏沉沉，到晚上又睡不着，容易导致作息时间紊乱。有研究表明，睡眠时间超过 8 小时的女性，比睡眠时间保持在 7~8 小时的女性死亡率高 17%。

第四节　PCOS 护理个案病案分析

OHSS 为体外受孕辅助生育的主要并发症之一，是一种人体对促排卵药物产生的过度反应，以双侧卵巢多个卵泡发育、卵巢增大、毛细血管通透性异常、异常体液和蛋白外渗进入人体第三间隙为特征而引起的一系列临床症状的并发症。OHSS 主要临床表现为卵巢囊性增大、毛细血管通透性增加、体液积聚于组织间隙，引起腹腔积液、胸腔积液，伴局部或全身水肿，严重者可威胁生命。以下为 1 例 PCOS 取卵术后并发中度 OHSS 病人，通过系统的治疗和护理，病人病情好转，安全度过危险期。现报告如下。

88 床病人，女，30 岁，因"胚胎移植术后 8 天，腹痛一天余"入院。患者月经规律，初潮 13 岁，经期：7 天，周期：30 天，末次月经：2021 年 5 月 21 日，患者因"不孕症"，于 2021 年 6 月 5 日在我院取卵 14 枚，于 6 月 8 日移植 2 枚囊胚，移植术后稍有腹胀，无腹痛，6 月 15 日下午出现胸闷、呼吸困难、腹隐痛，无胸痛，休息后好转，6 月 16 日 10 点左右出现持续性腹绞痛，伴有胸闷、活动后呼吸困难、乏力、心悸，每次持续数十秒，无肛门坠胀感，改变体位无法缓解，至我院就诊，行 B 超检查示：①多发性子宫肌瘤声像；②双侧卵巢 IVF 术后声像；③盆腔及腹腔积液声像；④双侧胸腔积液声像，至妇科门诊就诊，以"卵巢过度刺激，胸腹腔积液，胚胎移植术后"收住入院，患者自患病以来，意识清，饮食差，睡眠尚可，大小便正常，体重无明显变化。

既往史：2020 年 10 月因"宫外孕"行腹腔镜开窗取胚术。

生育史：0-0-1-0。

入院查体：体温：36.1℃，脉搏：107 次/min，呼吸：22 次/min，血压：88/62mmHg，一般情况尚可，心肺听诊未见明显异常，腹软，平坦，有压痛、反跳痛。妇检：外阴发育正常，已婚未产型，阴毛女性分布，未内检。

6 月 16 日血常规示：白细胞 20.71×10^9/L，中性粒细胞绝对值：16.89×10^9/L，血红蛋白：195g/L，血小板计数：239×10^9/L，孕酮＞40.00ng/mL，人绒毛膜促性腺激素：43.68mIU/mL。

6 月 17 日患者呼吸困难症状加重，伴胸闷、腹胀，急诊胸腹部超声显示：①左侧胸膜腔大量积液（已定位）；②右侧胸膜腔中等量积液（已定位，其内可见肺组织漂浮）。总蛋白（TP）50.4g/L，白蛋白：29.2g/L。钠：128mmol/L，钙：1.95mmol/L，镁：0.75mmol/L，碳酸氢根：18mmol/L。

诊断：①妊娠合并卵巢过度刺激综合征；②胸腹腔大量积液；③胸腔穿刺引流术后；

④腹腔穿刺引流术后；⑤电解质紊乱；⑥低蛋白血症；⑦胚胎移植术后；⑧早早孕。

治疗：入院后，给予头孢西丁抗感染治疗，静脉补充白蛋白纠正血容量和低蛋白血症，补充电解质，监测生命体征，吸氧等常规治疗。每日晨记录体重、腹围、24h 出入量。放置左侧腹腔引流管，左侧胸腔引流管，右侧胸腔引流管，每日根据医嘱放引流液，腹胀明显减轻，嘱病人低盐高蛋白饮食，避免长期卧床。

疾病相关知识：

OHSS 是辅助生殖技术中常见的并发症，一旦发生就会给患者生理、心理带来一定的影响。现阶段主要护理活动均是针对已发生该并发症的患者给予相对应的护理措施，我们希望护理活动比如健康教育、人文关怀或者心理干预等，让患者提前了解到 OHSS 的相关概念，当自己身体有相关症状时及早告知医生，以减少发生 OHSS 的可能性；同时通过我们的教育和护理，使 OHSS 患者能提高自身心理承受能力和应对能力来面对疾病，积极配合治疗。

卵巢过度刺激综合征（OHSS）是辅助生殖技术中发生的一种罕见又严重的医源性并发症，它具有自限性。传统对该综合征的描述主要有卵巢增大、腹水、血液浓缩、血液高凝状态和电解质失衡。但目前对 OHSS 的发病机制尚未完全明确。

OHSS 患者中 37% 有多囊卵巢病史，重度 OHSS 患者中 63% 有多囊卵巢病史。

血清雌二醇（E2）水平在促排卵药物的作用下，患者多个卵泡同时生长发育会致雌性激素水平过高或增长过快。2016 年美国生殖医学会指南指出：当 E2 > 3500pg/mL 时极大地增加了 OHSS 发生的风险。

预防 OHSS 的治疗方法

拮抗剂方案：临床医生根据患者各方面因素综合考虑制定个体化的促排卵方案。目前临床上对于 PCOS 患者常选择此种促排卵方案。运用此种促排卵方案相比较传统方案，OHSS 发生概率减少 50%。

减少夜针日 HCG 的用量：早发型 OHSS 主要与使用外源性 HCG 有关。适当降低 HCG 的使用剂量来预防 OHSS 的发生。

全胚胎冷冻：新鲜胚胎移植和冷冻胚胎移植的妊娠率无明显差异，但减少了 OHSS 的发生率。因此胚胎冷冻是目前预防晚发型 OHSS 的常规方法。

取消促排卵周期：在促排卵过程中，若医生估计患者可能会有过多卵泡发育进而导致严重的 OHSS 则停止使用后续促排卵药物，取消本次治疗周期。

卵巢过度刺激综合征的一级预防：

正确辨认高危人群是预防的关键，年龄 < 35 岁，体质瘦弱的 PCOS 患者。应重视超排卵（Controlled Ovarian Hyperstimulation，COH）前改善 PCOS 患者高雄性激素血症和胰岛素抵抗状态。有 OHSS 高危因素的患者应该使用尽量少的促性腺激素。可以采取一般的预防措施，包括生活方式的改变（饮食及运动），口服药物促排卵，给予脉冲式的 GnRH，进行腹腔镜的卵巢手术。尤其对于年轻女性进行第一次激素补充治疗

（ART）周期、患有 PCOS 及曾经发生过 OHSS 的女性等要更为重视。

卵巢过度刺激综合征的二级预防：

不用或减少 HCG 剂量诱发排卵。在促排卵过程中不用 HCG 可减少早发型 OHSS，不用 HCG 并且不同房受精可减少早发型和晚发型的 OHSS。

coasting（"软着陆"）：当具有 OHSS 高危因素的患者血清 E_2 较快升高到一定水平（> 3000pg/mL）、卵巢刺激过程中的卵泡数较多（一侧卵巢内卵泡数> 20）时，可以进行 Gn 的减量或停药，使用 GnRH 激动剂。coasting 的标准基于生长卵泡数、血清 E_2 值与 OHSS 风险的相关性，E_2 值决定是否需要进行 coasting，而超声检查决定何时进行 coasting。多数作者将 E_2 阈值选择在 2500~3000pg/mL，当 E2 > 3000pg/mL 时还继续使用 Gn 是不合适的。使用重组 FSH 时，E_2 值会相对低一些，该标准不适用。当 B 超检查显示一侧卵巢内卵泡数> 20 时，E_2 值高有预测意义。coasting 的时机不宜太早，否则可能引起卵泡发育的完全停止。当 E_2 > 30% 的卵泡发育至 15mm 直径时，coasting 将引起卵泡发育的突然停止，E_2 水平迅速下降。coasting 开始，多数卵泡直径> 15mm 时，将会有更多的卵泡呈囊性增大，从而降低卵泡质量。因此通常在约 50% 的卵泡直径达到 15mm 时进行 coasting。

全胚冷冻可将胚胎冷冻保存不进行移植。这样虽不能减少 OHSS 发生，但可以减轻病情及其他并发症。取卵时尽可能吸取所有卵泡（包括小卵泡），可减少卵泡在 LH 峰后继续生长及 E_2 继续分泌增加的可能，从而减少 OHSS 的发生。白蛋白和免疫球蛋白预防性治疗在 HCG 注射后 36h 静脉滴注白蛋白或免疫球蛋白以预防 OHSS 发生。其具体的机制尚不清楚，可能有利于保持胶体渗透压，降低游离 E_2 及一些有害因子水平，是目前常用的预防方法。

1. 临床表现

根据卵巢过度刺激综合征的临床表现及严重程度，Golan 标准将其分为 3 度。轻度：腹胀和不适，恶心、呕吐或腹泻，卵巢直径小于或等于 5cm；中度：除轻度症状外，加超声确定腹水、胸水存在，有呼吸困难，卵巢直径在 5~12cm；重度：除中度症状外，加血液浓缩、血黏度增加、低血容量、少尿，卵巢直径大于 12cm。

2. 患者存在的护理问题

体液过多——与毛细血管通透性增加，体液积聚于组织间隙，引起腹水、胸水。

活动无耐力——与低蛋白血症、腹水有关。

焦虑——与担心疾病预后有关。

潜在并发症——血栓形成、卵巢扭转或破裂、会阴水肿、全身皮肤水肿或肺水肿

3. 护理中重度卵巢过度刺激综合征的护理

（1）严密监测 24 小时出入量：24 小时出入量能从侧面反映患者的血容量情况，并对治疗有着重要意义，因此教会患者如何准确量取并记录出入量至关重要。指导患者准备有刻度的杯子数个，分别用来测量饮水量、尿量、呕吐物等，记录的起止点以

每日 7: 00 至次日 7: 00 为准。若尿量 < 30mL/h 应立即报告医生。

（2）定期测量体重和腹围：中重度卵巢过度刺激综合征患者病情加重通常表现为体重迅速增加，腹围迅速增大，所以护理人员应密切关注患者每日体重及腹围变化并记录，为后续治疗提供依据。为保证测量的准确度，应尽量排除一切干扰因素。①测体重：每日清晨在排空大小便后，未进食水前，穿相同的衣物，使用同一台体重秤；②测腹围：应在空腹时进行，取平卧位。患者将手置于身体两侧，两腿伸直，软尺以脐部为起点和终点，软尺的切面和躯干长轴呈垂直状态，统一规定在呼气末或吸气末测量为准。

（3）药物护理：目前对于 OHSS 的治疗还是以对症治疗为主，维持血容量和电解质平衡。在护理时总体应掌握先扩容后利尿的原则，合理安排补液顺序，按照先胶体后晶体的原则输入液体。先滴注白蛋白改善低蛋白血症，后用羟乙基淀粉溶液（万汶）补充血容量。在注射时应选择粗直血管，最好使用留置针以保护血管。静脉补液速度应缓慢，滴注白蛋白时不超过 15 滴 /min，滴注万汶时 30~40 滴 /min。输白蛋白时注意观察患者是否存在胸闷、皮疹等过敏症状。白蛋白滴注结束后常规予以生理盐水冲管。每日液体总量不宜过多，控制在 2000~2500mL，并密切观察尿量变化。在未补足血容量时，禁止使用利尿剂。

（4）胸腹水的护理：重度 OHSS 患者常行穿刺放腹水或胸水治疗。在穿刺前护理人员需向患者做好解释工作，告知相关注意事项取得配合。在穿刺过程中应严格执行无菌操作，配合医生进行放液操作。一次放腹水量为 1000~2000mL，一般不超过 2500mL。在此过程中护士应严密监测患者的生命体征，注意观察患者面色、意识，有无咳嗽、呼吸困难等表现。同时注意观察并记录穿刺液的色、质、量，有异常及时汇报医生。穿刺后给予腹部加压，避免腹压骤降而引起虚脱。保持穿刺点皮肤清洁干燥，及时更换敷料。协助患者取半卧位，使体液局限在盆腔，便于体位引流。对于同时存在腹水和胸水的患者，胸水可通过胸导管进入胸腔，若放腹水使得患者情况得到缓解，胸水便可自行吸收，则慎行胸腔穿刺。

（5）预防感染：在执行各项医疗和护理操作时应严格遵守无菌操作原则，保持床单位清洁，病室内空气流通，减少探视，避免交叉感染。对于放腹水患者应严密监测生命体征变化，注意观察穿刺点有无红肿，及时更换敷料。遵医嘱给予抗生素预防感染。

（6）饮食护理：需要针对 OHSS 患者的具体情况给予针对性的饮食指导。一般遵循少量多餐，多食高蛋白、高维生素、易消化、低脂肪类食物的原则。对于腹胀明显，食欲差的患者在饮食上鼓励其清淡饮食，少食多餐，少量多次饮水，最好是淡盐水。并注意增加其优质蛋白的摄入，如鱼、肉、虾、鸡蛋等，以提高血浆蛋白的浓度，加快腹水吸收。同时指导其多食含纤维丰富的食物，以达到通便并降低腹压的目的。对于出现水肿的重症患者则应严格控制钠盐和水分的摄入，同时多食用对消肿有利的饮食，如赤豆、西瓜汁、冬瓜等。对于使用排钾利尿剂的患者需要增加钾元素的摄入，指导其可多食香蕉、橘子、葡萄等含钾丰富的水果。

生酮减脂的基本原理：

生酮饮食是一个高脂肪、低碳水化合物与适量蛋白质的特殊饮食结构。生酮状态下，机体切换为以脂肪分解为主的供能模式。肝脏将脂肪酸 β 氧化产生的乙酰辅酶 A 两两缩合为乙酰乙酸而合成酮体，释放入血供肝外组织利用，从而达到减脂效果。

生酮减脂在体质量管理中的循证医学证据：

与其他饮食方案相比，生酮饮食可较快降低体质量。其原因如下：①蛋白质和油脂的饱腹感强，进而导致摄食减少；②酮体可以直接抑制食欲；③胰岛素水平下降，脂肪合成受抑制，脂肪分解增加；④糖异生作用加大能量消耗；⑤酮体作为含有能量的代谢中产物，从尿液等途径外排等。生酮饮食配合抗阻锻炼，可以达到在减少体脂的同时不减少肌肉，甚至增加肌肉的效果。2 型糖尿病患者应用生酮饮食可以显著降低餐后血糖水平，减少血糖波动，改善胰岛素抵抗，降低血浆胰岛素水平。生酮饮食也可以改善脂肪肝，减轻脂肪肝导致的肝功能损害。

生酮减脂在 PCOS 治疗中的循证医学证据：

2015 年 JenniferL 等报道，对 PCOS 患者进行为期 8 周的低淀粉、低奶类的饮食干预发现，干预前后相关指标变化：体重（8.61 ± 2.34）kg，$P < 0.001$；体重指数（BMI）（-3.25 ± 0.88）kg/㎡，$P < 0.001$；腰围（-8.4 ± 3.1）cm，$P < 0.001$；空腹胰岛素（-17.0 ± 13.6）μg/mL，$P < 0.001$；2h 胰岛素（-82.8 ± 177.7）μg/mL，$P = 0.03$；胰岛素抵抗 HOMA 模型（-1.9 ± 1.2），$P < 0.001$；总睾酮水平（-10.0 ± 17.0）ng/dL，$P = 0.008$；游离睾酮水平 -1.8pg/dL，$P = 0.043$。上述研究证实生酮、低碳水化合物饮食不仅能显著改善 PCOS 患者的体重、胰岛素抵抗，而且对 PCOS 并发的高雄性激素血症也有显著的作用。JohnC 等报道，给予 11 例 BMI 大于 27kg/㎡ 的 PCOS 患者小于 20g/d 的碳水化合物摄入的生酮饮食，干预 24 周后的平均体质量下降 12%，LH/FSH 下降 36%，空腹胰岛素下降 54%，患者内分泌紊乱显著改善。Maryam 等报道，每天辅助给予 1200mg 长链 ω-3 不饱和脂肪酸可以显著改善 PCOS 的慢性炎症状态，降低 11.4% 的空腹血糖和胰岛素（-8.4%）水平，改善胰岛素耐受（-21.8%）。

生酮减脂干预 PCOS 的推荐适应证、禁忌证、不良反应：

（1）适应证

根据 2018 年多囊卵巢综合征中国治疗指南，PCOS 诊断标准为月经稀发、闭经或不规则阴道出血，再符合以下 2 项中的 1 项：①高雄性激素临床表现或高雄性激素血症；②超声影像显示为卵巢多囊样表现，并排除其他引起高雄性激素与排卵异常的疾病。同时，BMI ≥ 24kg/㎡，或体脂率 ≥ 28%。

（2）禁忌证

代谢禁忌：肉毒碱缺乏症、肉毒碱棕榈酰基转移酶 Ⅰ 或 Ⅱ 缺乏症、肉毒碱转移酶 Ⅱ 缺乏症、β - 氧化酶缺乏症、中链酰基脱氢酶缺乏症、长链酰基脱氢酶缺乏症、短链酰基脱氢酶缺乏症、长链 3- 羟基脂酰辅酶缺乏症、中链 3- 羟基脂酰辅酶缺乏症、丙酮酸羧化酶缺乏症、卟啉病等。

合并症禁忌：泌尿系统结石、肾衰病史或严重肾功能不全、家族性血脂异常、严重肝脏疾病、慢性代谢性酸中毒、胰腺炎病史、严重糖尿病、活动性胆囊疾病、脂肪消化障碍、严重心脑血管疾病等。

口服药物禁忌：抗癫痫药如唑尼沙胺、妥泰和乙酰唑胺可引起酸中毒，与生酮饮食一起治疗会加重酸中毒。

特殊状况禁忌：怀孕、哺乳、正在感染者、进食困难者、不能配合的患者。

不良反应及对策：

低血糖：使用"柔性生酮"的方式，分 1~2 周时间逐步降低碳水化合物的摄入量可显著减少低血糖反应的发生。血糖 ≥ 2.2mmol/L 时，如无症状可以不处理；血糖 < 2.2mmol/L 时，可给予橙汁或葡萄糖口服等对症处理。

虚弱、头晕和疲劳：疲劳、眩晕乏力或颤抖的感受可能是由于机体脱水或矿物质的丧失所致，补充矿物质水和绿叶蔬菜可以显著改善。

便秘：便秘可能与膳食纤维摄入不足有关，也有可能与镁缺乏、脱水相关。可以使用促进肠道蠕动的药物［如甲氧氯普胺（胃复安）、补充镁剂、补充膳食纤维等来解决］。

酮症过度：可以通过口服少量碳水化合物、查二氧化碳结合力或者进行血气分析；如果酸中毒中度以上，可以适当增加生酮饮食的碳水化合物比例，并对症处理。

维生素和矿物质缺乏：酮体的利尿作用和饮食控制，患者常伴有维生素与矿物质缺乏，强烈建议补充水溶性维生素和矿物质制剂。

嗜睡或精神差：通常时间很短，1~2 周后症状消失，对症处理即可。检测酮体、血糖和血药浓度（如苯巴比妥、苯二氮类）。

腹泻或腹痛：主要由于中链脂肪酸引起的肠痉挛，口服山莨菪碱片即可缓解。

4. 推荐流程

（1）按照适应证筛选符合标准的患者。

（2）进行生酮饮食前的评估，主要包括一般资料、安全性指标及查体指标。一般资料包括人口学资料（年龄、性别、身高、体质量、民族、职业等）、一般临床资料（病程、治疗史、合并疾病及药物使用史等）、膳食调查和心理评估；安全性指标及查体指标包括血生化（肝功能、肾功能）、血常规、体脂成分分析、肝胆胰脾超声检查。

（3）签署知情同意书。

（4）生酮启动：根据患者情况安排禁食、不禁食或是半禁食方案，实施个体化生酮饮食指导。

（5）主要疗效指标包括月经周期、经量、经期、女性激素 6 项、妇科超声、肝胆胰超声、甲状腺功能、尿酮、血酮、血糖、血脂等。次要疗效指标包括身高、体质量、腰围、体脂成分分析、营养素测定、骨密度。不良反应的记录与处理：与患者交流主观感受，包括食欲、不适症状等。

（6）制定过渡期与恢复期方案。

5. **专家推荐意见**

（1）生酮饮食可应用于 PCOS 患者体重管理。应淡化体重，重点关注患者体脂与体脂率的变化。

（2）生酮饮食需要在经过专门培训的医师和营养师的指导下进行，并定期监控营养状况、体脂、体脂率等营养学指标。

（3）在生酮饮食干预 PCOS 的过程中，应采用多学科联合诊疗的方式进行。由妇科医生掌握并监控患者妇科内分泌状况及子宫内膜的变化。营养师监控患者的营养状况，提出营养方案并且对患者血糖、血酮体、尿酮等进行日常监控。

（4）启动生酮饮食应采用"柔性生酮"方式，1~2 周逐步增加脂肪供能比。生酮饮食可以利用的碳水化合物摄入量应小于 50g/d。

（5）生酮减脂饮食三大营养素能比（脂肪 70%~75%，碳水化合物 3%~5%，蛋白质 20%~27%），能量供应参照实际测得的基础代谢（间接测热法、生物电阻抗法）或公式法测得计算。在遵循这一原则的基础上，营养师应定期根据患者的饮食喜好调整食谱，以充分保证患者的依从性，确保生酮减脂的顺利进行。

（6）根据患者身体状况，每周进行不少于 3 次的抗阻运动，每次抗阻运动不少于 15min。适宜运动配以合理营养在提高骨质量及维持瘦体质量具有重要作用。生酮饮食为治疗性饮食，患者 BMI < 24kg/㎡ 即停止生酮饮食干预。

（7）生酮饮食的停止需进行 2 周左右的退酮过程，再逐步回归均衡饮食。

（8）生酮饮食治疗结束后，转为均衡饮食仍需长期进行膳食管理，以维持体重在正常水平，减少再发肥胖的概率。

（9）并发症的预防及护理　①卵巢扭转与破裂中重度 OHSS 患者卵巢直径较正常时增大，若患者行动不当很可能造成卵巢扭转或卵巢破裂，导致急腹症。所以在护理这类患者时护理的各项操作动作要轻柔。告知患者可缓慢行动，但应避免突然改变体位和剧烈运动，禁止盆腔检查；保持大便通畅，避免因便秘或其他原因导致腹压增加。若患者突然出现下腹剧痛，血压下降等现象，及时通知医生；②血栓形成中重度 OHSS 患者会出现少尿、低血容量、血液高凝状态，甚至可能出现肝肾功能损伤，血栓等症状。当患者小便量 < 30mL 时，提示病情加重，此时禁止使用利尿剂。重度患者遵医嘱给予低分子肝素钠皮下注射，每天一次，防止血栓形成。为防止血栓静脉炎，不适合下床的患者可嘱其在床上活动肢体。

（10）心理护理：由于社会压力、经济压力、烦琐的治疗过程、妊娠结局的不确定性等各种因素综合影响，不孕症患者常常会感到焦虑、抑郁、情绪低落，担心妊娠结局。如若治疗过程中又出现了并发症更是加重了患者的心理负担，严重地影响到了患者的情绪，进而影响到治疗结局。对于 OHSS 患者给予夫妻双方充分的心理指导是非常重要的，因此国际上达成一种共识：生殖中心需要为不孕症患者提供心理咨询服务，达到减轻不孕症患者心理压力的目的。但目前中国只有极少数的生殖中心为患者提供专业的心理咨询服务，更多的还是靠临床护士在治疗期间为患者做些基础的心理护理。护士需耐心地向患者双方解释 OHSS 发生的原因，解决办法，会面临怎样的愈后。当患者提出疑问时，应该耐心地回答，建立信任。在治疗过程中采用"医生 – 患者 – 家庭"共同参与模式，帮助其树立战胜疾病的信心。心理疏导要贯穿护理的整个过程，并渗透于每个护理行为中。

6. 护理重点

（1）心理护理

心理护理在 OHSS 病人中尤为重要。接受辅助生殖技术的病人普遍存在心理痛苦，PCOS 合并卵巢过度刺激的病人更是承受着身体和精神上的痛苦，焦虑、恐惧、抑郁等心理问题较为突出。该病人因原发不孕、男方弱精子症寻求助孕，实施辅助生殖技术花费高额的费用，给家庭带来了沉重的经济负担。在盼望取卵后顺利移植的同时，并发 OHSS 对病人来说更是雪上加霜。OHSS 是辅助生殖技术常见的并发症之一，但病人对疾病认识不足，再加上间断呕吐腹胀，加剧了疾病不确定感，而疾病不确定感会促使病人焦虑恐惧情绪。首先，应向病人简单介绍 OHSS 发生的原因和处理办法。其次，采用共情、积极关注、同理心等心理学技术与病人交流，及时捕捉病人内心的需要，运用认知行为疗法等帮助病人舒缓问题，教会病人放松的方法和缓解紧张、焦虑的技巧。最后，指导家属参与心理干预，经过有序精心的护理，病人精神心理状况稳定，配合治疗，取得良好的效果。

（2）体位护理

病人由于胸腹水引起腹胀，无法平卧时，协助病人取半卧位，以改善呼吸困难症状。告知病人因双侧卵巢体积增大，避免突然改变体位，以防卵巢蒂扭转或卵巢破裂。严密观察病情变化，如果病人出现剧烈腹痛，存在卵巢扭转或破裂的可能，立即告知医生，紧急处理。病人术后一般情况可，但 D – 二聚体定量偏高，告知病人出院后避免长期卧床，注意活动，促进血液循环，防止血栓形成。

测量体重、腹围、记录 24h 出入量，每日定时测量体重、腹围并做好记录。每日清晨定时排空大小便，进食前穿单衣平卧位测量。自然平卧位，两手分别放于身体两侧，量尺以脐部为起止点，切面与躯干长轴垂直统一规定呼气末测量；告诉病人记录出入量的重要性，教会病人准确记录的方法。体重、腹围和 24h 出入量作为病情变化的重要依据，如果病人腹围体重明显增加，伴腹胀，尿量减少，及时通知医生。

（3）输液护理

因病人输注液体较多，选择较粗静脉血管在无菌操作技术下行留置针穿刺技术，建立静脉通道，固定良好，病人未诉特殊不适。遵医嘱输入能量、人血白蛋白、头孢西丁等药物。不同液体之间用生理盐水冲管，防止药物间相互作用。严格掌握输液速度，加强巡视，确保液体输入顺利。

（4）饮食护理

病人恶心、呕吐、腹胀，食欲不佳，鼓励病人少食多餐，进食易消化、高蛋白质及富含维生素食物，如鸡蛋、鱼虾、牛奶、豆制品、绿叶蔬菜和燕麦。还可食用消肿利尿类蔬菜，如冬瓜水。适量摄入富含粗纤维食物，保持大便通畅，减低腹压。同时注意限制食盐摄入，以免水钠潴留加重腹腔积液。

（5）胸腹腔穿刺放液术的护理

OHSS病人出现严重的腹腔积液，腹部膨胀、张力大，导致严重不适或疼痛，持续少尿，可在B超引导下经阴道穿刺，行腹腔积液引流术，从而改善症状。病人自诉腹胀难以忍受，拟行腹腔积液引流术。术前完善相关检查和评估，术中协助病人取膀胱截石位，床头抬高至病人舒适，安抚病人，向病人解释手术过程；术前监测生命体征；用5％聚维酮碘冲洗外阴和阴道；连接负压装置：取卵针连接管连接无菌外用盐水及负压吸引器；术中配合医生抽吸腹腔积液，及时更换引流瓶，记录腹腔积液的总量；术中严密观察病人面色、心率、脉搏、血压等情况，注意有无咳嗽、呼吸困难、胸痛、必要时给氧。

7. 并发症的预防

OHSS病人因卵巢增大，血液高凝，容易发生卵巢扭转和血栓形成等并发症。严密观察病情，如果出现下腹突然剧烈疼痛，可考虑卵巢扭转或破裂的可能，嘱病人在症状缓解前减少活动。病人易出现血液浓缩、凝血异常、肝肾功能异常、蛋白偏低等情况，应严密监测各项化验指标，预防血栓发生，及时补充蛋白，配合医生治疗；定期超声检查了解卵巢大小、骨盆和胸腹腔积液情况，必要时需进行胸腹腔积液引流治疗。

8. 出院指导

告知病人出院后要注意休息，加强营养，多进食高蛋白、富含维生素类食物。按时随诊，以便了解卵巢功能恢复情况。继续遵医嘱用药，避免长期卧床，如有腹痛、腹胀等情况应及时来院就诊。

参考文献：

[1] 唐莉华，王玉琼 . 多囊卵巢综合征患者的生活方式干预 [J]. 护理实践与研究，2020，17（21）.

[2] Mahnaz Bahri Khomami. Lifestyle and pregnancy complications in polycystic ovary syndrome： The SCOPE cohort study. Accepted： 19 February 2019 | Revised： 18 February 2019 | Received： 21 January 2019.

[3] R. L. Thomson1，2， J. D. Buckley1 and G. D. Brinkworth2. Exercise for the treatment and management of overweight women with polycystic ovary syndrome： a review of the literature. obesity reviews.

[4] 吴碧玉 . 健康教育对多囊卵巢综合征治疗的影响探析 .CHINA HEALTH STANDARD MANAGEMENT， Vol.10， No.9.（护理标准前研究·效果评估）.

[5] 甘裕屏 张宜星 . 心理护理对多囊卵巢综合征患者负性情绪及睡眠质量的影响 [J]. 世界睡眠医学杂志，2020，7（5）.

[6] 中国痤疮治疗指南（2019 年修订版）[J]. 临床皮肤科杂志，2019，48（9）.

[7] 郁琦 . 妇科内分泌诊治指南 [M]. 北京：人民卫生出版社，2017：1.

[8] 王亚平，郁琦 . 多囊卵巢综合征的辅助生育治疗 [J]. 中国计划生育和妇产科，2014，6（6）.

[9] 杨亚男 . 中重度卵巢过度刺激综合征护理的研究进展 [J]. 实用妇科内分泌电子杂志，2019，6（29）.

[10] 潘芳 . 得了 PCOS 多囊卵巢综合征怎么办 [M]. 上海：上海科学技术出版社 .

第五章 多囊卵巢综合征基因治疗与研究现状

第一节 PCOS基因研究现状

PCOS是育龄期女性常见病、多发病，其主要表现为不孕、高雄性激素血症（HA）、月经稀发或闭经以及卵巢多囊样改变（PCO），发病率高达5%~10%。在无排卵性不孕症患者中的发病率为25%~30%。患者也经常合并肥胖、胰岛素抵抗、血脂异常等代谢问题。随年龄增长，远期并发症如2型糖尿病、心血管疾病、子宫内膜癌和卵巢癌等的发生率较一般人群明显上升。

1. PCOS作为一种复杂疾病，其发病机制非常复杂

PCOS是一个涉及生殖、内分泌、代谢多系统的复杂性疾病，具有临床表现高度异质性和病因复杂性的特点，是遗传因素、环境营养因素和不良生活方式等因素共同作用导致的内分泌代谢异常综合征。其病因及病理机制不清，其发病与基因、环境因素、生活方式改变等密切相关，其发病机制与胰岛素信号通路异常、慢性炎症及氧化应激增加相关。正常人中，黄体生成素（LH）与其受体结合后，使卵泡膜细胞内的胆固醇转化为睾酮和雄烯二酮，进而在颗粒细胞芳香化酶的作用下转化为雌二醇和雌酮。但PCOS患者颗粒细胞数量减少或功能降低，导致睾酮和雄烯二酮转化为雌二醇和雌酮的功能出现障碍，使得雄性激素升高而雌性激素水平降低，从而影响卵泡的发育、优势卵泡的形成及排卵。

由于PCOS的临床表现呈现高度的异质性，使其诊断标准难以统一，目前国际上常用的诊断以鹿特丹（Rotterdam）标准、高雄性激素学会（AES）标准、中国PCOS诊疗专家共识及美国临床内分泌医师协会（AACE）的诊治指南。指南中提出激素类避孕药应作为PCOS相关月经异常和多毛症或痤疮的首选治疗。克罗米芬是不孕症的首选药物；二甲双胍对代谢性或血糖性异常存在获益，并有助于改善月经不调，但是对多毛症、痤疮或不孕症并无疗效。激素类避孕药和二甲双胍可作为青春期PCOS患者的药物选择。对于PCOS本身，减重的作用仍未明确，但生活方式干预对超重或肥胖患者存在其他方面的健康获益。噻唑烷二酮类的总体风险获益比并无优势，他汀类的作用仍需进一步研究证实。

2. PCOS 的家族聚集性

PCOS 的发病机制尚未完全阐明，但由于 PCOS 存在家族群发现象，故认为遗传因素是 PCOS 的发病机制之一。通过家族聚集和双胞胎研究以及 GWAS 已经证实 PCOS 与遗传具有明显的相关性，并且筛选出了几种新的风险位点和候选基因。研究显示，30%~50%PCOS 患者的直系亲属也患有 PCOS，Azziz 和 Kahsar-Miller 对 PCOS 患者的调查研究发现，PCOS 患者亲属比正常人更易患 PCOS。Vink 等在单卵双胎和双卵双胎的研究中发现单卵双胎均患 PCOS 的概率是双卵双胎的 2 倍。对以月经稀发、痤疮、多毛症等为临床表现的 PCOS 患者的研究也体现出 PCOS 的家族聚集性。Kulshreshtha 等和 Dadachanji 等研究也发现 PCOS 患者一级亲属患代谢综合征、糖尿病、肥胖以及高血压的风险增加。PCOS 是育龄妇女生殖内分泌失调的最常见原因，具有较强的遗传特性。PCOS 虽有明显的家族聚集性，但环境因素的差异性以及 PCOS 表现型多样性等使 PCOS 的家系遗传研究仍在探索中。有研究认为 PCOS 的遗传方式具有常染色体显性遗传特征，目前虽尚未发现这种特征有明显的孟德尔遗传模式，但是遗传因素在 PCOS 的发生和发展中发挥着重要作用。因此探究 PCOS 的遗传易感基因十分重要。

第二节　PCOS 发病相关的遗传易感基因

根据以往对 PCOS 遗传现象的研究发现以下主要遗传易感基因。①类固醇合成基因 CYP11α：CYP11α 基因的高表达使 PCOS 患者雄性激素水平比正常妇女高；②胰岛素基因：胰岛素基因的多态性是 PCOS 遗传基础的重要因素，这种基因多态性部分解释了 PCOS 的异质性；③促性腺激素相关基因：如性激素结合球蛋白、黄体生成素和卵泡抑素、雄性激素受体（AR）、雌性激素 β 受体的编码基因等；④甾体激素生物合成与代谢相关基因：如胆固醇侧链裂解酶、17α 羟化酶以及芳香化酶的编码基因等；⑤其他相关基因，如转化生长因子-β 通路相关基因、炎症相关基因、抵抗素基因和瘦素基因。目前研究者在以上相关基因中并未发现明确导致 PCOS 的主导基因。由于 PCOS 发病机制复杂多样，PCOS 的易感基因和发病机制仍需要进一步研究和探索。

1. 雄性激素生物合成、储备和作用相关基因

（1）与雄性激素生物合成相关的 CYP17A1 基因

CYP17 主要在肾上腺、睾丸间质细胞和卵巢卵泡膜细胞内表达，其活性增加会促进雄性激素合成和分泌。CYP17A1 基因位于 10q24-q25 染色体上，是编码女性体内孕激素向睾酮转化的限速酶。CYP17A1 基因启动子区翻译起始点第 34 个碱基对上的一个多态性 C > T，可通过增多 Sp-1 转录因子的转录位点上调 CYP17A1 基因表达，进而使雄性激素合成、分泌增加。一项对 500 例印度北部女性调查报道指出，CYP17A1 基因 -34C > T（rs743572）多态性与 PCOS 易感性增加有关。Rahimi 等对伊朗西部库尔

德族人群研究也发现，CYP17A1 基因的 TC 基因型可能与 PCOS 发病风险增加相关。然而，另一项对 700 例克什米尔地区 PCOS 妇女的研究发现，病例组和健康对照组 CYP17A1 基因型（TT、TC 和 CC）和等位基因（T、C）的差异均无统计学意义（$P > 0.05$），但突变基因型的 PCOS 患者与野生型和杂合型基因型患者相比，总睾酮（T）水平和多毛评分、脱发等临床特征显著增高，推测 CYP17A1 基因 –34T/C 多态性可能不直接与 PCOS 发病相关联，而是通过与睾酮某种关系间接影响 PCOS 的发生发展。所以，今后的相关研究尚需进一步校正多因素影响，以更深入准确地评价 CYP17A1 基因多态性与 PCOS 罹患风险增加的关联。

（2）与雄性激素作用相关的 AR 基因

AR 基因位于 Xq11–12 染色体的基因编码，活性由其第 1 外显子内的胞嘧啶、腺嘌呤、鸟嘌呤三核苷酸 CAG 的重复序列（CAG）n 多态性进行调控。AR 基因编码的蛋白具有转录因子活性，其结合激素配体可刺激雄性激素应答基因进行转录。有研究报道短（CAG）n 多态性可引起高雄性激素血症（HA），增加女性对 PCOS 的易感性风险。然而，一项荟萃分析并未发现 AR 基因（CAG）n 多态性与 PCOS 及其 HA 的形成有显著关联。另外，最近的一项研究还指出，AR 基因的选择性剪接变体与 PCOS 女性卵泡发育异常、HA 相关。所以，AR 基因（CAG）n 多态性是导致 PCOS 发病的独立易感因子还是协同 AR 基因其他位点的突变作为 PCOS 的患病因素，还有待于更深入地研究阐明。

（3）与雄性激素储备相关的 SHBG 基因

SHBG 基因由 7 个内含子与 8 个外显子构成，位于 17p12–p13 染色体上。SHBG 特异性转运睾酮（T）、二氢睾酮（DHT）和雌二醇（E2），为运输性激素的载体。其在 PCOS 女性体内水平较健康妇女低，是 HA 型 PCOS 患者的血清学标志性特征。Liu 等探讨 PCOS 患者 SHBG 基因多态性与体外受精 – 胚胎移植（IVF-ET）结局的关系时发现，与 SHBG 基因 rs6259–GG 携带者相比，SHBG 基因 rs6259–GA+AA 携带者 PCOS 的患病率更高，提示 A 等位基因是 PCOS 的危险因素；与 SHBG 基因 rs6259 TT 携带者相比，SHBG 基因 rs6259 GA+AA 携带者获得的卵母细胞数和胚胎数以及生育率均下降，认为 SHBG 基因 rs6259 多态性可能与 PCOS 的患病风险和 IVF-ET 治疗的结局相关。对于 SHBG 等位基因多态性与 PCOS 发病相关也有学者持异议。Liao 等关于 SHBG 基因多态性与 PCOS 发病关系的研究得出了相反结果，其通过荟萃分析发现，SHBG 基因 rs6259 和 rs727428 多态性与 PCOS 的易感性均不相关。因此，SHBG 基因与 PCOS 间确切关系和生物机制有待进一步深入研究。

2. 性腺功能失调相关基因

性腺功能紊乱是 PCOS 女性的一个重要生殖特征，主要表现为黄体生成激素（LH）分泌增加，卵泡刺激素（FSH）相对减少，LH/FSH 比值大于 2~3。腺垂体分泌的 FSH 与卵巢表面颗粒细胞的 G 蛋白耦联受体，即 FSH 受体（FSHR）和 LH/ 人绒毛膜促性腺激素受体（LHCGR）促进颗粒细胞增殖分化、卵泡发育、成熟、排卵以及黄体形成。据此推测 FSHR、LHCGR 基因可能是 PCOS 重要候选基因之一。Zou 等使用 STATA 软件进行系统的文献检索和荟萃分析，得出 LHCGR 基因变异与 PCOS 有明显的群体特异性，提示 LHCGR 基因单核苷酸多态性（SNP）rs13405728、rs4539842 和 rs2293275 可能参与 PCOS 的发病机制，认为其可作为预测 PCOS 风险的潜在生物标志物。Laven 通过文献系统评价，以确定 FSHR 多态性是否能够改变 PCOS 的表型，以及 FSHR 多态性是否构成 PCOS 的危险因素时发现，虽然结论存在矛盾，但大多数研究证实 FSHR 多态性可能通过改变 PCOS 患者对外源性 FSH 的反应，或者通过增加了 PCOS 女性患病风险的途径，继而改变了 PCOS 的表型。但是关于 FSHR、LHCGR 基因如何在 PCOS 发生发展中发挥作用还需要进一步功能研究阐明其潜在的生物学机制。

3. 胰岛素抵抗相关基因

（1）INS 基因

INS 基因位于 11p5.5 染色体上，其 5′ 端可变数串联重复序列（VNTR）突变，可通过调控 INS 基因转录而调节 INS 分泌。有研究表明 VNTR 的等位基因与 PCOS 发病相关，尤其 VNTR Ⅲ型的等位基因与无排卵型 PCOS 关系密切，认为 INS-VNTR 多态性是 PCOS 的重要遗传因素。Yan 等通过纳入 9 项研究（包含 1075 例 PCOS 女性和 2878 例健康者）进行荟萃分析，发现在其所研究的整个人群中，INS-VNTR Ⅲ型的等位基因携带者 PCOS 发病率增加 25%，认为 INS-VNTR 多态性与 PCOS 发病密切相关。

（2）INSR 基因

INSR 基因位于 19p13.3 染色体区域内，其等位基因的改变可导致 INSR 数量减少或功能缺陷，直接影响蛋白质生物合成继而导致高胰岛素血症（HINS）和 IR 发生。INSR 基因外显子多态性与无排卵、代谢综合征、T2DM 相关。薛晴等研究表明 INSR 基因第 17 外显子 1058T 位点多态性与 PCOS 易感性相关，特别是与肥胖型 PCOS 关系密切。然而，Branavan 等研究得出相反结论，指出 INSR 基因可能并非斯里兰卡女性 PCOS 发病的易感基因。另一项研究可能解释了上述研究结论不一致的原因所在。Shi 等开展的荟萃分析显示 INSR 基因与 PCOS 罹患有关，但关联性具有种族差异。

（3）IRS 基因

IRS 基因编码的蛋白作为参与胰岛素多种生物调节的中间媒介在 IR 中具有重要意义，其有两种主要类型 IRS-1 和 IRS-2。编码 IRS 蛋白的基因多态性与 PCOS 患者 IR 和糖代谢紊乱关联密切。有研究表明 IRS-1 Gly972Arg 多态性与高加索人 PCOS 发病相关，IRS-2 Gly1057Asp 多态性与亚洲人 PCOS 发病相关；但 INSR His 1058 C/T 多态性可能与 PCOS 发生发展无关。同样，在地中海南部 PCOS 人群中研究也发现了 IRS-1 蛋白基因的 G972A 多态性与 PCOS 代谢特征显著相关。

4. 肥胖相关基因

肥胖在 PCOS 女性中普遍存在，发生率约 50%。FTO 基因与超重或肥胖症密切相关，基于这个结论，FTO 基因被推测为 PCOS 的候选基因。Liu 等研究 FTO 基因中

rs9926289A/G、rs79206939A/G、rs9930506A/G、rs8050136 A/C 和 rs1588413 C/T 多态位点对 PCOS 的影响，该研究包括 147 例 PCOS 女性和 120 例健康女性，结果表明 FTO 基因 SNP rs8050136 A/C（P=0.025）和 rs1588413 C/T（P=0.042）与 PCOS 易感性密切相关。刘爱玲对 333 例 PCOS 患者和 183 例健康对照组用突变敏感性"分子开关（on-off switch）"和限制性片段长度多态性（RFLP）方法进行基因分型并统计不同基因型频率，结果显示无论是在加性模型（P=0.009）还是隐性模型（P=0.007）中，FTO 基因 rs8050136 都与 PCOS 存在相关性，且 A 基因可能是 PCOS 发病的致病基因。然而，Ramos 等未在巴西南部人群发现 FTO 基因 rs8050136 多态与 PCOS 发病风险增加有相关性。上述研究提示不同地域、不同种族 FTO 基因与 PCOS 的关联呈现出一定程度上的差异性。因此，未来的相关研究，关于不同种族及地域的人种都应该纳入评价相关性的考虑范围。

（1）瘦素（Leptin）

瘦素是由白色脂肪细胞分泌的 16KDa 的肽类激素。瘦素作为一种来自脂肪细胞的反馈信号，对中枢神经系统起作用，从而调节食物摄入量、能量平衡和脂肪储存，而瘦素作为一种足够营养储存的标志，在发动青春期的过程中以及维持生育能力方面亦起着重要作用。血浆中瘦素水平通常与体重尤其体内脂肪组织的变化呈正相关。卵巢作为一个不断变化的器官，受到 HPG 轴的调控，而瘦素可能成为一种外周信号，且潜在地调节卵巢的排卵功能及性激素的分泌。在 Clark 等通过控制体重的手段使得无排卵的肥胖女性排卵，并使妊娠率得到了改善。有研究表明，瘦素可以直接作用于 HPG 轴，调节促性腺释放激素（GnRH）和黄体生成素（LH）的分泌：在下丘脑中，瘦素通过刺激阿黑皮素（POMC）神经元、B 内啡肽，能够促进 GnRH 神经元释放 GnRH 来控制卵巢功能。瘦素也可直接作用于卵巢，通过干扰 3',5' 环状磷酸腺苷酸（cAMP）的信号转导，抑制卵泡颗粒细胞类固醇激素的生成，进而导致妇女生育能力的下降。此外，瘦素还对卵泡膜细胞雄烯二酮的产生和颗粒细胞雄烯二酮芳香化均有抑制作用。Yin Jie 等使用不同浓度的瘦素来刺激黄素化卵巢颗粒细胞，发现肥胖型 PCOS 患者随着瘦素水平升高，其黄素化颗粒细胞表面的 leptin 长型受体就随之增加，从而增加颗粒细胞对瘦素的敏感性，这可能与肥胖型 PCOS 患者无排卵症状有关。

（2）脂联素（APN）与 PCOS

APN 是由白色脂肪组织分泌的一种 30kDa 的蛋白质，是脂肪细胞分泌量最大的脂肪因子，在外周循环中比胰岛素和瘦素高 1000 倍。APN 参与葡萄糖和脂肪酸的代谢，以及免疫反应。与其他脂肪因子不同的是，APN 的血清含量与肥胖呈负相关，即随着体重的升高，APN 水平降低。而在 APN 的表达减少的动物中，胰岛素抵抗则呈增加趋势，其机制在于 APN 能够通过增加脂肪酸的氧化和抑制肝葡萄糖的产生来增强胰岛素的敏感性。APN 是一个独立的生物因素，在 PCOS 患者中血浆 APN 水平与高密度脂蛋白胆固醇（HDL-C）有着明显的正相关，而与三酰甘油（TG）有着负相关，因此低APN血症可能是PCOS的一个重要标志。Radavelli等对80例PCOS的患者进行临床周期观察以及实验室检查，通过常规聚合酶链反应限制性片段长度多态性（RFLP）进行基因分布的分析，发现APN基因单核苷酸多态性（SNP）的单体型增加了PCOS的发病风险。有研究表明，在应用二甲双胍治疗PCOS时，增强了APN的活性及胰岛素的敏感性，对PCOS患者高雄性激素血症有良好的控制效果。

（3）网膜素（omentin）与PCOS

在胰岛素敏感性增加的人中，其内脏脂肪细胞分泌一种蛋白，叫作网膜素。正常人的网膜素的血清含量高于肥胖的人。此外，在研究中发现，女性网膜素血清含量高于男性。通过对稳态模型评估，发现网膜素与体重指数、腰围、瘦素以及胰岛素抵抗程度呈负相关，而与APN和HDL水平呈正相关，网膜素基因表达可减少肥胖的发生。因此，网膜素的水平可以用来预测体内代谢的情况。在使用二甲双胍对已确诊PCOS的女性进行治疗时，观察其网膜素的水平，在使用二甲双胍治疗3个月后，血清网膜素含量明显增加。在近期的研究中，虽发现网膜素与肥胖、胰岛素抵抗有明显关系，但其参与PCOS的发病机制尚不十分明确。

（4）内脂素（visfatin）与PCOS

内脂素是2005年由日本科学家Fukuhara等在腹部内脏脂肪组织中发现并分离得到的一种脂肪细胞因子，发现编码这种蛋白的mRNA在内脏脂肪中的水平高于皮下脂肪，所以又称作内脏脂肪因子。体外实验的数据显示，内脂素能够刺激脂肪和肌肉细胞摄取葡萄糖，而在肝脏可抑制葡萄糖的释放。它具有胰岛素样作用能够结合并激活胰岛素受体，从而降低血浆葡萄糖水平，并且能促进脂肪组织的合成、分化和积聚。过去许多科研人员试图寻找内脂素与肥胖之间的内在联系，但通过研究发现，内脂素与肥胖的相关性还不能完全确定。但Chang等将近期的一些研究数据进行meta分析，显示血浆内脂素的提升对于诊断肥胖、2型糖尿病、代谢综合征有着重要作用，在未来可能成为预测上述疾病的一个重要指征。有研究报道，与对照组进行比较，PCOS妇女其内脂素的基因表达，在外周循环以及腹网膜脂肪组织中的含量均有增加，但只有在网膜脂肪组织中的高表达才与体重指数和胰岛素抵抗有着密切相关性。

（5）抵抗素（resistin）与PCOS

抵抗素是一种富含半胱氨酸的蛋白质，是一种含有94个氨基酸的酸性多肽，由Steppan等首先发现。抵抗素在脂肪组织中的巨噬细胞和间质细胞的表达水平要高于脂肪细胞。抵抗素对脂肪细胞分化起到抑制作用，干扰胰岛素受体底物的活性，使其极有可能与肥胖和糖尿病的发生有关。在大鼠体内，抵抗素起初是由发育成熟的白色脂肪组织分泌的。现已证实，血液循环中的抵抗素含量随着饮食控制和肥胖基因的表达可增加，随着降糖药罗格列酮的使用而下降。对人类来说，血液循环中的抵抗素水平与肥胖程度和胰岛素抵抗的水平可能没有相关性。有学者对体外受精周期中的PCOS患者进行了研究，发现每个卵泡中的抵抗素的水平与雌性激素、促性腺激素、胰岛素受体水平、受孕率、妊娠率都没有相关性。抵抗素的基因启动亦与 PCOS 无相关性。

5. 慢性炎症相关基因

PCOS 女性多处于一种低度慢性炎症状态，且炎症状态与 IR 关系密切。TNF-α 与 IL-6 是作用广泛的促炎症细胞因子。研究表明 TNF-α 与 IR、肥胖、卵巢功能和排卵相关，血清 TNF-α、IL-6 水平在 PCOS 患者中呈不同程度升高。TNF-α 基因 308G/A 多态性与 PCOS 患者糖耐量和胰岛素敏感性关系密切。Zhang 等指出 TNF-α-308 G/A 和 IL-1B-51 C/T 多态性可能影响亚洲人 PCOS 的易感性，而 IL-6-174 G/C 和 IL-1A-889 C/T 多态性可能影响高加索人群 PCOS 的易感性。此外，一项基于汉族人群家系研究的结果表明，TNF-α 基因 SNP rs1799964 可能参与了 PCOS 发生机制。然而，Chen 等通过荟萃分析发现 IL-6 rs1800795 多态性可降低 PCOS 发病风险，因此指出 IL-6 rs1800795 多态性是 PCOS 易感性的保护性因素。鉴于有限的种族数和样本量，还需要进一步的研究验证这种关联。

6. DENND1 A 基因

DENND1A 是编码连接蛋白 1A 的基因，连接蛋白在正常和肿瘤细胞中存在差异表达，参与膜转运并可促进细胞内吞和受体介导的转运。有文献报道 DENND1A 的一个变异区与 PCOS 患者的代谢综合征有关，但是 DENND1A 的表达差异如何影响 PCOS 的发生仍在进一步探索中。DENND1A 基因通过选择性剪接产生两个主要转录产物：DENND1A 变体 1（DENND1A.V1）和 DENND1A 变体 2（DENND1A.V2）。DENND1A 在产生雄性激素的卵巢卵泡膜细胞和肾上腺网状带组织中高表达，分别从正常女性和 PCOS 患者分离卵巢细胞进行研究，结果表明 PCOS 患者卵泡膜细胞中 DENND1A.V2 和 CYP17A1 表达增强，且这种表达增强与雄性激素的合成增加，免疫组织化学显示 DENND1A.V2 主要在 PCOS 患者颗粒细胞和卵泡膜细胞的细胞质与细胞核中表达。与正常女性卵泡膜细胞相比，PCOS 患者卵泡细胞中 DENND1A.V1 表达的蛋白水平降低，并且 PCOS 卵泡细胞中 DENND1A.V2 与 DENND1A.V1 的转录水平高于正常女性。在 CYP17mRNA 诱导雄性激素生物合成增强之前，PCOS 患者卵泡膜细胞中 DENND1A.V2mRNA 表达水平已上调。

此外，在正常卵泡膜细胞诱导 DENND1A.V2 的表达，可使卵泡膜细胞 CYP17A1 和 CYP11A1 基因转录增加以及雄性激素合成增多，从而诱导 PCOS 的发生。但这并不排除这种改变是 DENND1A.V2 与 FSHR、LHCGR 和 INSR 的遗传变体协同作用的结果。迄今为止，对 PCOS 患者 DENND1A.V2 表达增加的遗传机制尚未有明确解释，由 GWAS 鉴定的 DENND1A 的单核苷酸多态性位于内含子，DENND1A 单核苷酸多态性对 PCOS 的影响尚待证实。此外，全外显子测序尚未鉴定 PCOS 中的 DENND1A 编码区变体。进一步研究细胞表型发现，使用 DENND1A.V2 特异性抗体沉默 PCOS 患者卵泡细胞中 DENND1A.V2 的表达后，PCOS 患者卵泡细胞转化为正常表型的细胞。因此，探究 DENND1A.V2 在 PCOS 中表达的增加机制可以为 DENND1A.V2 作为 PCOS 的新型治疗和诊断靶点提供理论依据。

7. FSHR 基因

FSHR 基因位于染色体 2p21 上，包括 10 个外显子和 9 个内含子。卵泡刺激素通过与卵巢组织颗粒细胞表面的 FSHR 结合调节类固醇的合成，从而调节卵母细胞成熟和卵泡发育的过程。虽然 FSHR 多态性可能对 PCOS 的易感性起促进作用，但是目前并未证实 FSHR 多态性与 PCOS 易感性之间的确切关系。目前仅有 2 种 FSHR 变体得到研究，荷兰和日本的两项 PCOS 患者易感基因研究显示，rs6165（T307A）和 rs6166（N680S）是 FSHR 基因的两种变体，与 PCOS 有关。有研究显示单核苷酸多态性 rs6166 的变种纯合子可能增加 PCOS 的风险，但是有通过 TaqMan 等位基因鉴别分析 377 例 PCOS 患者和 388 名正常女性的研究发现这 2 种变体与 PCOS 无明显相关性。有研究者使用相同基因分型方法的研究也未证实 PCOS 与 FSHR 变体的相关性。单核苷酸多态性在 FSHR 基因中有以下两种作用：①引起 FSHR 基因变异从而影响 PCOS 的易感性；②影响外源性 FSHR 在诱导排卵治疗中的敏感性。因此，FSHR 基因多态性在 PCOS 中的作用需要进一步研究，需要更多的数据来研究 FSHR 变体与 PCOS 易感性之间的关系。

8. LHCGR 基因

LHCGR 基因编码促黄体激素和人绒毛膜促性腺激素的 G 蛋白偶联受体。在卵巢中，颗粒细胞分化过程中 LHCGR 诱导排卵前黄体生成素的波动是导致排卵的必要条件。LHCGR 基因的失活突变与黄体生成素水平升高有关，而且 LHCGR 变异（rs7371084，rs4953616）在 PCOS 中表达显著增加，这些都表明 LHCGR 基因变异与 PCOS 患者的排卵障碍有关。此外研究也表明，LHCG 受体多态性与 PCOS 有关：TT 基因型 rs13405728 变异型 PCOS 患者血清总睾酮、三酰甘油、低密度脂蛋白胆固醇水平高于 CC 和 CT 基因型 PCOS 患者，因此 LHCG 受体基因中的单核苷酸多态性 rs13405728 与 PCOS 的部分临床特征有关。LHCGR 基因多态性最常见的是第 1 外显子的第 18 位氨基酸缺失或存在两个氨基酸插入（29%），以及在 291 和 312 位置分别存在两个可变氨基酸：291NS（10%）和 312SN（45%）；研究表明，外显子 10 中的变体（rs12470652）导致影响糖基化的氨基酸被取代（291NS），并略微降低人绒毛膜促性腺激素的半数效应浓度（EC50），并与 PCOS 相关，但这在其他的研究中未报道。与 291NS 相比，外显子 10 中靠近单核苷酸多态性位点的氨基酸被取代（312SN），同样可能与 PCOS 相关，但并不影响糖基化。目前第 312 位氨基酸被取代的功能意义尚未明确阐明，因此 LHCGR 变体与 PCOS 之间的相关性还有待进一步研究。

9. AR 基因

AR 由一个保守性较差的 N 端结构域组成，其中含有高度多态性的 CAG 重复序列。有文献报道 AR 基因的多态性 CAG 重复数与 AR 活性呈负相关，AR 的 CAG 重复多态性与克罗地亚 PCOS 妇女的总睾丸激素水平呈正相关，因此 AR 的 CAG 重复多态性可能影响这些妇女的睾丸激素水平的变化而导致 PCOS 的易感性。AR 基因第 1 外显子中较短的 CAG 重复多态性可上调 AR 活性或增加雄性激素水平而提高 PCOS 的易感性，并且引起 PCOS 患者出现高雄性激素亚型的症状如多毛症、痤疮和月经周期不规则等。研究表明，虽然目前尚未明确 CAG 重复长度是否与 PCOS 有关，但是 CAG 重复长度可能通过胰岛素抵抗和影响睾酮的表达而间接影响 PCOS 的发生，并被认为是 PCOS 的独立危险因素。CAG 重复多态性有可能通过影响睾酮激素水平而增加妇女 PCOS 的易感性，但尚无直接证据表明 CAG 重复多态性可以预测高雄性激素血症的临床表现。参与遗传多态性调节的雄性激素合成的个体间差异可能是 PCOS 临床表现存在差异的原因。除 CAG 重复外，也有研究表明，在中国女性中 GGN 重复多态性和 rs6152G/a 多态性也与 PCOS 密切相关。因此，AR 基因的 CAG 重复多态性和 GGN 重复多态性等可能会增加 PCOS 患者的高雄性激素表型以及导致 PCOS 的遗传异质性，是调节 PCOS 的遗传因素之一。

第三节　PCOS 的表观遗传学

PCOS 的发病机制尚不明确，累积数据表明环境和生活方式等多种因素可以通过影响表观遗传修饰而引起 PCOS。女性胎儿期过量的雄性激素暴露、出生后环境及饮食因素的交互作用可以导致疾病的发生、发展，甚至出现可遗传性，这类现象被归为遗传学研究的另一个重要部分——表观遗传学。表观遗传学是在 DNA 碱基序列不变的前提下引起的基因表达或细胞表观型变化的一种遗传现象，包括 DNA 甲基化、X 染色体失活、组蛋白修饰、基因组印迹及非编码 RNA 调控等，任何一个方面异常均会引起染色质结构改变及异常基因的表达，从而导致复杂综合征。由此可以看出，表观遗传学可以将遗传和环境及其他因素联系起来，参与 PCOS 的发生、发展。

1. DNA 甲基化与 PCOS 的发生 DNA

甲基化是最早被认识也是研究最多的一种表观遗传修饰，是指胞嘧啶转化为 5- 甲基胞嘧啶的现象，被认为是 DNA 序列中除了 A、G、C、T 4 种碱基之外的第 5 种碱基，其调节基因的表达而不改变 DNA 序列，从而适应环境和生活方式的变化，不良的妊娠期环境可以导致 CpG 位点的甲基化水平异常，甲基化水平异常与诸多复杂的内分泌疾病以及各种癌症的发生有关。Wang 等通过高通量微阵列技术综合分析不同的 DNA 甲基化和基因表达情况，结果表明多种基因的 DNA 甲基化状态与 PCOS 的发生有着一定的关系。Wang 等首次以黄体生成激素或人绒毛膜促性腺激素受体（LHCGR）作为候选基因的研究显示，PCOS 患者中没有异常的体细胞突变，但是有启动子区域的低甲基化状态，进一步在颗粒细胞系（GCs）的研究证明 LHCGR 在 CPG 区域 8 个显著性位点的转录水平与甲基化状态是一致的，研究结果表明 LHCGR 基因的甲基化状态与

PCOS 的发生存在一定的关系。Sang 等利用第 3 代 DNA 定量甲基化水平检测技术（Mass ARRAY），对 32 例 PCOS 患者及 32 例对照者外周环氧化物水解酶 1（EPHXl）、类固醇 5a 还原酶 1（SRD5A1）及胆固醇侧链裂解酶（CYPl 1A1）等基因的 DNA 甲基化水平进行检测，发现 PCOS 患者 EPHXl 基因在某些连续的 CpG 位点出现明显的甲基化异常；进一步对 49 例 PCOS 患者及 67 例对照受试者 EPHXl 的甲基化水平进行检测，结果表明，EPHXl 启动子区域的甲基化水平可能与 PCOS 的发生密切相关。由此可见，宫内因素、环境因素、营养因素、生活方式等都可引起候选基因启动子区域低甲基化状态而导致 PCOS 的发生。

2. X 染色体失活与 PCOS 的发生

除了 DNA 甲基化与 PCOS 之间的相关性，相关证据显示 X 染色体失活也参与 PCOS 发生。雌性动物含有 2 条 X 染色体，雄性动物含有 1 条 X 染色体，其中雌性动物中的一条 X 染色体永久失活，临床中将其称为剂量补偿效应。X 染色体失活一旦建立，来源于同一条 X 染色体的所有子细胞完全失活。由此可见，X 染色体失活模式与某些疾病的发生有着紧密的联系。Baculescu 提出由于雄性激素受体（AR）基因位于 X 染色体上，X 染色体失活作为女性特有的一个现象，因此，AR 激活不仅是基因型而且是表观遗传方面的影响，环境的暴露或等位基因的不同可能是 PCOS 发生的重要原因。Echiburfi 等通过分析甲基化模式推测 X 染色体失活对 PCOS 患者和正常女性影响的研究中发现，PCOS 患者中没有发现 X 染色体失活的显著差异或更高的倾向，但是在后续的研究中提出假设，PCOS 患者的女儿可能存在特别的易染病体质，其发生 PCOS 的概率增加。袁纯等对 120 例 PCOS 患者与 120 例非 PCOS 患者的 X 染色体失活后 AR 基因上 2 个重复位点的评估，得出长的 CAG 重复序列、AR 基因纯合子以及比较短的 GGN 重复序列可能与 PCOS 发病有关。由此说明，X 染色体失活或等位基因的改变可能为 PCOS 的易发因素，并存在可遗传性，但具体的作用机制还需要大样本临床试验予以验证。

3. 组蛋白修饰与 PCOS 的发生

DNA 甲基化及染色质重塑之间存在内在联系，组蛋白经氨基端发生变化，出现多重组合，且不同组蛋白氨基端修饰也使染色体蛋白结合发生变化，产生协同或拮抗作用，最终引起染色质转录的变化。组蛋白修饰主要体现为甲基化、磷酸化、乙酰化及糖基化等方面。乙酰化是组蛋白修饰中的一个关键点，且在临床中的研究也比较多。对特定组蛋白乙酰化及磷酸化等的研究表明，特定的组蛋白修饰模式在参与调节基因转录中发挥重要的作用，从而引起相关疾病的发生。Samsami 等通过对 35 例 PCOS 患者与 35 例不明原因不孕患者及 35 例健康个体进行对照研究显示，PCOS 患者的血清抗组蛋白抗体与抗核抗体呈现出高水平，抗 DNA 抗体、抗组蛋白抗体、抗核抗体等的改变还可以对不明原因的不孕加以解释，由此可见，抗组蛋白抗体及抗核抗体与 PCOS 的发生存在一定的相关性。其他相关研究显示，组蛋白修饰过程与 DNA 甲基化之间有紧密的联系，启动子区域的甲基化，可以引起组蛋白修饰发生变化，从而引起核染色质和组织特异性基因表达等表观遗传现象，而 DNA 甲基化与 PCOS 的发生有着密切的联系，由此推测，组蛋白修饰与 PCOS 的发生具有一定的联系。目前，专门针对组蛋白修饰与 PCOS 发生的研究不多，要更为准确地把握两者的内在联系和具体的发生机制，仍需大量研究进行分析。

4. 基因组印迹与 PCOS 的发生

基因组印迹是亲本来源不同而导致等位基因表达差异的一种遗传现象。基因组印迹产生的原因及过程是现代遗传学的一个热点问题，进化的基因组印迹在哺乳动物的生殖、发育中起到了特定的作用，印迹基因的异常表达会导致许多疾病的发生。在 DNA 序列水平上，表观遗传修饰一旦形成，DNA 复制及细胞分裂过程就不能稳定地遗传下去。基因组印迹作用通过精子、卵子融合传递给体细胞和组织，具有亲本遗传性。相关研究表明，DNA 甲基化是基因组印迹发生和维持的主要机制，在配子发生和胚胎发育的过程中，DNA 甲基化是一个动态的过程，存在不同基因组印迹功能。由此可推测，JJPCOS 的胎儿源性学说与基因组印迹有着一定的关系。从基因角度分析，R 基因 N 重复序列变化与性激素的结合均很容易引起球蛋白基因 N 重复序列增加，而且这些基因多态性常与胎儿出生之前的雄性激素化有着紧密的联系，也是导致 PCOS 胎儿的遗传学依据。综上，由于技术方法的限制，目前对基因组印迹与 PCOS 发生的相关性的了解多是基于 DNA 甲基化的间接证据。因此，要找到两者相关性的直接证据仍需要大量的实验加以验证。

5. 微小 RNA（microRNA，miRNA）与 PCOS 的发生

miRNA 是一类长度为 19~25 个核苷酸的内源性非编码 RNA，其广泛存在于病毒、植物、线虫及人类的细胞中，参与调节基因转录后水平的表达。研究发现 miRNA 在卵巢组织中广泛表达，在卵巢功能的调节中发挥着重要的作用，参与细胞增殖、分化、凋亡和死亡等多种生物学过程，这些生物学过程与 PCOS 的发生也存在密切联系。Liu 等对 20 例接受体外受精的患者进行研究，其中 10 例为 PCOS 组，另外 10 例为匹配对照组，此项研究应用深度测序技术来识别 miRNA 在卵丘颗粒细胞中的表达，结果显示在 PCOS 患者中有 17 个 miRNA 出现差异性表达，随后进行的分层聚类分析表明在 PCOS 患者的卵丘细胞中有一个特定的 miRNA 表达模式。Xu 等对 21 例 PCOS 患者与 20 例正常人进行对照研究，结果表明 miRNA 及其特定的通路在 PCOS 的病因及病理生理学中发挥着重要作用。Shi 等分别对 24 例 PCOS 患者与 24 例非 PCOS 患者进行研究，比较 2 组患者卵丘细胞 miRNA 的表达情况，结果表明 miR-483-5p 和 miR-486-5p 在 PCOS 患者卵丘细胞的表达明显下降，这一研究结果在 miRNA 途径上为 PCOS 的发生提供新的分子机制。由此可见，miRNA 的差异性表达及其特定的通路参与 PCOS 的发生，应该筛选出更多的分子标记物为 PCOS 的诊治提供帮助。

（1）PCOS 患者血液和卵泡液中 miRNA 的差异性表达血清中 miRNA 含量丰富，结构稳定，并且耐核酸酶容易检测到。很多研究显示 PCOS 患者与对照组血清中 miRNA 表达存在差异。在 Murri 等的研究中，纳入 12 例 PCOS 患者、12 例健康女性和 12 例男性对照，经检测发现，在女性对照组和男性对照组肥胖者血清中 miR-21、miR-27b、miR-103 和 miR-155 4 种 miRNA 的表达显著减少，但是在 PCOS 患者组肥胖者 miR-21、miR-27b、miR-103 表达呈增高趋势。另一项研究检测了 PCOS 患者（68 例）和年龄配对对照组（68 例）血清中 miRNA 的表达，初步分析 miR-222、miR-16 几种 miRNA 在 PCOS 组表达增高约两倍，而后经 qPCR 检测确认，miR-222、miR-146a 和 miR-30c 表达在 PCOS 组显著增高。使用受试者工作曲线（ROC）和曲线下面积（AUC）进行敏感性和特异性分析显示，联合使用三种 miRNA 可以鉴别 PCOS 患者与对照组。Ding 等 b1 对 PCOS 患者组（9 例）和健康对照组（9 例）全血标本进行基因芯片和 qRT-PCR 分析，提示 5 种循环中的 miRNA 在 PCOS 患者血液中表达显著上调，而另外 4 种 miRNA（miR-124-3p、miR-128、miR-29a-3p、let-7c）表达显著下调。

卵泡液为卵泡的成熟、发育和质量提供重要的微环境，有研究检测了卵泡液中 miRNA 的表达，并发现 miRNA 在 PCOS 患者卵泡液中的表达与健康对照有差异。Roth 等比较了行体外受精（IVF）的 PCOS 患者卵泡液和健康对照的卵泡液中 miRNA 的表达，基因芯片分析共发现 235 种 miRNA，其中 29 种 miRNA 的表达具有差异，经 PCR 确认 miR-32、miR-34c、miR-135a、miR-18b 和 miR-9 在 PCOS 组的表达显著升高。Sang 等检测到 11 种最高表达的 miRNA：has-miR-483-5p、miR-674-3p、miR-191、miR-193b、miR-320、miR-520e-3p、miR-24、miR-132、miR-146a、miR-222 和 miR-1290，其中只有 miR-132 和 miR-320 在 PCOS 患者卵泡液中的表达显著低于健康对照组，但也有研究发现 PCOS 患者的 miR-320 的表达显著高于对照组。而 Roth 等 M1 的实验也没有发现 miR-132 和 miR-320 表达在 PCOS 组降低。不论是血清中或卵泡液中，都有研究发现 miRNA 在 PCOS 患者的差异性表达，但是各个实验的结果并不完全一致，这或许可以用 PCOS 的异质性和研究对象、实验方法及条件等的不同来解释，但是还需要更多的研究来解决这些不一致的结论，正如有研究发现年龄可能影响患者卵泡液中 miRNA 的表达情况。此外血液和卵泡液中检测到的差异性表达 miRNA 也并不完全相同。Eisenberg Loebl 等实验同时检测了 PCOS 患者和对照组卵泡液和血清中 miRNA 的表达情况，在卵泡液中发现 27 种 miRNA 表达上调，19 种 miRNA 表达下调，但是在血清中，266 种 miRNA 表达上调，只有 4 种 miRNA 表达下调。Long 等研究观察发现，大多数在 PCOS 患者卵巢组织中出现和差异性表达的 miRNA 并不释放入血液，可能因此导致血液和卵泡液中 miRNA 表达情况不完全相同。

但也有某些 miRNA 的表达差异性同时在血液和卵泡液中检测到，如 miR-222、miR-24、miR-320、miR-146a、miR-21。Eisenberg-Loebl 等研究虽显示卵泡液和血清中 miRNA 表达情况并不完全一致，但仍有 6 种 miRNA 在卵泡液和血清中表达情况是一致的。而上述研究进行靶基因预测发现，miR-21 的表达可能与激素代谢和生殖细胞代谢内过程有关；胰岛素敏感性和雄性激素抑制则分别与 miR-222 和 miR-196a 相关。miR-320 和 miR-24 的靶基因 RAB5B 基因，在 PCOS 的病因中具有重要作用，miR-320 本身可能与雌性激素水平呈正相关，miR-24 参与调节孕激素水平，并可能通过抑制转化生长因子 B 信号通路而减少雌性激素分泌。因此，需要对 miRNA 在 PCOS 患者中的差异性表达进一步研究，明确 PCOS 患者血液和卵泡液中 miRNA 的功能和重要性，以期有助于理解 PCOS 的发病机制，或为 PCOS 的诊断提供新的生物标记，为治疗提供新的靶点。

6. miRNA 影响 PCOS 的可能机制

PCOS 主要表现为卵泡发育异常以及内分泌、代谢紊乱。Roth 等和 Sang 等的研究对有表达差异的 miRNA 进一步行靶基因预测，提示了与生殖途径、生育年龄、碳水化合物代谢、类固醇合成、细胞生长、B 细胞功能、胰岛素信号和细胞交流有关的通路。因此，miRNA 可能参与调控 PCOS 的病理生理过程。

（1）miRNA 与卵泡发育

卵巢组织切片的研究提示，PCOS 患者始基卵泡比例下降，而早期窦卵泡比例增加，其中初级卵泡数量增加尤为明显。体外培养的实验则表明，PCOS 患者卵泡的凋亡较正常对照组减少。一些实验研究了某个或某些 miRNA 及其靶基因和通路对卵泡发育的影响，提示了 miRNA 在卵泡异常发育或功能障碍的 PCOS 中的可能作用机制。穿透素 3（ptx3）是一种参与卵丘形成的重要蛋白，而有研究证实 ptx3 是 miR-224 的作用靶点，提示 miR-224 可能影响卵泡发育。Lin 等实验则发现，miRNA 可能影响卵泡的闭锁，他们在人类卵泡液中发现 miR-26b 在卵泡闭锁期间表达上调，当使用转染了 miR-26b 模拟物的猪颗粒细胞（GCs）研究 miR-26b 可能的作用时，发现 GCs 凋亡速率升高了。进一步研究发现 miR-26b 作用并抑制毛细血管扩张性共济失调症突变基因的 mRNA 转录，而该基因表达产物协调 DNA 修复。miR-26b 转染后使用原位末端标记法分析发现 DNA 断裂增多，从而解释凋亡增多。此外，GCs 对卵泡发育具有重要意义，对卵泡形成和发育过程起支持作用。很多研究关注了 miRNA 对 GCs 的影响，但是不同 miRNA 对 GCs 作用不同。朱清研究比较了 PCOS 患者和卵巢功能正常者 GCs 中 miRNA 的表达情况，共发现 46 种 miRNA 在两组间的表达有差异，其中 miR-483-5p 在 PCOS 患者 GCs 中显著表达，进一步研究认为 miR-483-5p 通过与丝裂原活化蛋白激酶 3（MAPK3）mRNA 3'端非编码区域（3'UTR）直接结合，下调其蛋白的表达，进而抑制 GCs 增殖。Yao 等则认为，TGF-B1 诱导的 GCs 增殖主要通过上调的 miR-224 实现。因此，miRNA 可能通过其靶基因和通路影响卵泡的发育、闭锁和调节 GCs 的增殖，从而影响 PCOS 患者卵泡的发育和排卵过程，但是一些已存在的表达有差异 miRNA 的作用并不清楚，新的可能作用的 miRNA 有待进一步发掘，miRNA 作用的具体机制也需进一步研究和建立。

（2）miRNA 与卵巢激素高雄性激素

PCOS 的诊断标准之一，PCOS 患者睾酮和黄体生成激素分泌增加，雌性激素水平也可能受影响。在 Murri 等的实验中，PCOS 患者血清中雌性激素平均水平低于正常女性对照组。来自不同物种的细胞实验已经证实了特定 miRNA 对卵巢细胞类固醇激素释放的影响，Murri 等也发现，雄性激素对 miR-21、miR-03 和 miR-55 的表达有积极作用。miRNA 可能通过影响卵巢激素的合成而影响 PCOS 的发病及症状。在 Hossain 的研究中，使用 PCR 对比了二氢睾酮（DHT）处理小鼠和对照组中 349 种 miRNA 的表达情况，发现 24%miRNA 表达具有差异性，其中大多数表达具有差异性的 miRNA 定位于卵泡膜细胞。Sang 等对卵泡液中差异性表达的 miRNA 进一步研究，发现给类固醇生成性人类颗粒细胞样肿瘤细胞系（KGN）细胞转染 miRNA-24 模拟物，导致雌二醇分泌减少，转染 miR-32、miR-320、miR-520c-3p 和 miR-222 模拟物提高雌二醇的分泌。此外也有实验研究 miRNA 对类固醇合成酶的影响。类固醇激素的生物合成依赖于几个基因，包括类固醇合成急性调节蛋白基因（StAR）、细胞色素 P450 芳香化酶基因（CYPl9）、细胞色素 P450 胆固醇侧链裂解酶基因（CYPllA）和细胞色素 P450 17α-羟化酶，因此，影响这些基因的 miRNA 可能在 PCOS 常见内分泌紊乱中发挥作用。在 PCOS 候选易感基因的研究中，关于 CYPllA 的结论是矛盾的，一个大样本人群为基础的研究结果 CYPllA1 与 PCOS 无关，而其他研究报道 CYPllA1 变异与升高睾酮水平有关。而关于可能的调节 CYPllA1 表达的 miRNA 的结论，仍缺乏以人群为基础的研究。

（3）miRNA 与胰岛素抵抗

尽管胰岛素抵抗不是 PCOS 的一个诊断性特征，但是大多数 PCOS 患者都有不同程度的胰岛素抵抗和高胰岛素血症，PCOS 也是糖耐量受损、2 型糖尿病的危险因素，采用胰岛素增敏剂或减轻体质量等措施改善胰岛素抵抗，患者的高雄性激素血症也得到明显改善，胰岛素抵抗与 PCOS 密切相关，甚至是部分患者的重要病因之一。很多研究关注了 miRNA 在胰岛素抵抗中的可能作用，一篇关于 miRNA 和糖尿病的综述中，总结了目前研究发现的，在肝脏、脂肪和肌肉组织中可能与胰岛素抵抗有关的 miRNA，以及这些 miRNA 影响胰岛素抵抗的可能机制。但是目前在 PCOS 患者中研究与胰岛素抵抗相关的 miRNA 的实验仍较少，在 Lin 等 2015 年发表的文章中，检测了伴有胰岛素抵抗的 PCOS 患者和无 PCOS 及无胰岛素抵抗对照组膜细胞的 miRNA 表达情况，发现 27 种 miRNA 表达具有差异性，其中，miR-92a 和 miR-92b 在 PCOS 组表达显著下调，靶向预测显示，miR-92a 作用于锌指结构转录因子 GATA 家族的 GATA 结合因子 6（GATA6）和胰岛素受体底物蛋白 2（IRS-2）。

虽然近年来对 miRNA 的研究迅速发展，但是关于 PCOS 患者 miRNA 表达图谱及功能的研究仍较少，并且多数研究样本量偏小，各研究结果存在差异甚至矛盾，难以得出统一的结论。而 PCOS 本身的复杂性及 miRNA 网络的复杂性，使得确定某一特定 miRNA 在 PCOS 病理生理机制中的作用更为困难。但是从上述研究结果可以看出不同的 miRNA 可能参与调控同一生理过程，其调控作用可能一致也可能相反，因此，研究某几个 miRNA 的共同调控作用可能更有意义。此外，目前已有一些基础研究发现，miRNA 可以通过调节卵泡发育、GCs 的凋亡、类固醇激素合成、胰岛素敏感性而影响 PCOS 的病理生理过程。因此，我们更需要进一步研究 miRNA 的功能，以阐明 miRNA 在 PCOS 中的作用

综上，PCOS 的表观遗传机制是当下的研究热点，但由于表观遗传的类型较多，且各自在 PCOS 的发生中起到的作用不同，其具体发生机制仍存在很多未解之谜。随着对 PCOS 发生机制研究的不断深入，发现其发生可能不只涉及一种或者几种因素，可能是几种表观遗传修饰交互作用的结果。人类表观基因组计划是绘制出不同的组织类型与疾病状态下的人类基因组甲基化变化位点图谱。通过这一计划的实施，可以为 PCOS 的表观遗传机制提供有力的参考依据，且确定针对性易感基因也为今后疾病相关基因的基因型与表现型研究提供参考，表观遗传学的引入可以更全面地了解 PCOS，使 PCOS 的发病机制逐渐清晰。近年来生命科学在分子生物学技术不断进步的推动下即将迎来革命性的突破，随着聚合酶链反应、基因组学、蛋白质印迹（Western blotting）等先进分子技术的不断涌现，表观遗传学在 PCOS 发生、发展中的分子机制将被广泛揭示。另外，环境、营养等因素可能通过介导表观遗传修饰最终导致 PCOS，可以将外在因素与内在因素相结合深入探讨 PCOS 的发生机制。此外，应该通过大样本实验对 X 染色体失活和组蛋白修饰等目前直接证据较少的表观遗传修饰做更深入的研究，为 PCOS 的表观遗传机制提供新的靶点，为 PCOS 的发生、发展提供更有力的科学依据，为 PCOS 的早期诊断、个性化治疗及糖尿病、心血管疾病、癌症等远期并发症的预防提供可能。针对性阻断环境、营养、生活方式等可控因素引起的表观遗传修饰，可减少 PCOS 的发生。

第四节　PCOS 的动物模型

为了更好地了解 PCOS 的病理机制，并为今后改善 PCOS 的治疗提供实验依据，实验室工作中需要一种能够模拟 PCOS 患者临床表型和特征的动物模型。在过去的几十年里，PCOS 的动物模型主要由人工诱导而成，其中以人工注射雄性激素诱导的 PCOS 模型最为常见。利用猴子所诱导的 PCOS 模型无疑非常接近于人类，但这类动物的生殖和怀孕周期长，花费昂贵，且不易于操作，因此绝大部分的研究选择利用大鼠和小鼠作为模式动物。大、小鼠生殖周期短、动物易于操作，且基因背景相对稳定。同大鼠相比，一系列的转基因小鼠和基因敲除小鼠能帮助阐明某种基因在 PCOS 病理机制中的作用，从而为 PCOS 的研究提供有力工具。因此本文列举了目前常用的 PCOS 小鼠模型，并总结了不同模型的生殖与代谢特征。

一、雄性激素诱导的 PCOS 小鼠模型

高雄性激素血症不仅是 PCOS 患者最为突出的特征之一，也在 PCOS 的发生、发展中起着中心作用，影响了患者的生殖和代谢表型。自 1962 年 Mahesh 和 Greenblatt 从 PCOS 患者的卵巢中分离出了雄性激素以后，雄性激素就开始用于诱导 PCOS 动物模型。雄性激素主要包括三种：睾酮（T）、脱氢表雄（DHEA）和双氢睾酮（DHT），其中睾酮的生物活性最强。

（一）睾酮（T）

睾酮是一种主要由男性睾丸或者女性卵巢分泌的雄性激素，少量睾酮也可由肾上腺的网状带分泌。体内睾酮会直接作用于雄性激素受体，或者先转化为 DHT 然后作用于雄性激素受体，此外，睾酮也能转化成雌二醇作用于雌性激素受体从而发挥功能。睾酮诱导的 PCOS 模型主要集中在绵羊、猴子和大鼠，而不常用于小鼠模型。在小鼠中，仅有报道在怀孕晚期或新生鼠阶段给予睾酮的研究。Keisler 等发现对怀孕 13~18 天的 NZB/W 母鼠给予 0.75mg 的睾酮后并没有引起子代小鼠卵巢功能的紊乱，小鼠卵巢形态正常且有黄体。Edwards 等（1971）在新生 Swiss 小鼠出生后的前三天里每天给予 100 微克的睾酮或者丙酸睾酮可以导致小鼠不排卵、排卵紊乱和卵巢多囊化，但该研究未检测代谢方面的变化。另外，有研究显示对 5 天大的新生小鼠给予 1mg 高剂量的睾酮，小鼠可以在 9 周时表现出卵巢多囊化、黄体缺少和不孕。以上的方法虽然并不都能够成功诱导出 PCOS 的表型，但是新生小鼠注射睾酮后还是表现出了一些 PCOS 生殖方面的特征，比如不排卵和卵巢多囊化等，但缺少代谢方面的数据。

（二）脱氢表雄酮（DHEA）

DHEA 是一种主要在肾上腺合成的雄性激素，大部分 DHEA 被硫酸化为 DHEA 硫酸盐（DHE-AS）而释放入血，因此 DHEAS 的水平有效地反映出 DHEA 的合成，研究报道至少 20%~30%PCOS 患者血清中 DHEAS 的水平升高。Roy 等（1962）首先在 22~23 天龄的大鼠中注射 DHEA，连续注射 36 天后发现 10mg/kg 和 30mg/kg 体重 /d 的剂量可引起大鼠的卵巢多囊化。Motta 和他的同事用 25 天龄的 BALB/c 小鼠，以每天 6mg/100g（DHEA/ 体重）的剂量连续注射 20 天得到 PCOS 小鼠模型。该模型小鼠表现出生殖能力低下、卵巢多囊化，同时卵巢中闭锁卵泡增多；多囊化卵泡的膜细胞层变薄，颗粒细胞变紧密；血液中的雄性激素、雌性激素和孕酮水平升高，卵巢的前列腺素 E（PGE）水平降低。小鼠的体重和空腹血糖水平正常，但空腹胰岛素水平升高。Motta 等的另一篇文献显示：DHEA 的处理可导致体重增加，胰岛素抵抗等代谢特征，这些相互矛盾的结果可能与实验条件的变化有关。Motta 等还对这种动物模型的免疫系统进行了分析，发现 DHEA 处理可导致小鼠卵巢 T 淋巴细胞的浸润增加，提示免疫水平的改变可能与 PCOS 的发生与发展有一定的关系。

目前有很多关于 PCOS 患者免疫水平变化的报道，包括炎症因子 c 反应蛋白和可溶

性 CD40 配体水平的增加。这种炎症状态是非肥胖依赖的，但是与胰岛素抵抗有很强的相关性。胰岛素抵抗导致血糖升高，高血糖可以启动和调节巨噬细胞，从而引起慢性炎症。在非肥胖 PCOS 患者中，口服葡萄糖可以上调巨噬细胞 NF-B 的表达。但 PCOS 患者的炎症反应与胰岛素抵抗之间的关系复杂，还需进一步的研究。最近的一篇研究指出：不同基因背景的小鼠对 DHEA 诱导的反应存在一定的差异。Dowling 的研究表明 DHEA 在 C57BL/6J 背景下诱导的 PCOS 小鼠模型比 BALB/c 背景下诱导的小鼠在代谢方面更接近于 PCOS 患者，DHEA 诱导的 C57BL/6J 小鼠表现出一定的糖耐量异常和轻度的体重增加。因此他们建议 C57BL/6J 品系在 PCOS 的研究中优于 BALB/c 品系小鼠，能够提供一个更为强大的实验平台。另有研究指出：21 天龄的 C57BL/6J 小鼠用 DHEA 连续处理 90 天并不能诱导出 PCOS 的表型 17 J，提示 DHEA 的处理时间和诱导时程在建立 PCOS 小鼠模型时的重要性。高脂饮食（HFD）不仅可以诱导糖尿病和肥胖，而且可导致卵巢的脂毒性和不孕。

因此我们在实验中用 DHEA（6mg/100g）对 25 天大的 C57BL/6J 雌鼠连续处理 20 天时，同时给予小鼠 60% 的高脂饮食。实验结果表明 DHEA 与 HFD 的联合应用诱导出了 PCOS 的生殖表型，即性周期紊乱，多数小鼠的性周期停留在某一个或者两个时期，这与 PCOS 患者的月经周期紊乱相一致；血清中的雄性激素水平明显升高；形态学检测显示卵巢呈现明显的多囊化、颗粒细胞层变薄、封闭卵泡增加、黄体数量减少，提示排卵减少或不排卵。另外，DHEA 加 HFD 诱导的小鼠体重明显增加，与临床上 PCOS 患者多伴有肥胖相对应。胰岛素抵抗一直被视为 PCOS 患者除高雄性激素血症外的另一重要特征和发病因素，在 PCOS 的发生和发展中都起着至关重要的作用。DHEA 与 HFD 的联合应用成功地在小鼠中诱导出了胰岛素抵抗和糖耐量异常的表型。同时，小鼠还表现出了类 PCOS 患者的高脂血症、肝脏脂质的沉积和脂肪细胞增大等现象。

综上所述，用 DHEA 对 25 天龄的 C57BL/6J 雌鼠处理能够诱导出 PCOS 患者的生殖表型和部分代谢表型，如果同时给予 HFD 处理，则能够在此基础上诱导出更多的类 PCOS 患者的代谢表型。

（三）双氢睾酮（DHT）

DHT 是由睾酮经 5a- 还原酶催化而产生的一种不能被转化为雌性激素的雄性激素。文献报道在小鼠的怀孕期和青春期两个时期，DHT 被用于诱导 PCOS 的动物模型。在母鼠怀孕的第 16~18 天给予 250μg DHT 处理可以导致子代雌性小鼠的生殖功能紊乱。这种产前处理会导致小鼠在成年后表现出性周期紊乱，特别是性周期显著延长，而动情期则相对变短；卵巢形态改变，小的窦性卵泡增加，而黄体缺少，卵泡的颗粒细胞层变薄，膜细胞层有轻度的增厚，同时小鼠的生殖能力明显降低，血清中的睾酮和 LH 水平升高。另外，产前处理也诱导出了一系列的代谢特征，包括空腹血糖升高和糖耐量异常。这些异常不依赖于年龄，却与胰岛素的分泌有一定关系。组织分析还显示小鼠的脂肪细胞变大，而且肝脏脂质沉积，但是体重和脂肪的重量并未改变。同时，研究者指出这种模型表现出了 GnRH 神经元的高反应性，GnRH 的分泌频率也加快，表明高雄性激素水平可能改变了类固醇激素的回馈调节信号。

最近的一篇研究显示：将含有 2.5mg DHT 的缓释泵埋入 19 天龄的小鼠体内，连续处理 90 天后能诱导出与 PCOS 患者类似的生殖和代谢表型。这种 DHT 的长期处理导致小鼠的性周期紊乱、黄体缺失等表现，卵巢呈多囊样结构，同时卵巢中含有大量的闭锁卵泡、囊性空泡的膜细胞层增生、颗粒细胞层变薄，但是窦前卵泡和小的窦性卵泡的数量并未增加。卵巢的重量有增加的趋势，这与用同样方法处理的大鼠的结果相反，研究者认为这可能是与大鼠和小鼠最终的雄性激素水平不一致有关。血清中雄性激素水平明显升高，但是 LH 水平下降。DHT 的长期处理还导致小鼠的体重和脂肪含量增加、脂肪细胞的直径增大，以及脂肪因子分泌紊乱，其中主要是瘦素水平的降低和脂联素水平的升高。脂肪因子对于代谢和生殖的变化起着重要作用，例如瘦素能够诱导 LH 的分泌，同时抑制 FSH 诱导的芳香酶的表达，所以脂肪因子分泌的改变可能参与了 PCOS 的发生和发展过程。DHT 的长期处理还导致小鼠出现糖耐量异常，但是空腹血糖和胰岛素水平并未改变。

DHT 作为一种常用的雄性激素，其诱导的 PCOS 小鼠模型表现出了诸多与临床一致的表型，特别是 DHT 的长期处理可以使小鼠表现出 PCOS 的生殖和代谢两个方面的特征。但是 PCOS 的许多代谢紊乱特征，比如胰岛素敏感性下降、血脂紊乱、脂肪肝等尚未在此小鼠模型中报道。此外，该模型的诱导时程为 90 天，模型建立时小鼠约为 3.5 月龄，年龄也是研究者在选择小鼠模型时针对研究目的应考虑的一个因素。

二、雌性激素和来曲唑诱导的 PCOS 小鼠模型

PCOS 小鼠模型除了常用雄性激素来诱导外，还有一些其他方法，比如用雌性激素或芳香酶抑制剂来曲唑来处理小鼠。

（一）雌性激素（E）

雌性激素是雄性激素在颗粒细胞中经芳香化酶 P450 催化转变而来的，对于女性正常的排卵和子宫功能的维持等起着重要作用。有报道指出部分 PCOS 患者的雌性激素水平升高。雌性激素诱导的 PCOS 小鼠模型主要利用 5~7 天龄的新生小鼠 H2I，通过每天皮下注射 20 微克的雌性激素，使小鼠在成年后表现出卵巢多囊化和黄体缺少。Chapman 等主要对模型中免疫系统和生殖系统的关系进行了探讨，发现胸腺切除的小鼠注射雌性激素后并不能引起卵巢多囊化和黄体缺少，说明免疫水平的改变与卵巢的形态和功能的变化有关，这一点也与前面所提及的 DHEA 诱导的 PCOS 模型中免疫水平发生了改变的结果相一致。然而研究中没有关于激素水平和代谢方面的数据。

（二）来曲唑

来曲唑是一种芳香酶抑制剂，能够阻止雄性激素转化为雌性激素，使内源性的雄性激素水平升高，因此来曲唑也被用于诱导 PCOS 的动物模型。对 21 天龄的雌鼠用 8

毫克来曲唑包埋缓释泵连续处理90天，可以导致小鼠性周期紊乱、稀发排卵和卵巢多囊化，同时卵巢有囊性出血，但是小鼠并没有表现出代谢方面的特征。

三、基因敲除小鼠和转基因小鼠的 PCOS 模型

现有研究认为 PCOS 具有一定的遗传相关性，但不是单基因遗传，而是表现为多基因的相关性。转基因动物在研究疾病的发生、发展过程中已经成为一种重要的研究手段，能够为更好地理解某一基因在疾病发生、发展过程的作用提供非常有效的方法。随着研究的不断深入，一些转基因动物也被报道具有类 PCOS 样的表型。

（1）瘦素缺乏（ob/ob）和瘦素受体缺乏（db/db）的小鼠瘦素是一种由脂肪细胞合成和分泌的激素，能够抑制食欲、促进能量消耗、调节代谢。瘦素水平升高也是 PCOS 患者的特点之一。由于瘦素可以直接刺激 GnRH 的分泌，而下丘脑的 GnRH 分泌异常也是 PCOS 患者的特征之一，所以有文献报道瘦素信号通路的改变可能参与了 PCOS 的发生发展。

（2）阿片 - 促黑色素皮质神经元（POMC）的瘦素受体和胰岛素受体选择性敲除（IR/LepPOMC）小鼠高胰岛素血症和高雄性激素血症是 PCOS 患者最为常见的症状，对 PCOS 患者的生殖和代谢表型起着至关重要的作用。下丘脑的 POMC 神经元是机体调节能量代谢和糖稳态的高级神经中枢，胰岛素和瘦素受体在 POMC 神经元中也有较高的表达。下丘脑瘦素受体和胰岛素受体特异性敲除的小鼠（IR/Lepm 眦）表现出明显的代谢紊乱，包括基础胰岛素水平升高、糖耐量异常、胰岛素抵抗、体脂和体重都增加。同时，这种小鼠的 LH 和雄性激素水平升高，卵巢的形态也发生了改变，与正常小鼠相比有较多的退化卵泡，偶尔也能见到囊性卵泡。研究者指出这种小鼠在体重和脂肪含量增加的同时也存在轻度的慢性炎症反应，这些炎症反应进一步影响了肝脏对糖代谢的调节、肌肉对胰岛素敏感性、脂肪功能的紊乱以及卵巢的形态学和功能的变化。

（3）雌性激素受体（ER）仪敲除和芳香化酶（CYPl9）敲除小鼠 ERa 和 CYPl9 敲除小鼠的本质都是小鼠体内的雌性激素信号通路被破坏，所以这两种小鼠有很多相似的表型，比如由于缺乏了雌性激素的负反馈作用，导致 LH 的水平升高；卵巢表现出囊性出血、不排卵等。此外，CYPl9 敲除小鼠表现出卵泡发育异常、大量的巨噬细胞和胶原纤维沉积在卵巢，而 ERa 敲除的小鼠长期给予 GnRH 拮抗剂后则可以降低 LH 的水平，同时卵巢的多囊化也得到改善。

（4）过表达人绒毛促性腺激素（hCG）B 亚基和促黄体生成素（LH）B 亚基小鼠 LH 分泌增加是 PCOS 的一个特征。hCG 与 LH 同属一个家族，它们共享一个 d 亚基，并且二者的受体非常相似。

过表达 hCGl3 人的 LHl3 型的小鼠表型在某些方面十分相似，都表现出排卵能力下降、不孕、血清雌性激素水平升高，以及卵巢出现多囊化。hCG 转基因雌鼠还表现出

肾脏和膀胱变大，而 LHB 转基因小鼠则有雄性激素水平升高、肥胖、腹部脂肪的沉积增加、胰岛素水平升高等代谢表型。同时，LH 小鼠还存在一些与 PCOS 无关的表型，比如垂体腺瘤、乳腺囊肿、卵巢肿瘤、卵巢中黄体数量增加等。这些结果说明 hCG 和 LH 有可能参与了 PCOS 的病因，尤其卵巢多囊化的形成过程，但 hCG 和 LH 在 PCOS 的发生、发展过程中的作用需进一步地研究。

（5）过表达人纤溶酶原启动物抑制剂 1（PAI-1）小鼠 PAI-1 是丝氨酸蛋白酶抑制剂超家族成员之一，与糖尿病、心血管疾病等有着密切的关系，常作为心血管和代谢性疾病的分子标志。纤溶酶系统和卵巢蛋白的动态水解过程有关，有数据显示 PCOS 患者血浆中 PAI-1 的水平升高。Devin 等在小鼠中通过表达人 PAI-1，构建了 PAI-1 转基因小鼠。小鼠表现出许多 PCOS 患者生殖方面的特征，如不排卵、黄体缺失，而且有 50% 以上的雌鼠出现了卵巢多囊化、卵巢膜细胞层增厚、颗粒细胞层变薄，雄性激素水平也升高了 2 倍左右。这些数据表明过量 PAI-1 可能参与了 PCOS 的发生、发展，特别是卵巢形态和功能的改变，但小鼠代谢方面的变化不明。

（6）卵巢过表达神经生长因子（NGF）的小鼠交感神经兴奋性增强被认为是 PCOS 的发病机制之一，肥胖、高胰岛素血症和阻塞性睡眠呼吸暂停等 PCOS 的症状都与交感神经过度兴奋有关。NGF 是一种神经营养因子，能够促进卵泡的发育和排卵，也是交感神经兴奋的分子标志之一。在 PCOS 患者的卵泡流出液和体外培养的 PCOS 患者原代颗粒细胞中检测出 NGF 的含量高于正常对照组。小鼠卵巢过表达 NGF 可以导致卵泡在窦性卵泡期出现闭锁、凋亡增加、小的生长卵泡积累，LH 水平有轻度的持续性升高，这使卵巢多囊化的概率增加，表明 PCOS 患者的卵巢形态可能与卵巢 NGF 的含量有一定关系。同时，过表达 NGF 的小鼠还表现出对促性腺激素的高反应性、青春期延迟和生殖能力降低。最近，Wilson 等对这种卵巢过表达 NGF 小鼠（17NF 小鼠）的代谢方面进行了检测，发现 17NF 小鼠呈现体重增加、腹部脂肪相对于皮下脂肪分布增加、葡萄糖耐量异常和高胰岛素血症等代谢异常症状。这些结果提示卵巢过表达 NGF 可以诱导出 PCOS 的生殖与代谢方面的特征，同时也支持了交感神经过度兴奋是导致 PCOS 发生、发展的原因之一的假说。

目前的小鼠模型都模拟出了 PCOS 患者的部分临床症状，特别是生殖方面的缺陷，但还没有任何一种模型能够模拟出 PCOS 的所有临床特征。用不同方法诱导的 PCOS 小鼠模型的总结，基因敲除小鼠和转基因小鼠的 PCOS 动物模型总结，可以看出每种模型各有其特点。尽管小鼠与人类在生殖方面存在很多区别，比如雌鼠的性周期为 4~5 天，一次可以排出 10~20 个卵细胞；而女性的月经周期平均为 28 天，通常一次只能排出一个卵细胞；小鼠的卵泡发育始于出生后，而人的卵泡发育始于青春期；等等，小鼠模型对于研究 PCOS 的病理机制还是具有非常重要的作用。选择合适的方法，使小鼠模型能够模拟出 PCOS 的所有临床特征将是未来 PCOS 动物模型工作中的一个挑战。此外，基因敲除小鼠，特别是组织特异性基因敲除小鼠的应用将为我们理解某一基因在 PCOS

病理机制中的作用提供有力的研究工具。由于 PCOS 是一种高度异质性疾病，因此针对实验目的选择一种或一种以上合适的小鼠模型，将对 PCOS 的研究至关重要。

第五节　PCOS 生物样本库建设及管理

PCOS 是育龄女性最常见的一种生殖内分泌疾病，PCOS 的研究已经取得了很大的进展，但是发病机制至今不明，目前认为是环境和遗传因素的共同作用的结果。PCOS 基因组研究揭示异常基因改变参与多方面生物过程。因此，建立高质量、标准化、规范化、信息化的 PCOS 生物样本库非常必要。

生物样本库又称生物银行（biobank），主要是指标准化收集、处理、储存和应用健康和疾病生物体的生物大分子、细胞、组织和器官等样本，包括人体器官组织、全血、血浆、血清、生物体液或经处理过的生物样本（DNA、RNA、蛋白等）以及与这些生物样本相关的临床、病理、治疗、随访、知情同意等资料及其质量控制、信息管理与应用的系统。生物样本库规划为样本处理区和样本存储区，目前存储设备可满足 40 万~ 50 万份大规模科研样本存储需求，希望能够为 PCOS 早期干预、抑制疾病发展提供强有力的支持。

1.组织架构

生物样本库设有管理委员会、学术委员会及伦理委员会，由专职人员负责管理。

2.环境设施

生物样本库占地面积约 400 ㎡，设有标本取材室、体液处理室、组织处理室、核酸提取室、资料室及低温存储室。主要设备有 - 196 ℃ 液氮罐（Taylor-wharton）、- 86 ℃ 超低温冰箱（Thermo）及室温石蜡切片柜、24 h 温控系统（Haier）、4 ℃ 低温离心机（Thermo）、制冰机（Panasonic）、低温条码打印机（Brady）、石蜡切片机（Leica）、冰冻切片机（Thermo）、全自动封片染片机（Sakura）、超微量分光光度计（Thermo）、凝胶成像系统（Bio-Rad）等。

3.信息系统

采用生物样本库智能信息管理系统，可根据临床资料个性化设置需求模块。液氮罐、冰箱、石蜡柜均实现可视化存储，能够与院内 HIS、LIS、PACS 接口对接，实时获取临床资料。贝迪打印机、扫码机、条码采用低温二维码打印并于标签显示其样本编码、采集日期、类型、存储方式以及存储位置等。例如，PC-1600720-BS-F-02，代表 PCOS，2016 年第 720 号入库，血清，冰冻存储，第二复份。

4.流程管理

按照中国医药生物技术协会生物样本库标准、国际生物和环境样本库协会（ISBER）样本库管理规范，结合实际情况制定生物样本库制度职责及标准操作流程（SOPs），其中包括人员管理、仪器设备管理、实验管理、医院感染管理、档案管理，样本采集、处理、存储、质量控制、运输流程、销毁管理等。具体采集计划由临床科室、样本库工作人员共同制定并确定一名临床协调人员，每日可采集病例由临床医生确定并签署知情同意书，一式三份，由临床科室、生物样本库、患者各执一份留存。

5. 临床资料收集

PCOS 入库样本临床资料已达到标准化、规范化，其中包括：基本信息（姓名、性别、年龄、身份证号、家庭住址、联系方式等），现病史（初诊日期、不孕类型、不孕年限、月经是否规律等），既往史（外伤手术史、预防接种史、输血及输血制品史），必备的检查（血常规、尿常规、血型、基础内分泌、TORCH、甲状腺功能、血胰岛素、染色体及阴道 B 超等），诊疗计划（ART 方式、周期类型、治疗方式、治疗方案、用药方案、精子来源方式、卵子来源、存储方式以及培养方式等），手术记录（取卵日期、取卵时间、麻醉方式、卵巢大小、卵泡数量等），胚胎移植记录（移植日期、移植时间、子宫位置、导管进入宫腔次数、移植个数、胚胎残留、有无污染及移植后用药等），卵子处理记录（取卵日期、取卵时间、穿刺卵泡数、获卵数等），胚胎培养情况（培养囊胚数、形成囊胚数、高评分囊胚数、囊胚数）。

6. 血液标本采集

流程符合纳入标准的患者均采集血液标本，血液样本进行术前血采集，其中 8 mL EDTA 抗凝和 5 mL 非抗凝真空采血管采集静脉血。详细填写样本采集登记表，室温静置 30 min 后，4℃ 低温离心 10 min，分离血清、血浆，按照每管 300 分装成 5 份，400×g 低温离心 30 min，于白膜层部提取白细胞，按照每管 300 μL 分装 3 份，所有流程在 2h 内分装完毕，置于 -80 ℃ 保存。

7. 卵泡液标本采集流程

符合纳入标准的患者均进行卵泡液标本采集，术中穿刺卵泡液 50 mL，详细填写样本采集登记表，室温静置 30 min 后，4 ℃低温 3000 r/min 离心 10 min，分离上清、沉淀，按照每管 15 mL 分装成 3 份，并于 -80℃ 保存。

8. 质量控制流程

PCOS 样本库定期对库内样本随机抽检进行质量控制，分别对 DNA 质量、定量和纯度、RNA 完整性以及样本的位置信息、临床信息（基本信息、手术记录、临床诊断、必须检查、辅助检查、治疗方案、随访信息）等规范性及完整性进行检测检查，同时第一时间获取科研使用者结果反馈。

近年来，转化医学已经成为基础医学研究与临床治疗连接，快速实现科学研究向工程应用的重要学科。生物样本库的构建能够将大量临床获取的有效样本统一标准化、规范化采集、处理，将疾病标本充分地用于基础性研究。使得临床疾病标本能够更加有效利用，基础研究的取样来源更加快捷、可靠。样本库对于样本的信息直接从临床管理系统中获取，来源更加准确、快捷，避免了中间人工传抄的误差，同时又能够快速地将实验研究的信息反馈于临床的专科医生，信息传达位点更加精确，打破了传统医学研究到应用发展模式中的基础研究和临床应用之间的坚冰壁垒，使得基础信息和临床思维反复快速地整合，极大地促进了转化医学研究的发展。随着自然环境因素和社会心理因素的改变，相比于过去，年轻的生育群体中不孕不育以及 PCOS 患者数量呈明显升高趋势。尤其我国开放了二胎政策后，生育能力已经明显下降的大龄妇女要求生二胎的需求在不断增多。越来越多的人群开始关注生殖健康问题，PCOS 除了会导致月经稀发和不孕不育等，还与代谢疾病（糖尿病、胰岛素抵抗、代谢综合征等）、心血管疾病、肿瘤（子宫内膜癌）等问题有较高的关联性和并发性。基于完整的生物样本库实时更新和信息的共享，可以完整地评价疾病标本对于开展的各项相关研究的价值性，有选择地参与 PCOS 不同方向、不同层次、不同组别的实验队列研究。此外，PCOS 的生物标本，尤其卵泡液标本，采集技术要求高，来源方式单一，基于多囊卵巢的相关调查研究，在样本容量和样本代表性上有很大的困难需要克服。发展规模成熟的生殖中心，长期稳定地开展各项辅助生殖技术，在院内已有的生物样本库的基础上，增设 PCOS 生物样本库，可以实时跟踪利用辅助生殖技术行卵巢穿刺取卵术过程中获取的卵泡液标本，并进行信息化管理与应用。坚持"来源于临床，服务于科研，资源共享、开放利用"的原则，极力构建标准化的 PCOS 生物样本库，深入开展 PCOS 及不孕不育等相关疾病的基础研究，促进 PCOS 相关转化的医学发展。

第六章　云南省多囊卵巢综合征的诊治流程

随着近年来 PCOS 患者的确诊率增高，PCOS 患者对自身疾病的重视，我们进一步整理出云南省 PCOS 患者的诊治流程。

PCOS 是常见的生殖内分泌代谢性疾病，PCOS 不仅影响患者的生育力，还对其孕期、远期及子代的健康造成影响，临床表现呈现高度异质性。目前国际上提出的 PCOS 诊断标准主要围绕雄性激素血症或临床表现、排卵障碍或月经紊乱、卵巢多囊改变（PCO）三大临床特征展开，主要包括：美国国立卫生研究院（NIH）的 NIH 标准、欧洲人类生殖及胚胎学会 / 美国生殖医学（ESHRE/ASRM）提出的鹿特丹标准和美国雄性激素学会（AES）的 AES 标准、PCOS 的诊断标准。这些诊断标准主要是基于欧美人群提出的，存在种族间人群的差异，从而造成 PCOS 疾病诊断标准分歧。尽管鹿特丹标准是国际上应用最为广泛的诊断标准，然而由于该诊断标准过于宽泛，可能造成过度诊断和治疗。

基于中国女性的患病特点，在相关文献基础上，针对中国 PCOS 人群进行 PCOS 的诊治流程的总结：2018 年中国《多囊卵巢综合征中国诊疗指南》的诊断标准继续沿用了 2011 年的诊断标准，分两步进行确诊：①疑似 PCOS：月经稀发或闭经或不规则子宫出血是诊断的必需条件。另外再符合下列 2 项中的 1 项：a. 高雄性激素表现或高雄性激素血症；b. 超声表现为卵巢多囊状态（PCOM）；②确诊 PCOS：在具备上述疑似 PCOS 诊断条件的基础上，还必须逐一排除其他可能引起高雄性激素和排卵异常的疾病才能确定诊断。

第一节　诊断依据

1. 病史询问

（1）现病史：①月经情况；②有无不孕（育）病史和目前是否有生育要求；③体重改变；④饮食和生活习惯；⑤既往诊治情况；⑥家族中代谢性疾病及女性亲属的情况等方面。通过详细的病史询问，有助于：①评估 PCOS 诊断分型：内分泌型或代谢型表现为主；② PCOS 病因判断：遗传性、环境因素或两者共同的作用。从而针对可能的病因和分型等，制定个体化诊治方案。

（2）既往史：既往就诊的情况、相关检查的结果、治疗措施及治疗效果。

（3）家族史：家族中糖尿病、肥胖、高血压、体毛过多的病史，以及女性亲属的月经异常情况、生育状况、妇科肿瘤病史。

PCOS 的两大主要临床症候群为内分泌异常或代谢异常。对于伴有肥胖、胰岛素抵抗、高胰岛素血症、糖脂代谢紊乱等代谢异常的 PCOS 患者，应详细询问患者的体重改变情况和月经异常情况、饮食和生活习惯、家族或既往代谢性疾病发生情况。对于稀发排卵或无排卵患者会导致患者出现月经紊乱和排卵障碍性不孕，应详细询问是否合并脱发、多毛等高雄性激素症状。月经紊乱常是国内 PCOS 患者就诊的主要原因之一，包括月经频发、稀发、闭经、不规则子宫出血，询问病史时应注意患者月经异常的类型、出现的时间、动态变化模式、是否合并体重的改变、直系家属的月经模式等；排卵障碍性不孕妇女中约 70% 为 PCOS 患者，PCOS 如合并肥胖、糖脂代谢异常，其对生殖健康的影响不容忽视，可导致月经紊乱、无排卵、不孕、流产、孕产期并发症风险增加、不良妊娠结局等。因此，细致的病史询问，区分 PCOS 患者两类不同症候群的主要表现方式，对于 PCOS 的精准诊断分型、个体化处理提供诊断依据。

2. 体格检查

（1）全身体格检查：代谢异常相关体征身高、体重、腰围、臀围、血压、乳房发育、有无挤压溢乳、体毛多少与分布、有无黑棘皮征、痤疮，有助于评估是否存在向心性肥胖和胰岛素抵抗。内分泌异常相关特征：①包括高雄性激素相关：体毛状况、痤疮、阴毛分布及阴蒂大小；高雄性激素血症主要体征为多毛，存在种族差异，应用改良 Ferriman-Gallwey（mF-G）评分系统评价，通过对我国汉族人群的大规模流行病学调查显示，mF-G 评分≥5 分诊断为多毛症，多毛分布常见于上唇、下腹部、大腿内侧等，乳晕、脐部周围可见粗毛也可诊断为多毛症；痤疮多系炎症性皮损，主要累及面颊下部、颈部、前胸和上背部；②其他内分泌紊乱：有无挤压溢乳，有助于评估高催乳素血症。相对于青春期痤疮，PCOS 患者痤疮为炎症性皮损，主要累及面颊下部、颈部、前胸和上背部。

3. 盆腔超声检查

盆腔超声检查鹿特丹的 PCOS 超声诊断标准是基于 2001 年前的部分研究中对照人群 95% 位点提出卵巢体积界定值（≥10mL），并通过比较 PCOS 和正常女性卵巢，提出 PCOS 超声评估多囊卵巢卵泡数的标准；然而这些研究中样本量有限。对于该标准近年来一直争论不休，并未得到广泛认可。随着高分辨超声仪器的不断出现，2018 年基于循证医学证据的国际 PCOS 诊疗指南建议 PCOM 的阈值是任何一侧卵巢卵泡数>20 个和（或）卵巢体积≥10mL，且要确保没有黄体、囊肿或优势卵泡的存在。考虑到 PCOS 患者存在高度异质性、种族差异及我国国情，2018 年中国 PCOS 诊盆腔超声检查鹿特丹的 PCOS 超声诊断标准是基于 2001 年前的部分研究中对照人群 95% 位点提出卵巢体积界定值（≥10mL），并通过比较 PCOS 和正常女性卵巢，提出 PCOS 超声评估多囊卵巢卵泡数的标准；然而这些研究中样本量有限。对于该标准近年来一直争论不休，并未得到广泛认可。

4. 实验室检查

（1）性激素检查

众多研究认为，高雄性激素是 PCOS 发病的核心机制，PCOS 患者血清总睾酮水平正常或轻度升高，通常不超过正常范围上限 2 倍。然而，患者血清睾酮总量不能准确地反映发挥组织作用的雄性激素含量，可参考游离雄性激素指数（睾酮 ×100/ 性激素结合球蛋白）间接评价游离睾酮的水平。此外，临床上可见非肥胖型 PCOS 患者多伴有 LH/FSH 比值 ≥ 2，推测母体高雄性激素扰乱胎儿的宫内发育基因编程，导致子代下丘脑功能紊乱，出现青春期内分泌的异常，下丘脑促性腺激素释放激素（GnRH）的释放增加，LH 水平升高。

（2）高雄性激素血症

血清总睾酮水平正常或轻度升高，通常不超过正常范围上限的 2 倍；可伴有雄烯二酮水平升高，脱氢表雄酮（DHEA）、硫酸脱氢表雄酮水平正常或轻度升高。

（3）抗苗勒管激素

PCOS 患者的血清抗苗勒管激素（anti-Müllerian hormone， AMH）水平较正常明显增高。抗苗勒管激素 2018 年诊疗指南提出，PCOS 患者血清 AMH 水平显著高于正常人群，然而暂无精确的界值；主要基于 AMH 存在个体、种族差异，未来需要更多前瞻性临床研究制定不同国家、种族和年龄的 PCOS 患者 AMH 界值。血 AMH 水平对评估 PCOM 和窦卵泡数目（AFC）均具有良好的预测价值。

（4）其他生殖内分泌激素

非肥胖 PCOS 患者多伴有 LH/FSH 比值 ≥ 2。20%~35% 的 PCOS 患者可伴有血清催乳素（PRL）水平轻度增高。

（5）代谢指标的评估

代谢指标与国际指南一致，2018 年诊疗指南中建议 PCOS 患者应进行代谢指标筛查评估，包括口服葡萄糖耐量试验（OGTT）测定：空腹血糖、餐后 2h 血糖、空腹血脂测定；肝功能检查，特别合并肥胖、有代谢性疾病家族史等患者。流行病学资料显示，约 50% 的 PCOS 存在胰岛素抵抗，而胰岛素抵抗进一步增加了卵巢雄性激素的产生，导致排卵障碍性不孕、肥胖、糖脂代谢紊乱等不良后果，妊娠期糖尿病、远期出现 2 型糖尿病、心血管疾病的患病率较正常女性增加 3~5 倍；如合并脂代谢异常，心脏局部缺血性疾病及心肌梗死发生率为正常人群的 7 倍以上。因此，进行代谢指标筛查有助于 PCOS 健康风险评估，指导临床长期管理。

（6）其他内分泌激素：酌情选择甲状腺功能、胰岛素释放试验、皮质醇、肾上腺皮质激素释放激素（ACTH）、17- 羟孕酮测定。

第二节 诊断标准

一、育龄期及围绝经期 PCOS 的诊断

（1）疑似 PCOS：月经稀发或闭经或不规则子宫。

出血是诊断的必需条件。另外再符合下列 2 项中的 1 项：①高雄性激素临床表现或高雄性激素血症；②超声下表现为 PCOM，超声下表现为多囊卵巢（PCOM）。

（2）确诊 PCOS：具备上述疑似 PCOS 诊断条件后还必须逐一排除其他可能引起高雄性激素的疾病和引起排卵异常的疾病才能确定 PCOS 的诊断。

二、青春期 PCOS 的诊断

对于青春期 PCOS 的诊断必须同时符合以下 3 个指标，包括：①初潮后月经稀发持续至少 2 年或闭经；②高雄性激素临床表现或高雄性激素血症；③超声下卵巢 PCOM 表现。同时应排除其他疾病。

鉴别诊断

排除其他类似的疾病是确诊 PCOS 的条件。

（一）高雄性激素血症或高雄性激素症状的鉴别诊断

（1）库欣综合征：是由多种病因引起的以高皮质醇血症为特征的临床综合征。约 80% 的患者会出现月经周期紊乱，并常出现多毛体征。根据测定血皮质醇水平的昼夜节律、24 h 尿游离皮质醇、小剂量地塞米松抑制试验可确诊库欣综合征。

（2）非经典型先天性肾上腺皮质增生（NCCAH）：占高雄性激素血症女性的 1%~10%。临床主要表现为血清雄性激素水平和（或）17- 羟孕酮、孕酮水平的升高，部分患者可出现超声下的 PCOM 及月经紊乱。根据血基础 17α 羟孕酮水平（ ≥ 6.06 nmol/L 即 2ng/mL ）和 ACTH 刺激 60min 后 17α 羟孕酮反应（ 0.3nmol/L 即 10ng/mL ） ≥ 3 可诊断 NCCAH。

（3）卵巢或肾上腺分泌雄性激素的肿瘤：患者快速出现男性化体征，血清睾酮或 DHEA 水平显著升高，如血清睾酮水平高于 5.21~6.94 nmol/L（150~200 ng/dL）或高于检测实验室上限的 2.0~2.5 倍。可通过超声、MRI 等影像学检查协助鉴别诊断。

（4）其他：药物性高雄性激素血症须有服药史。特发性多毛有阳性家族史，血睾酮水平及卵巢超声检查均正常。

（二）排卵障碍的鉴别诊断

（1）功能性下丘脑性闭经：通常血清 FSH、LH 水平低或正常、FSH 水平高于 LH 水平，雌二醇相当于或低于早卵泡期水平，无高雄性激素血症，在闭经前常有快速体质量减轻或精神心理障碍、压力大等诱因。

（2）甲状腺疾病：根据甲状腺功能测定和抗甲状腺抗体测定可诊断。建议疑似PCOS的患者常规检测血清促甲状腺素（TSH）水平及抗甲状腺抗体。

（3）高PRL血症：血清PRL水平升高较明显，而LH、FSH水平偏低，有雌性激素水平下降或缺乏的表现，垂体MRI检查可能显示垂体占位性病变。

（4）早发性卵巢功能不全（POI）：主要表现为40岁之前出现月经异常（闭经或月经稀发）、促性腺激素水平升高（FSH>25 U/L）、雌性激素缺乏。

第三节　治疗原则

由于PCOS患者不同的年龄和治疗需求、临床表现的高度异质性，因此，临床处理应该根据患者主诉、治疗需求、代谢改变，采取个体化对症治疗措施，以达到缓解临床症状、解决生育问题、维护健康和提高生命质量的目的。

1. 生活方式干预

生活方式干预是PCOS患者首选的基础治疗，尤其对合并超重或肥胖的PCOS患者。生活方式干预应在药物治疗之前和（或）伴随药物治疗时进行。生活方式干预包括饮食控制、运动和行为干预。生活方式干预可有效改善超重或肥胖PCOS患者健康相关的生命质量。

（1）饮食控制：饮食控制包括坚持低热量饮食、调整主要的营养成分、替代饮食等。监测热量的摄入和健康食物的选择是饮食控制的主要组成部分。长期限制热量摄入，选用低糖、高纤维饮食，以不饱和脂肪酸代替饱和脂肪酸。改变不良的饮食习惯、减少精神应激、戒烟、少酒、少咖啡。医师、社会、家庭应给予患者鼓励和支持，使其能够长期坚持而不使体质量反弹。

（2）运动：运动可有效减轻体重和预防体重增加。适量规律的耗能体格锻炼（30 min/d，每周至少5次）及减少久坐的行为，是减重最有效的方法。应予个体化方案，根据个人意愿和考虑到个人体力的限度而制定。

（3）行为干预：生活方式干预应包含加强对低热量饮食计划和增加运动的措施依从性的行为干预。行为干预包括对肥胖认知和行为两方面的调整，是在临床医师、心理医师、护士、营养学家等团队的指导和监督下，使患者逐步改变易于引起疾病的生活习惯（不运动、摄入酒精和吸烟等）和心理状态（如压力、沮丧和抑郁等）。行为干预能使传统的饮食控制或运动的措施更有效。

2. 调整月经周期

适用于青春期、育龄期无生育要求、因排卵障碍引起月经紊乱的患者。对于月经稀发但有规律排卵的患者，如无生育或避孕要求，周期长度短于2个月，可观察随诊，无须用药。

（1）周期性使用孕激素：可以作为青春期、围绝经期 PCOS 患者的首选，也可用于育龄期有妊娠计划的 PCOS 患者。推荐使用天然孕激素或地屈孕酮，其优点是：不抑制卵巢轴的功能或抑制较轻，更适合于青春期患者；对代谢影响小。缺点是无降低雄性激素、治疗多毛及避孕的作用。用药时间一般为每周期 10~14d。具体药物有地屈孕酮（10~20mg/d）、微粒化黄体酮（100~200 mg/d）、醋酸甲羟孕酮（10 mg/d）、黄体酮（肌内注射 20 mg/d，每月 3~5 d）。推荐首选口服制剂。

（2）短效复方口服避孕药：短效复方口服避孕药（COC）不仅可调整月经周期、预防子宫内膜增生，还可使高雄性激素症状减轻，可作为育龄期无生育要求的 PCOS 患者的首选；青春期患者酌情可用；围绝经期可用于无血栓高危因素的患者，但应慎用，不作为首选。3~6 个周期后可停药观察，症状复发后可再用药（如无生育要求，育龄期推荐持续使用）。用药时需注意 COC 的禁忌证。

（3）雌孕激素周期序贯治疗：极少数 PCOS 患者胰岛素抵抗严重，雌性激素水平较低、子宫内膜薄，单一孕激素治疗后子宫内膜无撤药出血反应，需要采取雌孕激素序贯治疗。也用于雌性激素水平偏低、有生育要求或有围绝经期症状的 PCOS 患者。可口服雌二醇 1~2 mg/d（每月 21~28 d），周期的后 10~14 d 加用孕激素，孕激素的选择和用法同上述的"周期性使用孕激素"。对伴有低雌性激素症状的青春期、围绝经期 PCOS 患者可作为首选，既可控制月经紊乱，又可缓解低雌性激素症状，具体方案参照绝经激素治疗（MHT）的相关指南。

3. 高雄性激素的治疗

缓解高雄性激素症状是治疗的主要目的。

（1）短效 COC：建议 COC 作为青春期和育龄期 PCOS 患者高雄性激素血症及多毛、痤疮的首选治疗。对于有高雄性激素临床表现的初潮前女孩，若青春期发育已进入晚期（如乳房发育 ≥ Tanner Ⅳ 级），如有需求也可选用 COC 治疗。治疗痤疮，一般用药 3~6 个月可见效；如为治疗性毛过多，服药至少需要 6 个月才见效，这是由于体毛的生长有固有的周期；停药后可能复发。有中重度痤疮或性毛过多，要求治疗的患者也可到皮肤科就诊，配合相关的药物局部治疗或物理治疗。

（2）螺内酯（spironolactone）：适用于 COC 治疗效果不佳、有 COC 禁忌或不能耐受 COC 的高雄性激素患者。每日剂量 50~200 mg，推荐剂量为 100 mg/d，至少使用 6 个月才见效。但在大剂量使用时，需注意高钾血症，建议定期复查血钾。育龄期患者在服药期间建议采取避孕措施。

4. 代谢调整

适用于有代谢异常的 PCOS 患者。

（1）调整生活方式、减少体脂的治疗：调整生活方式、减少体脂的治疗是肥胖 PCOS 患者的基础治疗方案。基础治疗控制不好的肥胖患者可以选择奥利司他口服治疗以减少脂肪吸收。

（2）二甲双胍：为胰岛素增敏剂，能抑制肠道葡萄糖的吸收、肝糖原异生和输出，增加组织对葡萄糖的摄取利用，提高胰岛素敏感性，有降低高血糖的作用，但不降低正常血糖。适应证：①PCOS伴胰岛素抵抗的患者；②PCOS不孕、枸橼酸氯米酚（CC）抵抗患者促性腺激素促排卵前的预防治疗。禁忌证：心肝肾功能不全、酗酒等。

（3）吡格列酮：吡格列酮为噻唑烷二酮类胰岛素增敏剂，不仅能提高胰岛素敏感性，还具有改善血脂代谢、抗炎、保护血管内皮细胞功能等作用，联合二甲双胍具有协同治疗效果。吡格列酮常作为双胍类药物疗效不佳时的联合用药选择，常用于无生育要求的患者。

（4）阿卡波糖：阿卡波糖是新型口服降糖药。在肠道内竞争性抑制葡萄糖苷水解酶。降低多糖及蔗糖分解成葡萄糖，使糖的吸收相应减缓，具有使餐后血糖降低的作用。一般单用，或与其他口服降糖药或胰岛素合用。配合餐饮，治疗胰岛素依赖型或非依赖型糖尿病。

5. 促进生育

（1）孕前咨询：PCOS不孕患者促进生育治疗之前应先对夫妻双方进行检查，确认和尽量纠正可能引起生育失败的危险因素，如肥胖、未控制的糖耐量异常、糖尿病、高血压等。具体措施包括减轻体重、戒烟酒、控制血糖血压等，并指出减重是肥胖PCOS不孕患者促进生育的基础治疗。在代谢和健康问题改善后仍未排卵者，可予药物促排卵。

（2）诱导排卵：适用于有生育要求但持续性无排卵或稀发排卵的PCOS患者。用药前应排除其他导致不孕的因素和不宜妊娠的疾病。①CC：为PCOS诱导排卵的传统一线用药。从自然月经或撤退性出血的第2~5天开始，50 mg/d，共5 d；如无排卵则每周期增加50 mg，直至150 mg/d。如卵泡期长或黄体期短提示剂量可能过低，可适当增加剂量；如卵巢刺激过大可减量至25 mg/d。单独CC用药建议不超过6个周期；②来曲唑（letrozole）：可作为PCOS诱导排卵的一线用药；并可用于CC抵抗或失败患者的治疗。从自然月经或撤退性出血的第2~5天开始，2.5 mg/d，共5d；如无排卵则每周期增加2.5 mg，直至5.0~7.5 mg/d；③促性腺激素：常用的促性腺激素包括人绝经期促性腺激素（hMG）、高纯度FSH（HP-FSH）和基因重组FSH（rFSH）。可作为CC或来曲唑的配合用药，也可作为二线治疗。适用于CC抵抗和（或）失败的无排卵不孕患者。用药条件：具备盆腔超声及雌性激素监测的技术条件，具有治疗卵巢过度刺激综合征（OHSS）和减胎技术的医院。用法：①联合来曲唑或CC使用，增加卵巢对促性腺激素的敏感性，降低促性腺激素用量；②低剂量逐渐递增或常规剂量逐渐递减的促性腺激素方案。

（3）腹腔镜卵巢打孔术：腹腔镜卵巢打孔术（LOD），不常规推荐，主要适用于CC抵抗、来曲唑治疗无效、顽固性LH分泌过多、因其他疾病需腹腔镜检查盆腔、随诊条件差不能进行促性腺激素治疗监测者。建议选择体质指数（BMI）≤ 34 kg/㎡、基础 LH>10 U/L、游离睾酮水平高的患者作为 LOD 的治疗对象。LOD 可能出现的问题包括：治疗无效、盆腔黏连、卵巢功能不全等。

（4）体外受精 – 胚胎移植：体外受精 – 胚胎移植（IVF-ET）是 PCOS 不孕患者的三线治疗方案。PCOS 患者经上述治疗均无效时或者合并其他不孕因素（如高龄、输卵管因素或男性因素等）时需采用 IVF 治疗。①控制性卵巢刺激（controlled ovarian hyperstimulation，COH）方案：PCOS 是 OHSS 的高风险人群，传统的长方案不作为首选。a. 促性腺激素释放激素（GnRH）拮抗剂（GnRH-antagonist）方案：在卵泡期先添加外源性促性腺激素，促进卵泡的生长发育，当优势卵泡直径 >12~14 mm 或者血清雌二醇 >1 830 pmol/L（灵活方案），或促性腺激素使用后的第 5 天或第 6 天（固定方案）开始添加 GnRH 拮抗剂直至"触发"（trigger）日。为避免 PCOS 患者发生早发型和晚发型 OHSS，GnRH 拮抗剂方案联合促性腺激素释放激素激动剂（GnRH-a）触发，同时进行全胚冷冻或卵母细胞冷冻是有效的策略。b. 温和刺激方案：CC+ 小剂量促性腺激素或来曲唑 + 小剂量促性腺激素，也可添加 GnRH 拮抗剂抑制内源性 LH 的上升，降低周期取消率。这类方案也是 PCOS 可用的一种促排卵方案，适用于 OHSS 高危人群；② GnRH-a 长方案：在前一周期的黄体中期开始采用 GnRH-a 进行垂体降调节，同时在卵泡期添加外源性促性腺激素。多卵泡的发育和 HCG 触发会显著增加 PCOS 患者 OHSS 的发生率，建议适当降低促性腺激素用量，或小剂量 HCG 触发（3000~5000 U）以减少 OHSS 的发生；③全胚冷冻策略：全胚冷冻可以有效避免新鲜胚胎移植妊娠后内源性 hCG 加重或诱发的晚发型 OHSS。因此，为了提高 PCOS 不孕患者的妊娠成功率和降低 OHSS 的发生率，全胚冷冻后行冻胚移植是一种安全有效的策略。但值得注意的是，冻胚移植可能增加子痫前期的潜在风险。

（5）体外成熟培养：未成熟卵母细胞体外成熟（IVM）技术在 PCOS 患者辅助生殖治疗中的应用仍有争议。IVM 在 PCOS 患者辅助生殖治疗中的主要适应证为：①对促排卵药物不敏感，如对 CC 抵抗、对低剂量促性腺激素长时间不反应，而导致卵泡发育或生长时间过长。②既往在常规低剂量的促性腺激素作用下，发生过中重度 OHSS 的患者。

（6）胰岛素增敏剂在辅助生殖治疗中的应用：推荐在 PCOS 患者辅助生殖治疗过程中使用二甲双胍。二甲双胍目前在治疗 PCOS 中的方案有：①单独应用：适用于非肥胖的 PCOS 患者（BMI<30 kg/㎡）；②与 CC 联合应用：适用于肥胖的 PCOS 患者；③与促性腺激素（hMG 或 rFSH）联合应用；④与 CC 或促性腺激素联合应用：适用于 CC 抵抗患者。

6. 远期并发症的预防与随访管理

对于 PCOS 患者的治疗不能仅局限于解决当前的生育或月经问题，还需要重视远期并发症的预防，应对患者建立起一套长期的健康管理策略，对一些与并发症密切相关的生理指标进行随访，例如糖尿病、代谢综合征、心血管疾病，做到疾病治疗与并发症预防相结合。在年轻、长期不排卵的 PCOS 患者，子宫内膜增生或子宫内膜癌的发生明显增加，应引起重视。进入围绝经期后，因无排卵导致的孕激素缺乏会增加子宫内膜病变的发生风险，而雌性激素的下降则会在已有的基础上加重代谢异常。使用 MHT 时应格外注意 PCOS 患者。

尤其需要指出的是，长期有效的体重管理和健康生活方式的建立是 PCOS 患者最重要的基础治疗，可以使药物治疗事半功倍，对 PCOS 患者的长期健康和生命质量有着非常重要的意义；但这是最容易被医生和患者忽视的治疗，需要结合健康宣教工作和行为方式的干预以达到良好效果。

参考文献：

[1] Chang，J. Azziz，R. Legro，R. Dewailly，et al.Revised 2003 consensus on diagnostic criteria and long-term health risks related to polycystic ovary syndrome. Fertility and Sterility，2004，81（1），19-25.

[2] Azziz，R. Carmina，E. Dewailly，D. et al. The Androgen Excess and PCOS Society criteria for the polycystic ovary syndrome： the complete task force report. Fertility and Sterility，2009，91（2），456-488.

[3] 夏雅仙 . 多囊卵巢综合征（PCOS）诊断——中华人民共和国卫生行业标准 [J]. 浙江省计划生育与生殖医学学术年会，2012: 8.

[4] 多囊卵巢综合征中国诊疗指南 [J]. 中华妇产科杂志，2018，53（1）: 2-6.

[5] Neven，A. C. H. Laven，J. Teede，H. J. et al. A Summary on Polycystic Ovary Syndrome： Diagnostic Criteria，Prevalence，Clinical Manifestations，and Management According to the Latest International Guidelines. Seminars in Reproductive Medicine，2018，36（1）: 5-12.

[6] 李宣，丁卫，刘嘉茵，等血脂异常对多囊卵巢综合征患者 IVF/ICSI 妊娠结局的影响 [J]. 中华妇产科杂志，2018（6）: 402-408.

[7] Teede，H. J. Misso，M. L. Costello，M. F. et al. Recommendations from the international evidence-based guideline for the assessment and management of polycystic ovary syndrome（vol 33，pg 1602，2018）. Human Reproduction，2019，34（2）: 388-388.

[8] Dumitrescu，R. Mehedintu，C. Briceag，I. et al. The polycystic ovary syndrome： an update on metabolic and hormonal mechanisms. Journal of medicine and life，2015，8（2）: 142-5.

英文缩写

AACE	AmericanAssociation of Clinical Endocrinologists	美国临床内分泌医师协会
ACTH	Adrenocorticotropic Hormone	促肾上腺皮质激素
AES	AndrogenExcessSociety	高雄激素学会
AHA	The American Heart Association	美国心脏病协会
AIs	aro-matasc inhibitors	芳香化酶抑制剂
AMH	Anti-Müllerian Hormone	抗缪勒管激素
ANA	anastro-zole	阿那曲唑
AR	androgen receptor	雄激素受体
ART	assistant reproductive technology	辅助生殖技术
ASRM	American Society for Reproductive Medicine	美国生殖医学会
AV	aerobic vaginitis	需氧菌性阴道炎
BMI	Body Mass Index	体重指数
BV	bacterial vaginosis	细菌性阴道病
CAH	Congenital adrenal hyperplasia	先天性肾上腺皮质增生症
CC	clomiphene citrate	氯米芬
CHD	coronary heart disease	冠心病
CIM	carotid intima media	颈动脉内膜中层
CIMT	carotid intima media thickness	颈动脉内膜中层厚度
COC	combined oral contraceptives	短效口服避孕药
COH	Controlled Ovarian Hyperstimulation	控制性超排卵
CPA	cyproterone acetate	复方醋酸环丙孕酮
CRH	Corticotropin releasing hormone	促肾上腺皮质激素释放激素
CRP	C-reactive proteinC	反应性蛋白
CVD	cardiovascular disease	心血管疾病
DHEA	Dehydroepiandrosterone	脱氢表雄酮
DHT	dihydroprogesterone	双氢睾酮
DIC	disseminated intravascular coagulation	弥漫性血管内凝血
Dihydrogestrone		双氢孕酮

DM	diabetes mellitus	糖尿病
DRSP	drospirenone	屈螺酮
E	estrogens	雌激素
E2	Estradiol	雌二醇
EE	ethinyl estradiol	乙炔雌二醇（炔雌醇）
ER	estrogen receptor	雌激素受体
ESHRE	European Society of HumanReproduction& Embryology	欧洲人类生殖及胚胎学会
EXE	exemestane	依西美坦
FFA	freefatty acid	游离脂肪酸
FPG	fasting plasma glucose	空腹血糖
FSH	Folliclestimulating hormone	卵泡刺激素
FSHR	follicle stimulating hormone receptor	卵泡刺激素受体
GDM	gestational diabetes mellitus	妊娠期糖尿病
GnRH	Gonadotropin-releasing hormone	促性腺激素释放激素
GSD	ges-todene	孕二烯酮
GWAS	Genome wide association study	全基因组关联分析
HA	hyperandrogenism	高雄激素血症
HDLC		高密度脂蛋白胆固醇
HES	hydroxyethyl starch	羟乙基淀粉
HFD	high fat diet	高脂饮食
HI	hyper in sulinemia	高胰岛素血症
HINS	hyperinsulinemia	高胰岛素血症
HOMA	ho-meostasis model assessment	内环境稳态模型评价
HPA	hypothalamus-pituitary-adrenal	下丘脑 - 垂体 - 肾上腺轴
ICSI	intra cytoplasmic sperm injection	卵胞质内单精子注射
IDF	International Diabetes Federation	国际糖尿病联盟
IGF-1	Insulin-like growth factor 1	胰岛素样生长因子 1
IGFBP-1	insulin-like growth factor binding protein-2	胰岛素样生长因子结合球蛋白
IGT	impaired glucose tolerance	糖耐量异常
IGT	impaired glucose tolerance	糖耐量减低
IMT	intima media thickness	内膜中层厚度
IR	Insulin Resistance	胰岛素抵抗
IS	insulin sensitivity	胰岛素敏感性
ISI	insulin sensi-tive index	胰岛素敏感指数

IVF	In Vitro Fertilization	体外受（授）精
IVF-ET	in vitro fertilization and embryo tans-fer	体外授精 - 胚胎移植
IVM	in vitro maturation	未成熟卵母细胞体外成熟
LBF	lower limbblood flow	下肢血流
LC	low carbohydrate	低碳水化合物饮食
LCD	low calorie diet	低热量饮食疗法
LDL	Low Density Lipoprotein	低密度脂蛋白
LET	letrozole	来曲唑
LF	lowfat	较低脂饮食
LH	Luteinizing hormone	黄体生成素
LHCGR	luteinizing hormone/choriogon adotropin receptor	

黄体生成素 / 人绒毛膜促性腺激素受体

LOD	laparoscopic ovarian drilling	腹腔镜卵巢打孔术
LPS	Lipopolysaccharide	脂多糖
LUFS	Luteinized unruptured follicle syndrome	黄素化卵泡未破裂综合征
MAPs	metabolic associated polycystic ovary syndrome	代谢相关性多囊卵巢综合征
miRNA	microRNA 微小 RNA	
MLC	minimal lethal concentrations	最小致死浓度
MPCOSQ	Modified Polycyst ic Ovary Syndrome Health Related Quality of Life QuestionnairePCOS	患者生存质量问卷修订版
MS	metabolicsyndrome	代谢综合征
NAAT	nucleic acid amplification test	核酸扩增试验
NAFL/NAFLD	nonalcoholic fatty liver disease	非酒精性脂肪肝
NASH	nonalcoholic steatohepatitis	非酒精性脂肪性肝炎
NCCAH		非经典型先天性肾上腺皮质增生
NE/NA	Norepinephrine/Noradrenaline	去甲肾上腺素
NEFA	noncsterified fatty adids	非酯化脂肪酸
NGF	nerve growth factor	神经生长因子
NIH	National Institutes of Health	美国国立卫生研究院
NO	nitric oxide	一氧化氮
OC	oral contraceptive pills	口服避孕药
OHSS	Ovarian Hyperstimulation Syndrome	卵巢过度刺激综合征
P	Progesterone	孕酮、孕激素
PAI-1	plasminogen activator inhibitor 1	纤溶酶原激活物抑制剂 -1
PCO	Polycystic ovary	卵巢多囊样改变

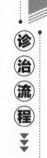
PCOM	polycystic ovarian morphology	多囊卵巢
PCOS	polycystic ovary syndrome	多囊卵巢综合征
PCOSQ	Polycystic Ovary Syndrome QuestionnairePCOS	患者生存质量问卷
POMC	pro-opiomel-anocortin neurons	阿片 - 促黑色素皮质神经元
PRL	Prolactin	泌乳素
PUFA	polyunsaturated fatty acid	多不饱和脂肪酸
QOL	Quality Of Life	生命质量
RFLP	restriction fragment length polymorphism	限制性片段长度多态性
RSSA	Royal Scottish Society of Arts	肾素 - 血管紧张素 - 醛固酮
SHBG	sex hormone binding globulin	性激素结合球蛋白
SNP	single nucleotide polymorphism	单核苷酸多态性
SPA	spironolactone	螺内酯
STI	Sexually Transmitted Infection	性传播感染
T	Testosterone	睾酮、雄激素
T2DM	type 2 diabetes mellitus2	型糖尿病
TG	Triglyceride	甘油三酯
tPA	tissue plasminogen ac-tivator	组织型纤溶酶原激活物
trichomoniasis		阴道毛滴虫病
TV	trichomonal vaginitis	滴虫阴道炎
VEGF	Vascular endothelial growth factor	血管内皮生长因子
VLCD	very low calorie diet	超低热量饮食疗法
VLDL	very low density lipoprotein	极低密度脂蛋白
VNTR	variable number of tandemrepeat	串联重复序列
VPF	Vascular permeability factor	血管渗透因子
VVC	vulvovaginal candidiasis	外阴阴道假丝念珠菌病
vWF	von Willebrand factor	血管性血友病因子